# 宅間守精神鑑定書

精神医療と刑事司法のはざまで

岡江 晃
Akira Okae

亜紀書房

# まえがき

## 刑事司法と精神医療と

私は一九七一年に精神科医となり、一九七二年から一九八八年までと一九九三年から二〇一一年までの合計三十四年間を京都府立洛南《らくなん》病院（精神科病院）で臨床医として、そのうち最後の八年間は院長として勤務しました。そして比較的初期から、都道府県立の精神科病院は率先して、治療や処遇の難しいタイプの統合失調症、犯罪歴のある統合失調症、あるいは覚醒《かくせい》剤精神病等の治療に当たるべきだと考え、自ら実践しようとしてきました。副院長そして院長になってからは、洛南病院を基幹病院とした京都府の精神科救急システムを作り、そのシステムが円滑に運用されることが重要な課題だと考えて取り組んできました。精神科救急の患者のなかには少数ながら触法行為を行った者もいました。

一方、一九九二年ころから刑事事件の精神鑑定（嘱託鑑定、公判鑑定）をするようになりました。大阪教育大学教育学部附属池田小学校事件（以下、附属池田小事件）を起こした宅間守《たくままもる》は、私にとって三十三番目の精神鑑定の事例です。現在までに九十件の精神鑑定をしてきましたが、個々の事例において診断や責任能力について迷いを抱きながら鑑定書を作成することも少なくありません。精神科の臨床医として、また鑑定医として、刑事司法と精神医療との間に境界線を引くことの難しさを痛感しています。

## 出版にあたって

二〇〇一年六月八日午前十時過ぎ、宅間守（当時三十七歳）は用意していた出刃包丁で、附属池田小学校の教室内において次々と、小学一年、二年の児童八人を刺殺し、児童十三人と教諭二人に重軽傷を負わせました。起訴前の嘱託鑑定と公判鑑定の二つの精神鑑定がなされ、宅間守の責任能力ひいては精神障害者の責任能力の問題に社会の強い関心が集まりました。

二〇〇三年八月、大阪地方裁判所において死刑判決が言い渡され、弁護団は控訴。しかしその後、宅間守自身が控訴を取り下げたために死刑が確定しました。そして二〇〇四年九月、きわめて異例の早さで死刑が執行されました。

附属池田小事件は、わが国では例のない小学校内における無差別大量殺傷事件です。附属池田小事件から十二年、そして宅間守の死刑執行から八年以上の時間が経過しました。私は、次にあげる理由から、社会に激しい衝撃を与えた附属池田小事件を起こした宅間守の精神鑑定書をきちんとした形で残しておく必要があると考えました。

宅間守の診断について、精神鑑定書のなかで、精神症状やパーソナリティ（人格）をどのように把握し、そして診断に至ったのかを詳細に述べたつもりです。統合失調症（当時は精神分裂病）や広汎性発達障害（なかでもアスペルガー障害）ではない、と判断しました。また、幼少期にネグレクト（親による育児放棄）があった可能性もありますが、そのことに重要な意味があるとまでは判断しませんでした。

診断について、精神科の臨床医や専門家などにより、その妥当性が検証されるべきだと考えています。それが出版理由の一つです。

次の理由は、事件を起こすまでの宅間の精神科治療歴に関係します。

宅間守は、十七歳から附属池田小事件を起こす三十七歳まで、数ヵ所の精神科医療機関で断続的に治療を受けており、特に附属池田小事件前の二年間は一ヵ所の精神科病院で継続的に治療を受けていました。また附属池田小事件以前にも、宅間守は何度も粗暴な事件を起こしており、簡易鑑定や精神保健福祉法に基づく措置診察を受けています。このように、一回のみの診察を含めると少なくとも十五人以上の精神科医が宅間守を診察し、そのいずれもがその時点での精神科治療の必要性を認めていたようです。

また宅間守は二十一歳のとき、強姦《ごうかん》の罪を逃れるために自ら入院した精神科病院を出ようとして、無鉄砲にも五階から飛び降り、多発骨折の重傷を負ってその後遺症も残りました。このことが宅間守をして、社会の強者や勝ち組へのルサンチマンを強めた可能性もあります。

宅間守は司法（刑罰）と精神医療の境目で行き来していたともいえます。精神科臨床の場には、宅間守のように、犯罪を行って、精神科治療の必要性はあるものの責任能力はあるとして司法で裁かれる精神障害者がいるという現実もあります。しかしそうはいっても、精神医療でなんとかこの附属池田小事件を防げなかったのかという思いは、被害者や被害者家族ばかりでなく社会一般にも強くあると思われます。

附属池田小事件までの宅間守に対する精神医療はどうあるべきであったかを振り返る必要があります。


そしてもう一つの出版理由は、附属池田小事件をきっかけに、心身喪失者等医療観察法（以下、医療観察法）が二〇〇三年に成立し、二〇〇五年七月に施行されたことを確認しておくべきではないかと考えたからです。

国民の支持の高かった小泉純一郎首相（当時）が、附属池田小事件をうけて、「法的な不備と医療の点で対応しなければならない」などと発言し、新たな法整備と制度を指示したことが、成立にもっとも大きな影響を与えたことはいうまでもありません。仮に、その後の一年ごとに首相が交代するというなかで附属池田小事件が起きたならば、医療観察法が成立した可能性はほとんどなかったでしょう。

いずれにしても附属池田小事件をきっかけに成立した医療観察法は、わが国の精神医療に大きな変化をもたらそうとしています。

本書は、二〇〇二年十月、大阪地方裁判所からの依頼により作成し、二〇〇三年一月、同裁判所へ提出した精神鑑定書をほぼそのままの形で収載しています。ただし、出版にあたって、その趣旨を損なわない範囲で、宅間守以外の人たちを匿名とし、かつ職業、会社名や機関名、住所などを変更ないし伏せ字にしました。また出版にあたって鑑定書を読み直すなかで、誤字などを訂正し、読みやすいように多少表現を変えたところもあります。なお、宅間守自身のメモや手紙などは誤字があってもそのままにしてあります。

岡江《おかえ》 晃《あきら》

# 用語の解説

本書には専門的な用語が使用されています。一般の読者が本書を読むにあたって必要と思われる基本的な用語を最初に解説しておきます。その他解説が必要な用語については、鑑定書内に〈○○〉で示すか、もしくは脚注番号を付して巻末に解説を加えました。なお、本文中に（鑑定人注：○○）とあるものは、鑑定書にもともと付されていた注です。

**［簡易鑑定］** 起訴前、検察官が被疑者の同意を得て精神科医に、診断、責任能力の有無、精神保健福祉法の措置入院の必要性の有無などについて一回の診察を依頼するもの。精神科医は事前に調書等に目を通さなければならないが、診察はほとんどの場合二時間程度である。年間、約二千数百件の簡易鑑定が行われている。

**［嘱託鑑定］** 起訴前、検察官から依頼された精神科医は約三ヵ月をかけて、被疑者の診断、責任能力の有無、医療観察法の申し立ての必要性の有無などについての鑑定をする。件数は、裁判員

制度が始まる前は年間約百五十件前後であったが、二〇〇九年五月に裁判員制度が始まってから急増し、年間約四百数十件となっている。

【公判鑑定】裁判官より命令された精神科医は、三～四ヵ月をかけて、被告人の診断や精神疾患が犯行に与えた影響（裁判員裁判が始まる前は、責任能力の有無についてであった）などについて鑑定をする。年間、百数十件の公判鑑定が行われている。

【精神保健福祉法】正式には「精神保健及び精神障害者福祉に関する法律」という。一九五〇年に施行され、わが国の精神科入院や精神障害者福祉に関して規定している。このなかに、二人の精神保健指定医（法に規定）が診察して（措置診察という）、精神疾患のためにただちに入院させなければ自傷や他害のおそれがあると一致して判断したときに、知事（または政令指定都市の市長）は措置入院という強制入院を命ずることができるという条文がある。

【医療観察法】正式には「心神喪失等の状態で重大な他害行為を行った者の医療及び観察等に関する法律」という。二〇〇五年七月に施行された。心神喪失または心神耗弱《こうじゃく》の状態（刑事責任を問えない状態）で重大な他害行為（殺人、放火、強盗、強姦《ごうかん》、強制わいせつ、傷害）を行った人に対して、適切な医療を提供し社会復帰を促進することを目的としている。

検察官が地方裁判所に申し立て、地方裁判所では裁判官と精神保健審判員（精神科医）からなる合議体を作り審判を開始し、合議体は精神科医に鑑定（医療観察法鑑定という）を依頼する。依頼された精神科医は入院させて治療を行いながら、約三ヵ月をかけて診断を行い、重症度を判断し、治療に反応するかどうかなどを検討する。それらをもとに、合議体は「医療観察法に基づく入院や通院」が必要かどうか、あるいは治療の必要があるかないか、などの決定をする。

入院施設は新たに作られた病棟（現在、全国に二十八ヵ所）で、専門的な医療がなされる。通院の場合は、保護観察所の社会復帰調整官が中心となって作成する処遇実施計画に基づいて、原則として三年間、指定した医療機関（新たに作られたものではなく既存の精神科医療機関）へ通う。

目次——宅間守　精神鑑定書

精神医療と刑事司法のはざまで

# 第二章　本人歴

## 第一節　生活歴　38



## 第二節　精神科治療歴　92

## 第六章　鑑定主文　

# 宅間守　精神鑑定書

精神医療と刑事司法のはざまで

# 凡例——「宅間守精神鑑定書」を収載するにあたって

①記述の趣旨を損なわない範囲で、宅間守以外の人名については匿名とし、職業、会社名や機関名、住所などを変更ないし伏せ字とした。
②誤字は訂正した。ただし、宅間守のメモや供述、証言者の供述、カルテの抜粋などについては、鑑定書のまま載せることとした。
③「精神分裂病」は二〇〇二年に日本精神神経学会により「統合失調症」と改称されたが、本書においては鑑定当時の名称のまま収載した。また、「痴呆」は二〇〇五年に日本老年精神医学会により「認知症」と改称されたが、本書においては鑑定当時の名称のまま収載した。
④解説が必要な語句については〈○○〉で示すか、もしくは脚注番号を付して巻末に解説を加えた。なお（鑑定人注：○○）とあるものは鑑定書にもともと付されていた注である。
⑤宅間守のメモや供述、証言者の供述、カルテの抜粋において、省略箇所を「……」で示した。
⑥横組みの鑑定書を縦組みに替えて収載した。それにともない、検査結果等の一部の数値を除き、算用数字を漢数字に替えた。
⑦一般の読者への配慮から、見出しの一部を修正した。
⑧表外漢字および難読漢字、地名などの固有名詞については、ルビをふった。
⑨漢字表記については、旧字体を新字体に、略字体・俗字体を印刷標準字体に修正した。

# 宅間守精神鑑定書

私たちHT、岡江晃《おかえあきら》は平成十四年十月十六日、大阪地方裁判所裁判官川合昌幸《かわいまさゆき》より被告人宅《たく》間守《まもる》の精神鑑定を命ぜられた。

鑑定事項

一　本件殺人等犯行当時の精神疾患の有無

二　本件犯行当時の精神状態

三　その他参考となるべき事項

被告人　氏名　宅間守

年齢　昭和三十八年十一月二十三日生（三十八歳）

本籍　大阪府○○市○○×丁目×番

住所　不定

職業　無職

起訴状によれば四つの公訴事実がある。本鑑定において最も重要な事件は、大阪教育大学教育学部附属池田小学校児童殺傷事件であることは言うまでもない。この事件のみを本件犯行と呼ぶことにする。

第一の公訴事実を示す。

被告人宅間守は

第一　大阪府池田市緑丘一丁目五番二号所在の大阪教育大学教育学部附属池田小学校に侵入し、多数の同小学校児童らを殺害しようと企て、平成十三年六月八日午前十時過ぎころ、上記犯行の用に供するための出刃包丁（刃体の長さ約十五・八㎝）一本及び文化包丁（刃体の長さ約十七・一㎝）一本をビニール袋に隠し持ち、上記所在の同小学校自動車通用門から来校者を装って同小学校校長○○が管理する同校敷地内に侵入した上

一　同日午前十時十分過ぎころ、同小学校×校舎一階二年×組教室において、別表一〈略〉氏名欄記載の児童○○（当時七年）ほか四名の児童に対し、上記出刃包丁で、その腹部及び右後頸部《けいぶ》等を突き刺すなどし、よって、そのころ、同小学校において、同表番号一ないし三の氏名欄記載の上記○○ほか二名の児童を同表死因欄記載の死因により死亡させ、同日午前十時四十八分過ぎころ、同小学校から××所在の××病院に向けて搬送中の救急車内において、同表番号四の氏名欄記載の児童○○（当時七年）を同表死因欄記載の死因により死亡させ、同日午後零時二十五分ころ、××所在の××病院において、同表番号五の氏名欄記載の児童○○（当時七年）を同表死因欄記載の死因により死亡させて殺害した

二　同日午前十時十五分ころ、同校舎一階二年×組教室において、別表二〈略〉番号一及び二の氏名欄記載の児童○○（当時七年）及び同○○（当時七年）に対し、上記出刃包丁で、同児童らの背部等を突き刺し、よって、そのころ、同小学校において、上記○○を同表死因欄記載の死因により死亡させ、同日午前十時五十八分ころまでの間に、同小学校か

ら××所在の××大学医学部附属病院救命救急センターに向けて搬送中の救急車内において、上記○○を同表死因欄記載の死因により死亡させて殺害し、さらに、同日午前十時十五分ころ、上記二年×組教室において、同表番号三ないし八の氏名欄記載の児童○○（当時七年）ほか五名の児童に対し、同出刃包丁で、同児童らの背部等を突き刺しあるいは切り付けるなどして殺害しようとしたが、同児童らがその場から逃げ出したため、各児童に同表傷病名等欄記載の傷害を負わせたにとどまり、その目的を遂げなかった

三　同日午前十時十五分過ぎころ、同校舎一階二年×組教室及びその周辺において、別表三〈略〉氏名欄記載の児童○○（当時七年）ほか三名の児童に対し、上記出刃包丁で、同児童らの右側胸部などを突き刺しあるいは切り付けるなどして殺害しようとしたが、同児童らがその場から逃げ出したため、各児童に同表傷病名等欄記載の傷害を負わせたにとどまり、その目的を遂げなかった

四　同日午前十時十五分過ぎころ、同校舎一階二年×組教室南側テラスにおいて、同小学校教諭○○（当時二十八年）に対し、上記出刃包丁で、その胸部などを突き刺して殺害しようとしたが、同人に抵抗されたため、同人に入通院加療約六十九日間を要する右胸部刺創、右方十・十一肋骨《ろっこつ》損傷、右肺損傷、右横隔膜損傷、肝損傷及び右腎損傷などの傷害を負わせたにとどまり、その目的を遂げなかった

五　同日午前十時二十分ころ、同校舎一階一年×組教室において、別表四〈略〉番号一の氏

名欄記載の児童○○（当時六年）に対し、上記出刃包丁で、その右胸部を突き刺し、よって、そのころ、同小学校において、同児童を同表死因欄記載の死因により死亡させて殺害し、さらに、そのころ、同教室において、同表番号二ないし五の氏名欄記載の児童○○（当時六年）ほか二名の児童及び同小学校教諭○○（当時二十七年）に対し、同出刃包丁で、上記四名の胸腹部等を突き刺しあるいは切り付けるなどして殺害しようとしたが、同小学校副校長○○らにより取り押さえられたため、上記四名に同表傷病名等欄記載の傷害を負わせたにとどまり、その目的を遂げなかった

第二　業務その他正当な理由による場合でないのに、同日午前十時過ぎころ、上記小学校敷地内において、上記出刃包丁及び文化包丁各一本を携帯し、引き続き同日午前十時二十分ころまでの間、同所において、同出刃包丁を携帯したものである

罪名及び罰条

第一　建造物侵入、殺人、殺人未遂　刑法第百三十条前段、第百九十九条、第二百三条

第二　銃砲刀剣類所持等取締法違反　同法第三十二条四号、第二十二条

別表一、二〈略〉

他の三つの公訴事実

被告人宅間守は

第一　平成十二年十月十四日午後五時四十五分ころ、タクシーを運転して大阪市××所在の××ホテル正面玄関前において乗客を降ろした際、同ホテル従業員○○（当時二十八年）から一方通行を逆行したことを注意されて、降車の上、同人に対し、いきなりその顔面に頭突きをした上、手拳《しゅけん》で顔面を数回殴打する暴行を加え、よって同人に加療約一ヵ月間を要する顔面挫傷《ざしょう》、鼻骨亀裂骨折及び頭部挫傷などの傷害を負わせ

第二　大型貨物自動車を運転中、○○（当時二十一年）運転の普通乗用自動車が自己の進路を妨害したとして立腹し、同十三年二月一日午後三時四十分ころ、兵庫県××路上において、上記○○に対し、その髪の毛を手でつかんで引っ張り回した上、その腹部を数回足蹴《あしげ》りするなどの暴行を加え

第三　同年五月八日夜半から翌九日早朝にかけての深夜に、別表〈略〉記載のとおり、四回にわたり、同表犯行場所欄記載の大阪府××所在の株式会社××工業駐車場ほか三ヵ所において、同所にそれぞれ駐車中の同表所有者欄記載の同会社ほか二名所有に係る同表被害品欄記載の軽四貨物自動車など五台のタイヤ計十三本を所携のアイスピックで突き刺してパンクさせ（損害額合計七万八千六百八十円相当）、もって他人の器物を損壊したものである

罪名及び罰条

第一　傷害　刑法第二百四条
第二　暴行　同法第二百八条
第三　器物損壊　同法第二百六十一条

別表〈略〉

# はじめに

私たち鑑定人は、××大学医学部精神医学教室所属の精神科医○○、××病院所属の精神科医○○、××大学人間学部臨床心理学科所属の臨床心理士○○、の三名を鑑定助手として本鑑定を進めた。

私たち鑑定人は一件記録を精読するとともに、大阪拘置所において平成十四年十月二十五日、同月三十一日、十一月一日、同月七日、同月八日、同月十四日、同月十五日、同月二十一日、同月二十二日、同月二十七日、同月二十九日、十二月五日、同月十二日、同月十九日、同月二十日、同月二十五日、平成十五年一月十七日の計十七回宅間守と面接した。面接と併せて十月三十一日、十一月七日、同月十四日、同月二十一日、同月二十七日、十二月二十五日、平成十五年一月十七日には臨床心理士○○による心理テストを行った。また平成十四年十一月二十九日には身体的診察と血液検査のための採血を行った。

また××大学医学部附属病院において平成十四年十二月二十一日脳波検査、MRI（磁気共鳴画像法）、SPECT（シングル・フォトン・エミッションCT）、平成十五年一月七日PET（ポジトロン・エミッション・トモグラフィ）の諸検査を行った。これらの検査と診断には、同病院核医学科、放射線科、神経内科の各専門医の協力を得た。

さらに××病院において平成十四年十二月八日宅間守の親族である○○と面接し幼少期に関する話を聞くことができた。なお父宅間○○は供述調書、証人尋問さらにKAによる起訴前嘱託鑑定があり、本鑑定では面接しなかった。残念ながら元妻たち、面接できた親族の○○以外の何人かの親族は、宅間守のことを思い出したくないとの理由で面接を断られた。

裁判所を通して、KA鑑定で行われたMRI、脳波と知能検査、バウムテスト、ロールシャッハ・テストなどの心理検査の原資料を閲覧した。

また裁判所より照会したが、小学校、中学校、高等学校の各学習指導要録はすでに廃棄処分されており得られなかった。

以上をもとに鑑定を行った。

# 第一章　家族歴

父宅間○○は昭和七年十一月十日生まれ。両親は○○と○○であり、×人同胞の長男である。昭和二十二年高等小学校卒業後、機械工業の会社で旋盤工として働いた。昭和二十五年に父親の○○が死去した。昭和二十五年十一月から某製作所で、プレス工や組立工として働いた。昭和三十年職場で知り合った○○〈宅間守の母〉と結婚した。年少の同胞を養う必要があった。昭和三十一年十二月に長男○○、昭和三十八年十一月に次男〈宅間〉守が生まれた。昭和五十二年某製作所を退職し、タクシー運転手として働き、昭和六十二年定年退職し、その後は年金生活を送っている。父の性格について、自ら、頑固で筋を曲げない、怒りが爆発するところがあるという。父の同胞は、父の性格について、気分にむらがある、お天気屋、頑固、屁理屈《へりくつ》が多い、という。宅間守は、かんしゃく持ち、自己中心的、短気、頑固であり、怒られたり殴られたりしたので大嫌いだ、という。

母宅間○○は昭和五年生まれ。実家は比較的富裕な農家であった。家事、育児は不得意であったらしい。昭和五十年ごろまで働いていた。一時期、父と別居したこともあった。老人痴呆《ちほう》となり、平成十二年一月から老人ホームに入所している。母について、宅間守は、大人に成り切ってない、感情で動く、勘だけで生きてる、などという。

兄宅間○○は昭和三十一年十二月生まれ。××大学法学部に入学したが、その後中退した。仕事は転々としたらしい。離婚して二年後の平成十一年二月頸部《けいぶ》を刃物で切って自殺した。父は自殺の原因を推測して、仕事上の失敗、経済的困窮、腰痛、離婚後の再婚話の重荷などをあげている。宅間守は、年が離れていて関係が薄いという。

父方祖父の○○は、昭和二十五年胃癌《いがん》で死去した。

父方祖母の○○は、老人痴呆等で数年間の入院生活後、八十七歳ころ死去した。宅間守は、この祖母に可愛《かわい》がられ、おばあちゃん子であった。宅間守はこの祖母の死去を知ったときに、鑑定人には特別の感慨は湧《わ》かなかったという。しかし調書では、今までに悲しい思いをしたこととして「祖母の死亡があります」が「一時の感傷でしかなかったような気がします」と供述している。

父の同胞は、×人であり、それぞれ結婚し、成人に達した子供たちがいる。子供たちも含めて社会的適応は良く、犯罪者、自殺者、精神障害者はいない。

母の同胞は、×人である。母の同胞の子供が「プロパンガスボンベを抱いて」「大学卒業をひかえて自殺」したらしい〈調書〉。

遺伝負因としては、兄と母方従兄弟の二人の自殺者がいる。しかし、精神疾患に罹患《りかん》していたか否かは不明である。他に、犯罪者や精神障害者がいるという情報はない。

# 第二章　本人歴

宅間守の個人史を辿《たど》ると、幼少期から始まる逸脱行為、思春期から始まる精神病を疑わせる精神症状、青年期から明らかになる粗暴で暴力的な犯罪行為と強姦《ごうかん》などの性犯罪行為、詐欺あるいは恐喝まがいの財産犯的な犯罪行為、そして頻回の転職、結婚と離婚の繰り返し、断続的な精神科治療歴などが認められる。これらの多方向の問題が同時的に生じており、経時的なまとめ方が困難である。生活歴、現病歴などについてかなり変則的なまとめ方をする。

## 第一節　生活歴

この節では、主に宅間守以外のある意味では客観的な供述をまとめる。

### 1――出生から幼稚園ころまで

父は、幼少期について「いたずらが多いとか、はたの言うことを聴かないとか」と述べている〈証人尋問〉。

親族の◯◯は鑑定人に次のように述べている。

宅間守は二、三歳ころまでは祖母、両親、兄、◯◯たちとともに暮らし、二、三歳ころから五、六歳ころまでは祖母、◯◯とともに暮らした。

幼少期のころ「祖母はかわいがっていた」。「二、三歳ころでも、好奇心が強く、すぐに走っていく」「人見知りはしなかった」「小さなころから飽き性、落ち着きがなかった」「少し変わったことがあれば、そっちに気をとられた」「二、三歳のころ、買い物に連れて行っても、すぐにいなくなった。手を引かれて歩くのが嫌だった。祖母は、この子連れて歩くのかなわん、ちょっと眼を離したらどっか行ってしまう、と言っていた」「言葉の覚え始めは舌足らずのしゃべり方だったが、言葉の発達は普通だったように思う」「テレビの月光仮面の真似《まね》して、押入から飛び降りて遊んでいた」

「五、六歳と大きくなるに従って、自分がこうと思うと人に従わない、頑固な気性が強くなってきた。父に似ている頑固さ」「時たま買い物に行ったとき、無茶苦茶ねだることがあった。言いだしたら聞かない。横っ面を叩《たた》かんと分からんくらい」

「近所の一部の子とは遊んでいたが、体が大きくて元気がありすぎて、どうしても大将になりたがったからか、皆が逃げていく。大人《おとな》しい子だけがいつまでもついてくる」「腕力で押さえつけるところがあった。五歳ころ、家で友達のお腹《なか》の上にグワーと乗ったりして、乗られた子がフーフー言っていたことがあった。しまいに泣いて帰った。親分子分という感じで、泣いて帰った子でもすぐに来る。そこの母親が、一緒に遊んだらアカンいうて家まで呼びに来たこともあった」

「ゴンタ〈いたずら〉が過ぎるので、近所の子の三輪車がなくなると守のせいにされたりした。近所の子の祖父が、どこに隠したんじゃと怒鳴り込んできて、守に問いつめていたことがあった」

「ゴンタが過ぎるので近所で有名だった」「女の子とままごと遊びは全くしなかった」

「明るいうちは、表で三輪車で走り回る。家ではテレビか寝ているかであった」「とにかくガサガサと、起きたら家の中でも走っているし、本なんか見てたことはなかった」「外では走っているか三輪車に乗っているかどっちかの記憶しかないくらい」「家の周りにいるんやでと祖母が言って聞かせても、フラーとおらんようになる。何回も警察の世話になったこともある。迎えに行っても『パトカーに乗せて貰《もら》った』『お巡りさんと一緒に帰りたい』と言ったりで、周りが大騒ぎしているのに本人はケロッとしていた」「プイとおらんようになって町内放送で放送してもらったこともある」「何回も大騒ぎした。探し回った。そしたら警察に保護されてたりであった。人が大騒ぎするから止《や》めとこかというのは全くなかった」「飽き性で、そこで遊んでいたかと思うと、三輪車でどっかに行ってしまう」「五、六歳のころ、映画館からフラーといなくなった。そのあと車に当たっても、ケローとしてた。突然祖母宅に『バスに乗って来た』とやってきたこともあった。したいなと思うとすぐに行動に移すところがあった」「五歳ころ一時期母親の実家に預けていたころに、三輪車で××まで行ったことがあった。三輪車で道の真ん中を行って、車が数珠繋《じゅずつな》ぎになっていたらしい。このことで母親の実家はようみんとなって祖母宅に戻ってきた」「父親の怒った時の言い方、癖をよく見ていて、父親そっくりの言い方をしていた」「四、五歳ころ、買い物の時に店の人がチンチン持ってきたかと言われたら、平気でオチンチンを出してみせたことがあった」「手先の細かい遊びはしなかった。ダイヤブロックは自分で作らず○○に『作ってくれ、作ってくれ』と持ってきた。少し手先は不器用だったかもしれない」。幼稚園に一年間通った。そのころは祖母宅から両親宅にもどっていた〈ここまでが親族の○○が鑑定人に語った内容〉。

　またこの親族の○○は、三〜四歳ころ××市内の映画館に連れて行ったが、途中で映画館からいなくなった、「守は橋の上から下を見ていたが、反対側の下を見ようと道路を横断した所、渋滞していた車に自分から当たって行った」というような交通事故にあったと述べている〈調書〉。

別の親族の○○は、二歳まで同居し、二歳から五歳にかけては祖母宅で何回か会った、「言葉の発達が遅い子」「自分が気に入らない事があれば、直《す》ぐ怒り出す子」と感じたと述べている〈調書〉。

幼少時については、親族の○○が鑑定人に語った内容は相当重要な資料が含まれていると考えられる。

## 2——小学校時代

昭和四十五年四月××小学校に入学し、昭和五十一年三月同小学校を卒業した。

父は、小学校時代を「どこにでもいる普通の子供」「近所の友達と元気に外でよく遊ぶ、活発な子供」「二年上の上級生と石を投げビルの窓ガラスを割ったことがあった」と述べている〈調書〉。

親族の○○は、小学校の運動会で「皆《み》んなと一緒に遊戯をしている際、急に守はうしろを向いてシャツをまくり上げ腹を出したり等の悪ふざけ」と述べている〈調書〉。

××小学校で五年、六年の担任であった○○は、「いじめともとれる暴力をふるったり、いたずらをするといったことで、学校内では問題行動のある児童として有名……授業中は無口でおとなしくて」などと述べている〈調書〉。

資料に「六年の冬休み」と題し「……日光《にっこう》にも旅行……正月は旅行先でやった……」という卒業文集がある（ところが鑑定人には小学校六年正月に旅行に行ったことはないと述べている）。

小学校の同級生であった○○は、「いじめっ子……乱暴……気の弱い者に対してだけ、なんのわけもなくする……ずるい悪賢い……人の弱みに付け込む……人に向かってツバを吐き掛けたり」「よくドイツやアメリカの戦闘機の名前を口にして……山本五十六《やまもといそろく》連合艦隊云々《うんぬん》と口にしていた……パイロットになるという話」「小学校三年当時から、女性の性器の俗名を呼んでみたり……」と述べている〈調書〉。

父宅に小学校一年、二年、三年そして六年の通知票が残されている。欠席は目立たない程度である。学習成績は大雑把にみて、中ないし中の下という印象である。各教科をみると概して算数の成績が良く、国語が悪いという特徴がみられる。特記事項や学習態度には注目すべき点がみられる。小学一年「……裏にまわっては友達をいじめて泣かせています。身体が常にぐにゃぐにゃしますがもっと男らしくきびきびしてほしい」「話すときはからだをまっすぐにして行儀よくはなすように……授業中の行儀をよくし……真面目な学習態度でうけるようにしましょう……」。小学二年「友達をいじめるのが少なくなりましたが、まだよくなったというところまでいっていないね」「計算が大変正確に出来るようになりました……人の話が聞けたらよいですね……まだまだ人の話が充分聞けないのが残念です」。小学三年「……いやがらせ、弱い者いじめがあった。される人のことを考えて行動しよう」「よく理解している。特に算数、社会。しかし注意散まんで途中でなげだす……他人の意見を聞く態度がほしい……カッす《ママ》ることが少なくなり……そわそわ落ち着きがなく話を聞かなかった……」。小学六年「……もう少しはきはきと答えましょう……算数は大変よくできました……」などである。

小学時代は客観的な資料が乏しい。学習指導要録はすでに廃棄されている。父兄に渡され、かつ励ます目的も兼ねあわせた通知票には、あからさまに具体的な問題点として書かれているわけではないと考えられる。ただ、卒業文集に堂々と嘘《うそ》を書いていることには驚かされる。

## 3――中学校時代

昭和五十一年四月××中学校に入学し、昭和五十四年三月卒業した。

父は、「気が弱くて体力のない同級生を手下のように使っていたようでした」と供述している〈調書〉。また「同級生の比較的力の弱い……知能程度が自分より落ちる……出来が悪いというのんを家来に従えて、自分の思うように使う」などから、「居合刀の抜き身で、腹でしりをひっぱたいた」こともあったと述べている〈証人尋問〉。

××中学校で一年、三年の担任であった○○は、「被害者意識が強い、友人同志《ママ》のトラブルが多い、弱い者いじめをする……何かあったらいつも自分が疑われる等よく言っていた……都合の悪い事は人のせいにするところ……クラスの女の子が、宅間から小学校の時からイタズラ電話がかかってくると言って来た……非行を起こすヤンチャな子もおりましたが宅間の場合はそういう子とは質的に全く違いました……言葉でははっきり言い表せませんが、私の教え子の中で後にも先にもあんな子はいないという感じの異質な子供でした」と述べている〈調書〉。

同じく二年の担任であった○○は、「乱暴な言葉づかい……注意するとその場限りではありましたが素直に聞き入れる面も見受けられ……特に記憶に残る様な生徒ではありません」と述べている〈調書〉。

中学校の同級生であった○○は、「宅間からいじめられてばっかしで嫌な思い出しかありません……通学途中で、鞄《かばん》を持たされたり、使い走りをさせられたり、きつくはなかったけれども殴られたり、いじめられたり……中学校一年生……同級生に突然唾《つば》をかけた……宅間は先生に対して、先生、こいつガム噛《か》んでますと告げ口……被害に遭った生徒が先生に怒られる結果……ニヤニヤとほくそ笑んでいました」「中学校三年の二学期頃……突然宅間が、さっき通り過ぎたねえちゃんとサラリーマンのおっさん、どっちが先に通った？　と聞いてきた……適当に答えたところ……怒鳴って怒り出し」「急に切れたり、神経質で周囲が気になり、私が他の友達と話している時、宅間と視線が合うと、『俺の悪口言うとったんちゃうか』と疑り深い性格」と述べている〈調書〉。

同じく中学校の同級生であった〇〇は、「自分より弱い相手にちょっかいをかけて、いたずらしたり、暴力を振るい、笑って人を馬鹿にする……通る生徒に唾を吐いたり、悪口を言う目立ちたがり屋というか、人と変わったことをおもしろがってやる……自分勝手に物事を解釈する自己中心的な男で、我《わ》が儘《まま》、思い通りにならないと怒りを爆発させぶつけるという自己主張の激しい性格」と述べている〈調書〉。

同じく中学校の同級生であった〇〇子は、中学校では「凶暴で乱暴者という噂《うわさ》……同じ中学の男子生徒二人を木に登らせたりしていじめているところを目撃した……一切話した事も無い」と述べている〈調書〉。

中学時代も客観的な資料が乏しい。学習指導要録はすでに廃棄されている。

## 4――高校入学（昭和五十四年四月）からT病院入院（昭和五十九年十二月十二日）まで

××工業高校に入学したが、高校二年の終わりに退学した。

父は、学校から「協調性がない」「けんかざたもある」、高校二年になると「同級生と折り合いが悪い」「無届け欠席」「何か人の嫌がることもする」などで親が呼び出しを受けた。教師の前で殴ったこともあった。高校を退学になった経過や定時制高校に転入したことは知らなかったと述べている〈証人尋問〉。

親族の〇〇は、高校中退した十六～十七歳のころに「小型バイクの免許証しか持っていないのに、四〇〇ccクラスの単車を買い、鹿児島県まで行った」、そして「警察に無免許で捕まり、守の兄が身柄引請けに行った」、また「ヒッチハイク……途中でトラックの運転をさせて貰った等と平気で嘘を付く様になって来た」と述べている〈調書〉。

××工業高校の同級生であった〇〇は、「一匹狼《いっぴきおおかみ》的な、どのグループにも属さない孤立した奴《やつ》で、誰一人友達がいなかったと記憶……自分勝手な性格で、人に会《ママ》わせることなんか全然無く、何かにつけて人をけなす……いざ宅間がけなされますと、それを笑って払いのけるような余裕は一切もてず、けなされた事に対して、猛然と露骨に攻撃してくる奴」、そして「先輩連中三〜四人に追いかけられて『助けてくれー』と叫びながら走って逃げていたという出来事も聞きました」と述べている〈調書〉。

同じく同級生であった〇〇は、「教室の掃除道具箱（ロッカー）内に小便……突拍子もないことをやったり……宅間は成長していないとでも言うか、小学生がそのまま大きくなったような感じで、我が儘で自己中心的な男」と述べている〈調書〉。

中学校の同級生であった〇〇子は、「高校一年の頃……何度か電話……やりとりの中で、礼儀正しい。きっちりした内容の受け答えする。他の男性よりしっかりしている。噂とはちょっと違うな。と思う様になった……高校二年……単車でドライブ……堤防で……布をいきなり私の口に当て……その時の宅間の目つきは鋭いものがあり、抵抗したらどんなひどい目に遭うかもしれないと咄嗟《とっさ》に考え、後は宅間のなすがままに強姦《ごうかん》されてしまった」と述べている〈調書〉。

昭和五十六年三月六日自らT病院〈精神科病院〉を受診した。

××工業高校を退学したのち、昭和五十六年四月××高校（定時制）に編入学したが短期間で通学を止めた。

××高校（定時制）の担任であった〇〇は、「始業式のこと……〇〇子（鑑定人注：前記した高校二年のときに強姦された同級生）が宅間の顔を見た瞬間……顔面蒼白《そうはく》……レイプされた……宅間から事情を聞いたのです。すると宅間は、不敵な笑いを浮かべ、ニヤッと笑うだけで何も答えなかった……いつの間にか登校しなくなった」と述べている〈調書〉。

昭和五十六年十一月十五日自衛隊に入隊した。

しかし家出少女を数日間下宿に泊めセックスしたことから、××県青少年保護育成条例第九条違反により警察の取り調べを受けた。そのことにより昭和五十八年二月九日訓戒処分を受け、昭和五十八年二月十日付で依願退職した。

自衛官の上官〇〇は、隊内の生活実態を知る立場にはなかったものの、「目立たない感じの隊員」であった、××県青少年保護育成条例違反で取り調べたときに「取り調べの最中、宅間は開き直ったかのごとく、血相を変えて私に、こんなもん、処分の対象にならへん。弁護士呼べ……と怒鳴る光景も……」と述べている〈調書〉。

自衛隊を退職して、自営の運送業、何ヵ所かの引越センターや運送会社に勤めた。いずれも数ヵ月から半年くらいしか続かなかった。

父は、自衛隊を辞めてから引越センターを自営するというので、事務所を造るために「百万円」を出してやった、と述べている〈証人尋問〉。

昭和五十八年ころ、××引越センターの同僚であった○○は、「宅間はいつも一生懸命働いており、○○さんの言う事をよく聞いていた感じでした。性格は、温厚で、口数が少なく、愚痴とかも言いません……半年程働いて……退職した……社内で問題等を起こして辞めたのではありません」と述べている〈調書〉。

昭和六十年か六十一年ころ約六ヵ月間働いた××運輸のトラック運転手の○○は、「一緒に働いた時……大人しい感じ……トラブったりした記憶はありません」と述べている〈調書〉。

このころに、母はすでに母の実父死亡時に百万円をもらい遺産相続放棄をしたにもかかわらず、母の姉妹を相手に遺産分与の裁判を起こした。実際は、宅間がけしかけて始めた裁判であった。この裁判は後に敗訴に終わったということである。

昭和五十九年十一月二十一日強姦事件を起こした。マンション管理会社に勤務していた。家賃を滞納している水商売の女性の部屋に上がり込み、顔面を殴打し両手で首を絞めるなどの暴行を加え、強姦した。右翼から二百万円を要求され九州に逃げた。そして罪を逃れようと考え、自らT病院に入院した。なお昭和六十年十一月十日逮捕されたが、一貫して同意に基づくものであり無罪であると主張した。その主張は退けられ実刑判決を受けた。

## 5――T病院入院（昭和五十九年十二月十二日）から奈良少年刑務所出所（平成元年三月十一日）まで

昭和五十九年十二月十二日T病院に入院したが、同六十年一月四日離院をしようと同病院五階から飛び降り、上下顎《がくこつ》骨骨折、左距《きょこつ》骨骨折、腰椎《ようつい》圧迫骨折等の大怪我《けが》をした。

昭和六十年一月四日から同年四月一日まで××病院〈整形外科〉に入院し外科的治療を受けた。

昭和六十年七月三十日対向車のライトが上向きになっていたことに腹を立て、相手を殴り、相手の車を千枚通しで刺した。警官の勧めもあり、父とともにS病院を受診した。

昭和六十年八月十九日タクシー運転手と喧嘩《けんか》。県職員と警官に伴われA病院を受診したが入院にはならなかった。

前記の強姦事件（昭和五十九年十一月二十一日）により、昭和六十年十一月十日に逮捕された。懲役三年の実刑判決を受け、満期の平成元年三月十一日まで奈良少年刑務所に収監された。

父は、「母親に陰湿なやり口で、自分の生活保障を求めていたことが分かったから」、昭和六十年の夏に「守を家から追い出し」た。また、奈良少年刑務所に父が三十万円差し入れ、出所の平成元年三月ころ「勘当しました」と述べている〈調書〉。

父は次のように述べている。T病院入院のころに精神的な異常は「認められません」。T病院入院中に飛び降りして怪我をしたのは、「大きな原因は母親にあるんやと、だから一生面倒見てもらう……賠償金寄越《よこ》せと……毎晩毎晩母親を責めよった」。母がげっそり痩《や》せてきたので、家を出ていかせた。その後、「兄貴の車を破損」、父の車に「多分シンナー……ぶっかけて」などの嫌がらせがあった。交通事故を起こした相手から賠償金をとることをしていた。奈良少年刑務所出所時に勘当したのは、「親に賠償金を寄越せというような態度はわしは断じて許さん」からであった、などである〈証人尋問〉。

## 6――奈良少年刑務所出所（平成元年三月十一日）から三番目の妻ー子との結婚（平成九年三月三十日）まで

### この時期の親子関係など

奈良少年刑務所出所間もなくの平成元年三月二十四日両親を相手に親子関係円満調整の調停を申し立てた。宅間守は「人権擁護委員会行ったら、そういう手があると教えてくれた」という。この調停はすぐに終了し、何も得られなかった。

仕事は、平成元年から同五年にかけて、六、七ヵ所の会社でトラック、タンクローリー、ダンプ、バスの運転手などをした。いずれも長続きせず、事故、運転中の業務上過失致死、傷害事件、無断欠勤などで退職した。

平成五年七月一日××市交通局に採用され、同九年三月三十一日まで市バス運転手として働いた。同僚や乗客とのトラブルがあり同年四月一日付で××市生活環境部環境クリーンセンターのごみ収集作業員に異動となった。

父は、奈良少年刑務所出所後は「レンタルビデオの借りっぱなし……レンタカーのほうり放し……自分名義の軽自動車の放置事件」など、「真摯《しんし》に生きていく」こととは違っていた、と述べている〈証人尋問〉。

父は、S子〈一番目の妻〉と結婚した、K子〈二番目の妻〉と結婚した、M子〈年配の女性〉さんと養子縁組したなどと、ときどき電話があったと述べている〈調書〉。

**仕事関係者の供述**

平成元年十月ころから同二年一月ころまで働いた××運輸でペアを組んだことのあるトラック運転手の○○は、「真面目《まじめ》に仕事……私に慣れると、得意げに俺は医者や。女を軟派している。等とえらくごっつい事を言って……仕事中でも女性に声を掛けたり……女を見ると見境いなしに声を掛けていた……社内運動会の時……前を走っていた走者を突き飛ばしてゴールをした」「退職理由は、仕事中……バスに前を割り込まれた事に腹を立て、バスの運転手をなぐった……警察沙汰になり……解雇された……辞める代わりに給料の三ヵ月分の金の請求したと聞いております……」と述べている〈調書〉。

平成二年か三年ころから三ヵ月くらい働いた株式会社××のトラック運転手であった○○は、「ノルマを普通にこなす……意味もなく笑ったりしていた事もあり、同僚間では、ういた感じというか、変わり者という印象を持たれていたようです……突然……辞めさせていただきます」と述べている〈調書〉。

平成三年一月二十一日から同年三月一日まで働いた××株式会社の社長○○は、「普通の青年……最初は何の問題も起こさず、順調に仕事になれて」いたが、「××斎場への送り迎えで下り坂を猛スピードで走り、客から恐いといわれた……国道××号線を……猛スピードで……クレーム……退職勧告」と述べている〈調書〉。

平成五年一月ころから三ヵ月間働いた××株式会社の上司であった○○は、荷物を配送しなかったことについて「何ら責任を感じていなかったようです……事の重大性を全くわかっていませんでした」、さらにすでに閉鎖された病院の「診断書」を提出したと述べている〈調書〉。

平成五年七月一日から同九年三月三十一日まで市バス運転手として働いていた××市交通局の○○は関係書類を見ながら、「運転技能試験では、十八人中二位……日が経《た》つにつれて、宅間に対する苦情や同僚間とのトラブルが相次いで」「平成七年四月……同僚と喧嘩……双方怪我……

文書訓告処分」「平成八年七月……バス……一番前の座席に座っていた女性の乗客に　香水の匂いが強いので、気分が悪い、後ろの席に行くように、と……宅間が、運転手にも客を選ぶ権利がある、等暴言を吐いた……。平成八年七月……運転席の真後ろに座っていた女子高校生の乗客が、足をバタバタさせたことにより、後ろの席に移れ……阿呆《あほ》やから私学へ行かなあかんのや、等と暴言……減給処分」となり、そして減給処分のころ「頸椎《けいつい》の捻挫《ねんざ》……異動願いを希望」、また「平成八年十月……市民から殴られ怪我……公務災害として認定」、そして「平成九年三月三十一日付……生活環境部環境クリーンセンター」に異動した、と述べている〈調書〉。

## 二回の結婚と二回の養子縁組

一番目の妻S子〈十数歳年上〉とは、平成二年六月十四日入籍し、同年九月二十五日離婚した。

S子の供述はないが、当時離婚訴訟における宅間守の代理人であった○○弁護士が残してあった離婚に関する書類一式（婚姻取消請求、不動産明渡仮処分命令申請）の写しがある。

これらの書類によれば、S子の主張は次のようであった。突然電話してきた宅間守は「兵庫医大の泌尿器科に勤務している医師である」と言った。最初に会ったときに強引にホテルに連れ込まれ、「とにかく抵抗すると……どんな暴力を振るうか分からないため……言いなりになるしかなく……肉体関係を持った」。医師であると思っていたので、しばらく交際を続けた。「しきりに入籍して欲しい」と言い、そのころからS子のマンションで暮らすようになった。「『愛してる。

S子が別れるといったら、S子を殺して俺も死ぬ』と言って泣きわめく」。調べると「大阪市大に神谷拓磨という卒業生」「兵庫医大に神谷拓磨という泌尿器科の医者」はおらず、「だまされていたことに初めて気づいた」。その夜、問いただすと「追いつめられたような恐ろしい形相になり、そばに置いてあった包丁を見つめて、『俺はこれで腕を切る』とか言い興奮し始め」、しばらくして本名は「拓磨護」、仕事先は「××鉄工所」と言った。すぐにこれから婚姻届を出しに行こう、もう少し先にしようなどとやりとりしているうちに、「(S子を)はがい締めにして……もの凄《すご》い力で締めつけ」たり、「『S子を殺して、自分も死ぬしかない』と言って……(S子の)首に手をかけ、目を血走らせた恐ろしい形相で『これでS子の命は俺の手の中にあるんだ』と言って……脅した」。どうしようもなく、明日婚姻届を出すことを約束し、覚書にも署名した。翌日婚姻届を出した。翌々日上司から連絡を受けた弟たちが訪ねてくれたので、とりあえずマンションを出た。

宅間守の陳述書も残されている。ここでは強引に肉体関係を持ったことを否定し、婚姻届の前日の暴力については全く触れず、無理に婚姻したのではないなどと述べている。

結局、平成二年九月二十五日和解。同年十月二日S子から宅間守に百二十万円の和解金が支払われた。

二番目の妻K子〈十数歳年上〉とは、平成二年十月十二日入籍し、同六年九月二十一日離婚した。

K子は以下のように述べている。

平成二年三月宅間守から名前も名乗らず、自宅に電話。何回かの電話で「結婚したい」と言っていた。離婚のことの悩みの相談に乗ってやろうとはじめて会い、名前を知った。その日に「かなり強引に体を求められ」、このときも「結婚してほしいと言われた」。前の女性との結婚生活は「約二年間」であったとか、年齢を三、四歳多い目に言っていたこととか、「日本航空かその関係会社」の仕事をしているなどが嘘であった。これらの嘘を結婚後にうち明けたので、離婚の話を出した。平成三年九月ころから、マンションで同居生活を始めた。送迎バスの運転手、修理工をしたが、仕事は長続きしなかった。平成五年に××市交通局へ就職し、「公務員になれたことをとても喜んでいた」。平成五年九月突然、強姦罪で逮捕されたことをきっかけに弁護士を通じて、家が見つかり次第に離婚ということになった。平成六年八月住居が見つかり離婚した。

マンションで暮らした三年間に住人とのトラブルは「ありませんでした」。夫婦喧嘩で一度殴られた。食器を壊したことがあった。一緒に生活しているなかで「精神病であるなどと考えたこともない」。しかし、「なんであんなことしたのか、ああしておけばよかったと言って悩むというか、後悔することがよくあった」。市バス運転手のときに、「お客が自分をにらんでいるとか、お客からじろじろ見られているなどと言って、気にしていたことがありました」。「人からどうみられているかをひどく気にするところがあり、しかも、それを、相手が敵意をもっていると考えてしまうため、宅間も、その相手のことを悪く思ってしまう」。離婚した後もときどき家に来た。平成七年一月の阪神大震災のときも、「すぐに……心配して訪ねてきてくれた」。その後もときどき電話があった、などである〈調書〉。

M子〈年配の女性〉と平成七年十一月二十七日養子縁組したが、平成九年一月十七日離縁した。M子は以下のように述べている。

平成七年一月初めころから××市バスの営業所の清掃員として働きだした。運転手として働いていた「宅間は……やさしい口調で話し……そのうち宅間は僕一人で御飯食べるのは淋《さび》しい……と言う」ので、「軽い気持ちで……朝食……夕食を食べに私方やって来ておりました……やさしい子だなあと好意を持ち、食事を作って」いたところ、「養子縁組をして欲しいと言い出した」。病気のときには世話をしてくれ、温泉にも連れて行ってもらった。「いい子だ、将来この子に託せると考え……私の籍に入籍した」。「入籍してしばらくが経過……やさしさが徐々に消え去って……私に無断で金庫屋を呼んで来て、自宅の金庫を開けさせた……記念硬貨や古紙幣（十万円位）について、これ僕におくれと言って取り上げ……定額貯金通帳を見て宅間は……新しい車を買うので二百万円出して欲しいと……私としても……まあいいやろと言う気持ちで……解約し……二百万円……渡し」た。その後もガソリン代などといって「一万円や二万円と取る様になっ」た。「気に入らない事があれば、大声で怒鳴り付けたり物を投げ付けたりする様になり、私の最初のイメージとかけ離れた人間に」なっていった。娘夫婦が入籍を知ったり、宅間守の父と相談したりして、結局離縁した。離縁後も、仕事を変わったとかの電話があった。「役所に判《わか》ったら首になるので何とかして欲しい」と借金を頼まれ、「宅間を避けておりましたが、公務員が首になっては可哀想《かわいそう》だと思い……二百三十万円……貸してやった」。その後も「お金の無心」があった、などである〈調書〉。

父は、平成七年の暮れにM子が「守さんが怖い……金がらみの問題で……もう手がつけられんほどうるさいし……どんな目に遭わされるや分からん」などと、「うちに泣きついてきよった」と述べている〈証人尋問〉。

### 記録に残っている犯罪

この時期の犯罪としては、平成二年五月交通トラブルとなり相手の顔面を殴り罰金刑。ホテトル嬢とセックスし金を払わずに逃げたことから暴力団に追われるうちに伊丹空港に入り込んだという航空法違反で同年六月起訴猶予。平成五年九月テレホンクラブで知り合った女性とセックスしたが金を払わなかったので、強姦されたと告訴されたが不起訴と記録されている。

## 7――三番目の妻I子との結婚（平成九年三月三十日）から本件犯行前まで

この時期をひとくくりにしたのは、××小学校薬物混入事件、四番目の妻と結婚、数多い女性関係などがあったにせよ、一貫してI子への執着を持ち続けかつ行動を起こし続けているからである。

宅間守は平成八年十二月の見合いパーティーでI子と知り合った。平成九年三月三十日内輪の結婚式をあげ、その日に入籍した。結婚式には宅間守側からは親族二人が出席した。同年四月一日で××市バス運転手から環境クリーンセンターのごみ収集作業員に職種替えとなった。I子は同年十月妊娠に気づいたが、その後まもなく結婚歴や仕事などの嘘が分かり、離婚したいと両親にうち明けた。同年十二月六日○○〈宅間守の親族〉宅で話し合いをし、同日I子は実家にもどった。

I子は同年十二月八日離婚調停を申し立てた。同年同月十三日堕胎手術を受けた。以後、宅間守は再三にわたりI家に押しかけたり、脅迫的な内容の電話をかけ続けていたが、平成十年六月五日に二百万円をI子が払うこと等で離婚調停が成立した。

しかし離婚調停成立後も、I家に押しかけて怒鳴ったり、I子の姉妹の職場に押しかけたりした。同年八月には二百万円をI家に返しにきた。そして同年八月十三日××の公共職業安定所でI子を待ち伏せて暴力をふるい逮捕された。

平成十年十月十八日H子〈四番目の妻〉と結婚し、H子は間もなく妊娠した。しかし同年十月から十一月にかけて二ヵ所の興信所にI子の男関係を調査するように依頼した。

平成十一年三月十二日××小学校薬物混入事件を起こし、××市を分限免職になった。H子とも離婚になった。

その後もI家やその親戚、近所に、脅迫的な電話、投石しガラスを割る等を続けた。平成十一年九月にはI家に過去の離婚歴等を告げ口したとしてM子〈かつて養子縁組した女性〉宅の窓ガラスを割り逮捕された。起訴もされずJ病院に任意入院した。

さらに平成十一年十二月二十四日神戸地方裁判所××支部に、調停離婚した当時は「精神病を患っており、訴訟能力が欠如していた」ので離婚は無効であるという離婚調停無効確認訴訟を起こした。平成十二年二月十五日から平成十三年五月二十二日にかけて計十一回の口頭弁論が開かれた。I子の代理人として○○弁護士が出席した。平成十二年九月十二日以降は、「金銭面の解決」「謝罪金」「ダンプカーを一台買ってもらいたい」という主張となり、さらに「被告〈鑑定人注：I子〉の勤務先や電話番号、被告の妹の勤務先なども知っています。しかし、嫌がらせの電話一本もせず、以前までの態度を改めたところを被告に評価していただきたい」とも主張した。和解は成立しないまま、本件犯行に至った。

### 三番目の妻I子との結婚、離婚とその後

まずI子の述べたことから見てみる。

I子は、お見合いパーティーのときについて「話し方も自然で丁寧……お茶に誘われ、悪い印象はなかったことから、その誘いを受け……いきなり、ホテル行こと誘われ、断りたいとは思い

つつ、断り切れないまま、ホテルに行き、肉体関係を持ち」、そのときに「『婿養子になってもいい。君と結婚したい』というような言い方で、結婚の話をしてきた」「そのとき話した会話、まるで別人のようにさわやかだった」と述べている〈調書〉。

次にI子は証人尋問では以下のように述べている。

「会った初日に、防衛大学を出ている」と言っていた。後に防衛大学は嘘だが、「高校は出ている」と言っていた。翌日、教えていなかったのに「宝石店の名前」で職場に電話があった。付き合いたい気持ちは「ありませんでした」が、自宅にかかってきた電話をなかなか切ってもらえなかったので「もう一度会ってそのときにはっきり断ろうと思って会う約束をした」。その後「私がもしも逃げても全財産をなげうってでも君を捜し出す、それからこの世で一緒になれなかったら、君を殺して自分も死ぬというようなことを言われ」たり、山中で「車の中で無理やり関係を迫られた」り、帰ろうとしても「腕をつかんで……半時間近く離してもらえず」、住所も教えていないのに知っていた。「もう結婚をしないと何をしてくるか分からない、親、親戚にもきっと迷惑をかけるようなことになるだろうと思って」結婚を承諾した。「殺すとか捜し出してとか言われてましたけれども、それはそれなりにこの人の愛情表現かなと思うようにしました……いずれ一緒に暮らすうちに大切な人になるのかなというふうに思って」いた。「普通にそれなりの夫婦生活が待っているんだろう」と思っていた。

結婚後、ごみ収集作業員になったが「防疫の仕事」と言っていた。二回の結婚歴は隠し、「同棲していたことがある」と言っていた。養子縁組のことも隠し、「財産のことで相談持ちかけられた」とだけ話していた。

結婚後まもなく、「外であったこと、今日あったこと、何かを話しても、それを変に勘ぐったりするような性格だな……だんだん感じ出しました」。香港《ホンコン》旅行のときにエレベーターのドアが肩に当たったときに、「わざとしたんだと思い込んだ」様子であった。「周りに人がいるだけで、自分に対して何かしてくるかもしれない人だという意識は常に持っていた」ように感じた。マンションの「上の階からの音」を我慢できずに「木製の銃剣……で天井をついたり……文句を言いに行ったり」した。「車の音」や「バイクの音」が「嫌いだったようです」。近所の人と口論となり、「頭突きをして相手をけがさせ」たこともあった。「前の道路を人が通るときに見ているとか「周りに人がいるだけで見ないとしょうがない」人だと思っていた。「バイクの少し後ろを歩いているおじさんを……その方をにらんで見たり、わざわざ振り返って見たり」することがあった。「目が合っただけでも窓ガラス割りにくる人間がおるんやぞと言われた」。夜中に起きてカーテンを開けたので、問うと「通った車がクラクションを鳴らした」「電車とか飛行機とかいう公共の音は我慢できる、でも個人の発するそういう車の音、個人のそういう音は許されへん」と言った。

カウンセリングか病院を勧めたときに、宅間守は「すごく神妙で、泣くまでいかないけれども、うっすら涙を、涙目みたいな感じ」になっていた。「しんどいんやということを言いました、自分で。やはり常にそうやって周りをじっと見て、人がいるだけでこう見ないといけないのは……とにかくしんどいんやということは言ってました」「猜疑心《さいぎしん》という言葉は自分で言っていた」

「おれは女の性格なんかどうでもええんや」と言われ、「好かれているには違いないですけれども、変わった好かれ方だな」と思った。

離婚は「人格的な問題」が原因であった。「猜疑心がつよすぎて、周りに人がいるだけで見ないといけない」という性格、「考え方が少し違うなというところ、なんでそういうふうに物事を考えるのと思うような点が何度か」あった。「打算で物事を考えろ」というような「考え方についていけない」。「ものすごく細かいことまで疑うような性格」。別居後、「おまえ、父親とも何かあるんと違うか」とか「職場でも、例えば、トイレで三時といって男の人と待ち合わせしてるんじゃないか」とか「疑うような人」であった。

妊娠前に産婦人科で排卵促進剤をI子が自ら貰いに行ったという宅間守の主張は否定する。妊娠したが「下ろすつもり」であった。離婚を決心したあとでは、「何かの拍子によそよそしい態度に思えたかもしれません。それを浮気していると疑って、言葉で脅すようなことを言われた」ことがあった。そして「私が殺されても浮気をした私が悪いんだから、この人の罪を軽くしてあげてくださいというような……嘆願書のような文章」を書けと言われたこともあったり、「私と浮気相手と両方殺す……おれは死刑にも無期にもならないというふうに言って」いた。

平成九年十二月六日〇〇〈宅間守の親族〉宅での話し合い時には、「ほとんどしゃべることもなく、ただ別れたくない、子供は下ろしてもらったら困るというようなことだけ時々、ぽつぽつ言うだけで、ほとんど黙って」いた。その日に実家に帰った。

平成九年十二月十三日堕胎した。I子は宅間守の了解は得られないと感じていた。このことを知った宅間守は、たびたびI子の実家を訪れ「大声で叫んだ」り、「大声でどなって……かなり興奮」した。電話でI子は「浮気した子だと言われるのが嫌」であるので「DNA鑑定するか」と話したが、結局DNA鑑定はしなかった。電話では「帰ってきてほしい、ちゃんとやるから」というが、断ると「殺してやる……ずたずたにしてやる……一生嫌がらせをする」とか「顔をずたずたにしてやる」と言った。「エーンエーン」と繰り返したが、「泣いているふりをしている」と感じた。毎晩のように延々と電話があり、「一晩で約六時間」ということもあった。「私を殺すための包丁」を買ったという内容もあった。「監禁」や「殴られ」ることはあっても、「殺されるようなことはないと思って」いた。調停で和解金を「一千万円」出せと言われた。堕胎した胎児の埋葬許可書が宅間守宅に届いたが、それをコピーし「不倫の子だから、生んだらばれるから殺した」などと書いて「近所の人、下校途中の小学生……配っていた」と後になって聞いた。

勤務先、I子の姉妹の勤務先の労働組合に押しかけたりした。近所にも電話をかけたりした。

I子の父の「車にわざとぶつけ」たり、暴力をふるったりした。

平成十年六月五日にI子が二百万円を払う等で離婚調停は成立した。しかし「この先、私の男関係が出てきたりとかしたら、それはまた話は別ですからねということを言って」いた。

平成十年八月十三日公共職業安定所でI子を待ち伏せ、暴力。最初は腕をつかんで放さずに「帰ってきてほしい」と言い続けた。「宅間の印鑑を返せ」と言うので「離れてほしいという気持ちから……離れたとこに投げてしまった……それでかっときて、壁に頭を打ち付けたりとかいう暴力」をふるわれた。この傷害事件後に「今後一切接触を持たないことを約束します……平成十年八月十七日」という念書を書いた以降は、近所に来るとかは「ほとんどなくなった」と述べている〈ここまでが証人尋問〉。

平成十一年三月十二日××小学校薬物混入事件があり、措置入院中の宅間守から同年四月八日付の手紙がきた。手紙には「調停成立後、〇〇（鑑定人注：I子の義兄）と同じ型のソアラが××（鑑定人注：宅間守のマンション名）付近を私の動向をうかがうように走り去ったのをバックミラーで確認した……どう考えても何らかの関係者と断定した……見れなかった自分、確認出来なかった自分が残念、無念でした……××の若い社員で、君が後部座席に隠れていて、偵察に来たとしても……」などと書かれ、さらに「復縁は0《ゼロ》です」「今後、職を失っても厭《いや》がらせ等、一切考えてません」「以前のように、わめく又暴力、近所はい徊《かい》など一切しません」などと書きながら、「私はウソつきだけど、ウソに弱く……精神的に弱いのです……僕の性質を断定して見切りをつけの《ママ》だったら、もう少しアドバイスをして欲しかった」、さらに最後に「とにかく、役所の仕事が万一にもつながるように君に形だけでもして欲しい……自分がバカで君にたのみ事態が狂っているのは解《わか》る、しかし、何とか助けて欲しい、億が一でも、君とやり直したい気持ちはあるが、出た後、状況だけでも聞いて欲しい、復縁は0です。さようなら」と結ばれている。

またI子のメモがある。

別居から離婚調停成立までのI子のメモの内容は次のようである。毎日のように電話。会社にも電話。夜中に来てドアをどんどん叩く。「私（I子）を殺して、生命保険が親に入るのがいやなので、生命保険を解約しろと言う」。会社帰りを待ち伏せ。姉妹の勤め先に電話。電話で言い返したり、切ったりすると、怒って自宅に来る。夜中に来て怒鳴るので警察を呼んだ。会社に来た。〈I子の〉車を乗って帰った。平成十年三月I子は勤めていた会社をやむなく退職。受話器をあげたままにしておくと、電報を打ってくる。「殺す」「姉妹のとこにも行ったる」「ユンボ持って行って家も壊したる、墓も壊して……カッターナイフを二、三本持って顔ズタズタにする」と激しい脅迫的な言辞かと思えば、「寂しい……帰ってきてほしい」あるいは「一本（一千万円）で、なんとかそれでお願いしたいんやけどな」と言う。深夜に風呂の窓ガラスをブロック石で割る。警察を呼ぶ、などである。

離婚成立後のI子のメモの内容は、成立直後から電話、手紙。姉妹の勤める会社と組合事務所に行き、「(I子の姉妹を）クビにしろとか、誘拐して耳を切り落とす、足を切る等言っている」。家に来て大声で怒鳴る、深夜にクラクションを鳴らして町内を走る、深夜に近所の家にイタズラ電話、脅迫文、近所の人に言いたい放題。父の車を追いかけドアにぶつけて止め暴力をふるう。深夜に車で家の周りを回ったり、家の側に駐車したり。警察が来ると「もう一度会わせてほしい。復縁したい」などと言う。しばしば警察が呼ばれた。平成十年八月十三日職安で暴力をふるわれた。同年九月宅間守は××市から引っ越した。それからは嫌がらせは減った。平成十一年五月から、再び脅迫的な内容の手紙や電話が始まった。I子の親戚などにも「家に火を付けてやる」などの脅迫的な電話。I子の姉妹宅に電話。I子の母の実家に「母を殺してやる」と電話。近所の美容院に電話。平成十一年八月、何度も石を投げ台所の窓ガラスなどを割る。姉妹宅にも石を投げ窓ガラスを割る。姉妹の配偶者の実家にも投石。深夜の電話、などである。

I子の父○○は、平成九年九月M子〈かつて養子縁組した女性〉が訪ねてきて事実を知り、興信所に調査を依頼した。同年十一月I子を呼び事実を伝えた。別居後、親戚、姉妹の配偶者の実家、姉妹の勤務先、近所、近所の同じIの姓等の家に脅迫的な電話。自宅、親戚、姉妹の配偶者の実家などには、こぶし大の石を投げられ、窓ガラスや屋根を破損。さらに宅間守は行政などに、I子が「差別発言をした」と抗議した。「私達家族は、直接あるいは間接的に責められ身も心もボロボロ」になった、と述べている〈調書〉。なお、I子が差別発言をしたと告発された経過の資料も残っている。

父は、証人尋問で次のように述べている。

阪神大震災の後二年も経ってからの平成九年一月か二月ころ、呼ばれて宅間守の住むマンションに行った。震災の「見舞金」として「百万円」を受け取ってくれと言われたが断った。このとき、I子との結婚式に出てほしいと依頼されたが、「出ない」と断った。理由は、二番目の妻K子と結婚しているときの強姦事件で父は「××警察に出頭をもとめられた」り、「M子さんとの養子縁組の中におけるトラブル」などから、「そういう依頼を私がやすやす受けるような……甘《あも》う見とるなと、腹立ちを覚えた」。さらに「おまえはまともな結婚生活送れる人間ではない……結婚すべきじゃない……子供を養えるような能力はないと……断定的に言い渡しました」。百万円は車に放り込まれたが、父は「結婚式の列席の見込みがないと分かった時点で、返済を求めてきて」、振り込んで返した。

I子が堕胎した後、父に電話して「自分の子を殺しおった」。「怒りと悲しみと混ざったような、あれこそ号泣でしょうな、あんなやろうにしてこんな悲しみ方があるんかと思って……意外でした」「今まで耳にしたんは初めて」であった、などである。

## 四番目の妻H子との結婚、離婚とその後

四番目の妻H子とは平成十年十月十八日入籍し、××小学校薬物混入事件をきっかけに平成十一年三月三十一日離婚した。H子は、離婚後の平成十一年夏に出産した。

H子は次のように述べている。

「平成十年五月ころのお見合いパーティー」で知り合い、結婚した。「交際中……言葉遣いや態度も、たいへん優しい」「結婚後、宅間の私に対する態度がおかしくなったのは、平成十年十二月……妊娠……宅間に伝えてからでした。……しばらくすると、子供は堕《お》ろしてくれ。など言うようになり……借金があって、子供は育てられん」「宅間が食器を投げた日……実家に帰りました……翌日……実家に私を迎えに来て、すまん。と言って謝り、子供は産んでもええから、と……」「平成十一年一月一日の夜……私の髪の毛をつかみ、その場で、堕ろせ、堕ろせ、と言いながら、私を引きずり回しました。私が、このままでは殺されかねないと思い、宅間に、堕ろすから、止めて、と言うと、宅間は乱暴するのを止め、私の顔に唾をかけました。……直接暴力を振るわれたのは、このときだけ……。翌日には……謝り、実家に帰るんか、帰らんとって、と……そのまま実家に戻りました」。すぐに実家に迎えに来たが母は帰ってほしいと言い、父が電話で信用できないと話した。「父が、宅間に離婚届を要求したところ……翌日……サインと判を押した離婚届を父に届け……私は、父親から……もう一度だけチャンスをやろうと言われ……もう一度宅間と暮らすことを決意……平成十一年の一月末か二月初めころのこと……その後、宅間は、落ち着いており、『子供を堕ろせ』と言うこともなくなって」いたが、「平成十一年三月十二日……××小学校……お茶に薬物が混入……逮捕」された。そして「離婚届を出した直後の平成十一年四月三日ころ……J病院を訪ねた際に、離婚届を出したことを伝えた際、宅間は、身元保証人がいなくなったら、一生でられへんやないか、など言って、ひとしきり怒鳴ったあとで、失うもんがなくなったら、恨みのあるやつを殺したる、というようなことを言って」いた。離婚後の「平成十一年七月上旬から中旬にかけてのころ……仕事なくしたんはお前のせいや……お前には支払う義務がある。お前の姉妹の職場に行ってやろうか、一生つきまとってやるぞ、など言ってきました……恐くなり……警察に相談……。……電話……金を払ってくれ、払わんかったら、病院〈H子が出産のために入院していた〉に行くぞ、と言ってきました……。結婚指輪を返す……十二万円……入金するという約束……。次の日くらいに電話……人殺して新聞出たら笑ってや、警察が会いに行ったら罪が軽くなるように言ってや、と……言っていました」。その後、突然、平成十二年六月五日付の手紙が届いた。そして「私の記憶で言うと、平成十三年五月二十六日と翌二十七日……宅間から電話」があったが、家族がでると直ぐに切った。また「××市の教育委員会に勤めていることを疑うこともありませんでした……離婚歴……強姦の前科……話したことはない」。平成十一年四月二日J病院に措置入院したが、「宅間は入院したその日に、私に電話をかけてきて、強制入院したんや。起訴されずに済んだわ。など話して……本当は正常なんやけど、聞こえてもない声が聞こえると言うたら、入院になったんや。弁護士に言われて演技したんや。などと話し……演技して入ったから、一ヵ月もすれば出れると思うんで、そんときは、また頼むわとか……言って」いた、などと述べている〈調書〉。

資料として宅間守の平成十二年六月五日付の手紙が残されている。手紙には「H子ちゃん、元気ですか、何を書こうにも、君に対してもうしわけない気持ち一杯なのですが」に始まり、H子に対して後悔や反省を綴《つづ》りながら、「どうも僕は終わりのようです」「家に閉じ込もって……何もかもが、しんどくて仕方がないのです。ケジメをつけたい事があり、まだ死ぬわけにはいきませんが」、最後に「H子ちゃん、僕は終わりです」で終わっている。

### ××小学校薬物混入事件とその後のJ病院措置入院

××小学校に用務員として勤務していた。平成十一年三月十二日、××小学校教師四名に精神安定剤入りの茶を飲用させ薬物中毒を起こしたとして、傷害で逮捕された。起訴前簡易鑑定を経て精神保健福祉法二十五条検察官通報がなされ、二名の精神保健指定医により精神分裂病の診断がなされ、平成十一年四月二日J病院に措置入院となった。詳細は後述する。

### この時期の仕事関係者や仕事の面接をした者の述べたこと

平成九年四月一日から同十年三月三十一日まで働いていた××市生活環境部環境クリーンセンターの上司の○○は、「何のトラブルもありませんでした」が、「靭帯《じんたい》を怪我……平成九年十月頃から平成十年一月頃まで休職……××小学校……異動」と述べている〈調書〉。

平成十年四月一日から同十一年三月まで用務員として働いた××小学校の教頭の○○は、「注意した……児童に対しては三回あったと思います。一回目は……児童を怒鳴って追い掛けた……高学年の男子生徒が……ボール遊び……そのボールが宅間の所に飛んで行き、宅間が急に児童を怒鳴りつけ……口頭注意……素直に謝って」「二回目は、平成十年十二月……ゴミを捨てに来た高学年の男子生徒に、俺の顔を見て笑ったやろ。等と因縁をつけて……二階付近まで追い掛けた……素直に謝って」、そして「平成十一年一月……校舎内の廊下を歩いていた高学年の男子生徒を意味もなく蹴《け》った……口頭注意……謝っていました」。また「平成十年七月下旬に、病気で一ヵ月程、休暇……休暇をとって半年程してから、前の奥さんの関係者を病院で殴ったというような事件を起こし……停職処分」となり、また「三学期頃は私に、ドイツに旅行に行って森林の中で首吊《くびっ》り自殺をしたい。等と言っていた」などと述べている〈調書〉。

平成十一年七月から同十二年四月まで働いた××開発の経営者の○○は、「面接……はっきりと敬語で話しできる人物……ごく普通のダンプ乗りという印象……同僚の話ではとても激昂《げっこう》型であるという者もいました……不良社員として辞めたのではない」と述べている〈調書〉。

平成十二年七月十四日から約一ヵ月間働いた××タクシー株式会社の経営者の○○は、面接では「好印象」であったが、運転教養を担当した二人のタクシー運転手は「運転はうまいものの、割り込まれたらすぐに睨《にら》んだり……かわった性格のやつだと感じていたみたい」であり、四日間「真面目」に働いたが、「無断欠勤……一ヵ月程した時……当社に来た……宅間は顔色が悪く、何か疲れ切った感じ」と述べている〈調書〉。

平成十二年七月から約二ヵ月間送迎バスの運転手として働いた株式会社××運行委託の経営者の○○は、「スピードを出しすぎる……対向車に文句を言う。お客様に無愛想である、等」の

「苦情」があり、社員が忠告すると「何が言いたいんや、首にしたいんか、等と怒鳴っていたみたい……解雇処分とした」と述べている〈調書〉。

平成十二年十月三日から同月十四日までタクシー運転手として働いた××交通株式会社××営業所の所長の○○は、「××ホテル……怪我を負わせ……逮捕……翌日……解雇を言い渡した……素直に御迷惑をおかけしましたと頭を下げた」と述べている〈調書〉。

平成十二年十一月から同十三年二月までダンプカー運転手として働いた××の経営者の○○は、「得意先の現場等から次々と苦情……現場で鉄板等を敷いたダンプの通り道を通らない、スピードを出して待っている他のダンプを抜かす、汚いタイヤで公道に出て公道を汚す、等……現場から二度とあいつをよこすな、と言ってくるところもありました。……その都度注意……すぐに謝」るが、「通行人の女性に唾をかけ……おばはんが、俺を睨みつけるからや等言っており、謝るものの全く反省している様子はありません」、あるいは平成十三年二月には「××警察署のお巡りさんが……運転手を殴って車を壊したと言うことで、呼び出しに来」た、そして「現場の電線を切った……クレーム……報告しないことは絶対に許せません……厳しく叱った……次の日……無断欠勤……解雇」と述べている〈調書〉。

平成十三年五月、面接を受けた××興業の代表者の○○は、面接では「言葉遣いも丁寧なしゃべり方でおとなしそうな感じ……ダンプの運転手らしからぬ普通の兄ちゃんやな、という印象」であったが、「指示した現場に……来ない……五月末か六月の頭頃に、私の携帯電話に……この前はすみませんでした。もう一回雇ってもらえませんかと……二度と雇う気もありませんでした」と述べている〈調書〉。

平成十三年五月中旬に雇ってくれと行った××建材を営んでいる○○は、「突然……雇って欲しい……バイクに跨《またが》ったまま、ましてや、高飛車な物の言い方で……好印象はもちませんでした……結構ですと断った」と述べている〈調書〉。

平成十三年五月末ころに採用を断った××会社を経営する○○は、「電話の会話だけの第一印象が、おとなしく、真面目と感じた……面接……一年間無職……好印象もこの時点で消え失せ……不採用の腹が決まりました……面接の二日後ころ……電話……不採用と伝えた」と述べている〈調書〉。

平成十三年五月二十九日面接を受けた××タクシー株式会社の営業部長の○○は、「好青年という感じ……言葉遣いもていねいでおとなしい感じ……一週間の教育期間……。調査……〈宅間守が働いていたという〉××という会社……全くありませんでした」、そして二日間研修に来たがその後出社しなかった、と述べている〈調書〉。

**司法書士、興信所長の供述**

宅間守から、〈三番目の妻I子との〉離婚無効、破産宣告、M子〈かつて養子縁組した女性〉に対する損害賠償、興信所に対する返還請求の訴状作成の依頼を受けた司法書士○○は、「平成十一年六月……事務所にやって来て……離婚調停したものの、後で妻の浮気が分かった……離婚の調停は無効だ、という……前妻を殺して俺も死ぬ……半ば脅すような投げやりな言い方……」「サラ金に返済できないので破産宣告をしたい……平成十一年八月……破産申立書を裁判所に提出」「以前から頼まれていた……I子に対する離婚無効確認請求訴状等……渡し……。平成十三年一月……来所……M子に対する損害賠償請求、I子の素行調査依頼をした××興信所に対する不当利得返還請求の訴状作成の依頼を受け……」「平成十三年二月二十二日……平成十三年三月二日……来所」「平成十三年五月九日宅間が来所し……M子の件で被告弁護人を選任され……それに反論する書面を書いてくれ、と依頼され」た、また「調停無効の訴訟……訴訟能力の欠缺《けんけつ》しかないだろうと思い、そのことを宅間に説明すると……それでお願いします。などと」言い、「平成十三年一月十日……平成十一年のときとは全然違う様子で、表情が明るく、声のトーンも高く、髪の毛を少し茶色に染めており、私に対して友人のような気さくな感じで話しかけてきました……裁判官が味方してくれてまんねん。一千万円くらい出させて、ダンプ買おうと思ってまんねん。などと、とても明るく嬉《うれ》しそうな顔……」などと述べている〈調書〉。

××興信所所長の○○は、平成十年十月に宅間守から、「離婚した元妻の居所と行動を調べて欲しい。妻が離婚を望んだ理由に不審がある」という内容の調査依頼を受けた。「こざっぱりした服装、落ち着いた態度やていねいな言葉遣い」であった。心当たりを尋ねると「I子の親族である女性の夫……○○という男性が怪しい気がすると言い……また、宅間は、離婚した妻とどうしてもヨリを戻したい、それがかなわなければ妻を殺して自分も死ぬつもりであると言う内容のことを私に言い……少し思い込みの強い人だなという印象は受けましたが、話の内容は理路整然としているし、目つきがおかしいとか態度に落ち着きがないといった素振りは全く感じられず、特に変な人だということは思わなかった」。調査中に宅間守がI子宅に怒鳴り込んで暴れたり、石を投げたりしていることが分かり、「二度とそのような無謀な行動をしないように約束させ、誓約書を書かせた」。このようなことから「ひょっとすると一筋縄ではいかないややこしい奴かもしれない」と思うようになった。調査を続けたが、I子の不審な行動は確認できなかった。「平成十年十一月の終わりか十二月の初旬頃」に調査結果を報告し、残金を精算した。費用は、一日十五万円程度で保証金は五十万円であり、「合計百六十万円位」であった。「その直後……事務所に無言電話が毎日連続して数時間にわたってひっきりなしにかかり始めた……一ヵ月位経過した以降は……『オラー』とか『金返せ』とか、時には『タマ取ったるからな』といった言葉をヤクザのような乱暴な口調で一方的に言って切れるといういやがらせ電話……声を聞いてすぐにあの宅間だと判《わか》りました……約二年半にわたって続きました」。平成十一年六月事務所に宅間が来て、「穏やかな口調で、調査費用が高すぎる。もっと安くして金をいくらか返してくれ……と一時間半位……お巡りさんに来て」もらった。平成十一年八月には事務所の窓ガラスが割られた。NTTの迷惑電話防止機能をしてみたが、仕組みを調べてまたかけてくるようになった。いやがらせ電話は「平成十三年の五月十九日を最後にかかってこなくなった」などと述べている〈調書〉。

××調査協会××株式会社の経営者の○○は、「平成十年十一月」に宅間守と「I子さんの素行調査の契約」をした。しかし「異性との交際事実はなく……報告書を……平成十二年十一月十三日付で宅間宅に郵送」した。契約時に、「自分の本当の姿をわかってくれれば、必ず自分の元へ戻ってきてくれる……という様な言葉を口に出す……単に慰謝料を取るのが目的でなく……よりを戻す事を希望しているようでした」。電話では「戻ってこなければ何かする、相手を刺して自分も死ぬ、という内容……お茶に薬を入れて世間を騒がせて公務員をやめた件を持ち出しこの件について、人生最高のものを辞めてしまった、これはすべてI子が悪いのだ、等言って」いた。他にも平成十三年二月六日、同年四月十三日に、「携帯電話番号の持ち主を調べて欲しい。という依頼」があった。そして「平成十三年五月二十九日か三十日には宅間から電話で、I子が憎い、××興信所が憎い、等の相談を受け、宅間から、I子の素行調査は出来るか、と言われた……調査はするが先に費用を支払って欲しい、と伝えたところ、宅間は六月十五日に傷病手当が入るので直ぐに動いて欲しい、と言ってきた……しかし私が……先に支払ってくれないと動けない、と」言ったところ電話を切った。さらに平成十三年六月六日昼間に「再度宅間から電話があり、前回と同様……頼み込むように言ってきたが……調査費があれば調査します、とだけ伝えて……切った」。費用は最初の三ヵ月で「百万円」。新たな三ヵ月の素行調査は契約日の「平成十一年八月二十日」に「百万円」が振り込まれた。調査で分かったのは「I子さんの職場ていどであり、この事を宅間に伝えたところ、宅間はえらく喜んでおられた事を覚えて」いる、などと述べている〈調書〉。

**二番目の妻K子、養子縁組をしたM子が述べること**

二番目の妻K子は次のように述べている。

離婚後もときどき電話があった。I子との結婚、離婚。その後、「悪口を、かなりしつこく感情的に話してきたので、これには閉口」した。

平成十年三月に「百万円」、同年十一月に「二百万円」を振り込んだ。貸して欲しいといわれ、「宅間との関係を清算するつもりで出した金」であり、「今後、一切連絡を取らないことを条件」に渡した。

平成十二年暮れ、しばらくぶりで電話。引っ越していたが、調べて知ったらしい。

平成十三年一月、電話で「××電工の工場で働いていたときに気管支炎になったのは、そっちのせいだ。人生を再出発するのに金が必要なので、気持ちを見せろ」とか「慰謝料」を要求してきたので、「お見舞い金のつもり」で「五万円」振り込んだが、「百万円」といってきた。「勤めている会社に行くぞ、〈上司に〉言うぞ」など脅迫された。会社に現れるのを避けたいと思って、

「三十万円」を口座に振り込んだ、などである〈調書〉。

養子縁組をしていたM子は次のように述べている。

I子と「結婚して子供が出来たので祝いをくれ」などと電話があった。「人をバカにした様な電話をかけて来た事にすごく腹が立ち……二百万円を渡したのに車を買っていない、この二百万円を奥さんの親元に行って返して貰らおうと考えた」。I子の両親宅を訪ねた。どんな男かと聞かれたので、「お金を無心する、怒ったら大声を出したり暴力を振るったりする等……言いました」。「平成十一年六月から八月にかけて、十数回私方自宅の窓硝子《ガラス》等を石を投げられて割られる事件が発生……いやがらせの為宅間がやったものと思います……時間帯も午前一時頃から午前四時ごろまでの間で」あった、などである〈調書〉。

**T男の述べること**

T男〈宅間守より年上の男性〉は、××市バスの運転手であったころに、同僚であった宅間守と多少の付き合いがあった。しばらく疎遠だったが、平成十一年七月ころから本件犯行前日まで電話で話す、何回か飲みに行くなどの付き合いがあった。宅間守の性格は、「反対方向から歩いて来る人と目が合いますと、おい、こら文句でもあるんか、と言うような売り言葉でいきなり相手に喧嘩を売る癖」「市バスの運転手をしていたとき……小さな補助ミラーを私に示して……これは気に入らん客がいたら、このミラーをインパネの左端に付けてこれで客を睨みつけてやるんですよ等言っていたことを覚えている」「自分に何か失敗事がありますと、妻が悪い、T男さんがこんなことを言ったからやないか、等と言って自分の責任を一切認めず、すべて責任を他人に転換するように持って行く」などである。また「元妻のI子さんに対する離婚無効訴訟の調停〈口頭弁論〉に同席したことがある」。そして「平成十三年一月ころ」「宅間からしつこく頼まれて、偽の医師免許状と保険医登録証を私のパソコンを使って作成し、宅間に渡した」「私に日本航空のパイロットのバッチをくれた……これをブレザーに付けて言《ママ》ったら女ができまっせと言って」いた、などである〈調書〉。

### 見合いパーティー等で知り合った女性たちの述べること

携帯電話からの発信等の調査結果では、「（1）相手先携帯電話の内訳　女性七十六人　男性二十六人　会社（見合いパーティー主催会社）三件……（2）女性七十六人……お見合いパーティー三十九人　結婚相談所一人　伝言ダイヤル三十人　街で声を掛けられた二人　テレクラで知り合った一人……（3）知り合った時期……平成十一年一人、平成十二年三十人　平成十三年四十二人……」「五月三十一日見合いパーティー主催会社へのパーティー参加申し込み　六月四日見合いパーティー主催会社からの受理した旨の電話連絡」「伝言ダイヤル会社に電話をかけている回数は、三月四日から五月十八日の間に九十八回あり、最終電話日が五月十八日」となっている。宅間守自身が述べたことから考えると、以下の供述者たちは、実際に付き合いのあった女性たちの一部に過ぎないと思われる。

平成十二年九月ごろのお見合いパーティーで知り合った〇〇子は、初対面で「何とも言えないような怖さを感じました……ちょっと変わっているなというイメージ」であったが、「(兄の)自殺を言っていた……正直ないい人なんかなと意外な一面をみたような気持ち」であった。一度デートしてルイ・ヴィトンの財布を買ってもらった。その後の交際を断ると「途端にヤクザみたいな口調になって、財布なんかいらん、金返せ……怖くなり」、金は振り込んだと述べている〈調書〉。

平成十二年十月のお見合いパーティーで知り合った〇〇子は、初対面で宅間守は「××市民病院の泌尿器科の医師」と名乗った。「しつこく強引に誘いますので、仕方なく会うことにし……宅間は……兄は大阪大学を出て松下に勤め……直ぐにでも式を挙げよう……等勝手な事を言って……増々『おかしな人だな』と思いました」。風邪薬だと勧められた薬を飲むと「頭がボーっとなった……肉体関係」を持った。興信所でとってもらったビデオを見せられたり、「I子との裁判が忙しい」とか言っていた。交際を断るのは「怖い」と感じていた。避けようとすると電話で「××〈勤務していた会社〉、首にするぞ、電話してこい等と怒りながら脅迫……毎日のように……××県警察本部の相談に行きました……警察の方が宅間に電話をし」てくれた。「興信所で調査を頼んだ金三十万円を返せという内容を、声を荒げていって」いるのが録音されていた。結局、平成十三年二月に「五万六百三十円を振り込みました」と述べている〈調書〉。

平成十三年三月の医師、歯科医師限定の出会いパーティーで知り合った〇〇子は、パーティーを含めて二回会い、十回以上電話のやりとりをした。「関大一高から兵庫医科大学」といい、名刺には「兵庫医科大学病院　精神科神経科　医師　宅間守」と印刷されていた。「真面目でおとなしそうな紳士的な男という印象をもちました」。十日くらい経って電話がかかってきて会ったが、「印象が段々と悪くなりました」。平成十三年五月に何回か電話がかかって、同年五月二十五日には「電話に出るといきなり、お金を貸して欲しいと言」われたが、断った。同五月三十一日夜に折り返し電話すると「電話に出た宅間は、小さなボソボソした声でゆっくりと話しだし、この前はごめん……悪いけどお金貸してくれるという……貸すようなお金ありませんと言って、電話を切りました……この時の宅間の話しぶりは、いかにもしんどそうでした……しかし……芝居をしているとしか思えませんでした」と述べている〈調書〉。

平成十三年三月ころに伝言ダイヤルで知り合った〇〇子〈主婦〉は、肉体関係を含め約二ヵ月の付き合いをもった。「直接的な脅迫の言葉は言いませんでしたが……途中からは『言うとおりにしなかったら何をされるか分からない』という恐怖心から、殆《ほとん》ど宅間の言われるまま、という状態」となった。「宅間から頼まれて、このI子さんの実家や職場に電話を掛けた」。四回の肉体関係があり、最後は平成十三年五月十日であった。「四月二十日の夕方」、教えていなかった「自宅の電話」に電話がかかってき、「高い金出して調べたんやと言い、さらに私の戸籍か何かを取ったらしく、住所を読み上げるのです。私はもう口から心臓が飛び出しそうになりました……前にホテルへ行った時のお前の声録音してんや、会えへんねやったら旦那に言うぞ、等と私を脅かしてきた」。四月にホテルに行ったときには「時々イライラした様子を見せ『しんどい』と言っていました」。平成十三年五月十日から電話はなかった、などと述べている〈調書〉。

平成十二年十二月ころパーティーで知り合った○○子〈スナック経営者〉は、最初は「明るくて、楽しそうな感じの人」という印象であった。以後はほとんど電話のやりとりだけであった。男女関係も金の貸し借りもなかった、スナックに客として来たときに「二種類の名刺を出して……ひとつは、兵庫医科大学病院の偉い先生のような名前の名刺……ひとつは……初めて会った時に見た建築関係の名刺でした」と述べている〈調書〉。

T子とは見合いパーティーで知り合い結婚式場まで予約した。

T子の母親は次のように述べている。T子の母親は、初めてのデートのときに「山の中に連れ込み、強姦しようとしたらしい……このことでT子は……宅間との付き合いをやめると言って」

いたが、せっかく医師と知り合ったので付き合うように説得した。「好印象を持ちました」「医師免許を見せて欲しいと言ったところ、今年〈平成十三年〉二月十七日ごろ医師免許証……医者というのは本当なんだ、と納得した」。しかし実家の場所、住んでいるマンションなどの「とにかく嘘の上塗りで……全く信用できなくなり」、娘のT子との結婚はあきらめ、三月末か四月初めに断った。すると宅間守は「一つ条件があると……私〈T子の母親〉と宅間がいつまでも友達でいて欲しい、一日一回は電話をして欲しいということだった……娘に何かされたら困るという一心から……毎日対応」していた。平成十三年「五月十八日ごろ……初めて、私は医者ではないと言って私にあやまりました……無理矢理、離婚させられた……子供を殺された……切々と話してくれた」。「宅間とは、四月中は殆ど毎日電話で話をし……何回か〈鑑定人注：T子の母親の勤務先に〉来たり……私が一人で宅間の部屋に行ったりしました」。平成十三年「五月中ごろ以降……セドリックの代金……五月分の家賃……借金四十万円など請求されて困っているというようなことを言って……何回かは、宅間からお金を貸してくれと泣きつかれましたが……一度も貸したことはありません」。性格について「自分の嘘がバレそうになるとすぐにどもって、何をしゃべっているのかよく分からなくなっていました……同じことを何回もくり返して話をすることがありました」などと述べている〈調書〉。

**この時期の犯罪**

平成九年八月十三日同じマンションの住人に傷害を与えたが、不送致。

平成十年八月十三日××公共職業安定所で、三番目の妻Ｉ子から冷たくあしらわれ、激昂し、暴力をふるった。××簡易裁判所において傷害により罰金十五万円。

平成十一年三月十二日××小学校薬物混入事件。

平成十一年十一月二十四日交通トラブルから喧嘩となり器物損壊を起こしたが不送致。

そして本件犯行とともに今回起訴されている三つの事件がある。

第一は、平成十二年十月十四日××ホテルの正面玄関において同ホテルドアマン○○を暴行し傷害を与えた。きっかけは宅間守がタクシーを運転し、一方通行を逆走したことを注意されたことであった。ドアマンの○○は、逆走を注意すると「ああんとまるで私の言っていることなど耳に入っていないかのような……何も自分は悪くないかのような態度……私はこの運転手に、こういう時ってごめんなさいとか言って話が終わるものではありませんかと言った……突然……ドアを開け……何で謝らなあかんねん、お前はそんなに偉いんか、人に指図できるんか……などと因縁……やりとりの最中……突然……思いっきりおでこをぶつけてきた……拳骨で一回殴られた」と述べている〈調書〉。

一方、宅間守は「あ、すんまへんとドアマンに対し謝った……（ドアマンが車の）ドアを閉めなかった……降りていって……自分でドアを閉めに……するとドアマンが思いっきりドアを閉めた事で頭にカチンとき……態度に頭に血が昇り……頭突き……殴って……」と述べている〈調書〉。

第二は、平成十三年二月一日○○〈男性〉に暴行した。○○は、「十分に距離があると思い、左に車線変更したところ後続のダンプからクラクションをずっと鳴らされた……私の車の《ママ》割り込んで来て止まったので、私もそのダンプの後ろで止まった」「宅間守に車を停められ、運転席ドアを足で一回蹴られ、私が車を降りようとしたところ髪の毛を摑《つか》まれて引っ張り回されました……殴られた……腹を蹴られ」た、と述べている〈調書〉。

一方、宅間守は「……進路変更し、私の車のすぐ前に迫った……あわててハンドルを左に切りブレーキをかけたので、左側に《ママ》壁に当たることなく事故を避けることができた……クラクションを鳴らして止まるように合図したが……無視……割り込んで車を停車させ……この時には相当頭に血が昇っている状態」であり、暴行を加えた後、「○○さんがすみませんと謝った……まだ頭に血が昇った状態だったので……エンジンキーを抜いて……草むらの方に放り投げ」た、「髪の毛を両手でつかんで振り回し引きずり倒したことに間違いありませんが、殴ったり蹴ったりはしておりません」などと述べている〈調書〉。

第三は、平成十三年五月八日深夜に計五台のタイヤ計十三本をアイスピックで突き刺してパンクさせた。

被害にあった○○は、宅間守とは「付き合いもありませんし、何の関係もありません」と述べている〈調書〉。別の被害者○○は、「前日……私が駐車場から車を出そうとした……宅間は私の方をじっと睨んで……私もムッとして文句を言おうとしたところ、私の方を睨みながら、どこかに行ってしまう……被害にあった三台の内二台の車は、私方家の駐車場に止めていました……しかし、もう一台の車は……離れた月極駐車場……名前もなにも記載していない車なので、どうして狙われたのかは分かりません」と述べている〈調書〉。また別の被害者○○は、「宅間と口をきいたこともなければ、何の関わりもありません」と述べている〈調書〉。

宅間守はパンクさせた理由について、「今年の五月初めころ……五十歳過ぎ……女が、私をにらんでいることに気づいた……睨み返した……○○さんの奥さんと娘の二人であると思いました……無性に腹が立ち……数日してから……パンクさせてやった……そのほかにも、駐車している車をパンクさせてやりました……○○の車だけパンクさせれば、にらみ合いをしていた私が腹いせにやったとばれてしまうと考えて、○○以外の車も全てパンクさせてやったのです」「○○と書かれた車以外の他の車もパンクさせたのは、どうせならついでに近くに止めてあった車のタイヤもパンクさせてやろうという気持ちからでした」と述べている〈調書〉。

その他に、今回の起訴には含まれていないが、同じようにアイスピックで車のタイヤをパンクさせたことがある。前記したスナック経営者○○子は、平成十三年「四月下旬頃に宅間が私が経営する……ラウンジスナックに飲みに来たとき……個人的な理由から腹立たしく思っている男性が二人いた……宅間に仕返しをしてもらおうと……持ちかけ」、「五月五日頃」に待ち合わせ、案内し、宅間守は二台の車のタイヤをアイスピックで刺してパンクさせたようだ、と供述している〈調書〉。宅間守も「平成十三年四月ころ……○○子に頼まれて……○○子と一緒に車のタイヤをパンクさせに行った」と述べている〈調書〉。

## 8――本人歴の職歴、結婚歴、犯罪歴のまとめ

**職歴**

ある程度長く勤め得た仕事は二つしかなかった。航空自衛隊（昭和五十六年十一月十五日〜同五十八年二月十日）は、××県青少年保護育成条例違反をきっかけに依願退職した。市バス運転手、クリーンセンター、小学校用務員と異動した××市役所（平成五年七月一日〜同十一年四月十二日）は、××小学校薬物混入事件で分限免職となった。他の職は、トラック運転手、タクシー運転手などで、記録に残っているだけでも十五ヵ所ほどあるが、いずれも数ヵ月以内であった。退職理由は、自ら退職とか無断欠勤のまま退職ばかりではなかった。警察沙汰や逮捕をきっ

かけに解雇、スピードの出しすぎなどのクレームがあり退職勧告、客からの苦情や同僚に怒鳴るなどがあり解雇処分、現場からのクレームで解雇、さらに偽の診断書を提出したこともあった。

まとめると、解雇されるあるいは仕事が長続きしないのは、仕事能力自体が原因ではない。仕事上の最低限のルールを守らない、他者への配慮が極めて乏しいことなどが考えられる。ところが、多くの職場で、面接時や仕事を始めたころは、温厚、丁寧、大人しい、真面目、好青年などの印象を相手に与えていたことも事実であった。

**結婚歴、養子縁組**

一番目の妻S子とは、平成二年六月十四日入籍、同年九月二十五日離婚。離婚訴訟となり宅間守は和解金百二十万円を得た。

二番目の妻K子とは、平成二年十月十二日入籍、同六年九月二十一日離婚。そのときは円満な離婚であった。

M子と養子縁組したのは、平成七年十一月二十七日であり、同九年一月十七日離縁。そのときは円満な離縁であった。

三番目の妻I子とは、平成九年三月三十日入籍、同十年六月五日離婚。離婚調停で二百万円の和解金を得た。しかし同十一年十二月二十四日離婚調停無効確認訴訟を起こした。

四番目の妻H子とは、平成十年十月十八日入籍、同十一年三月三十一日離婚。

これらだけから異性関係を語ることはできないが、ただ比較的期間を置かずに次の結婚や養子縁組をしているという印象がある。

**犯罪歴**

ここで本件犯行以外の記録に残されている犯罪歴を再掲する。しかし宅間守はこれら以外の多数の犯罪行為について鑑定時に述べている。診療録等にその一部が記載されていることなどから、ほぼ事実と考えられる。それらは後に検討する。

①昭和六十年十一月十日強姦で検挙（昭和六十一年七月三十一日大阪地方裁判所　懲役三年）。強姦は昭和五十九年十一月二十一日。

②昭和六十年八月十九日傷害で検挙（起訴猶予）

JR新大阪駅前でタクシー運転手に暴力。

③平成二年二月一日航空法違反で検挙（起訴猶予）

ヤクザに追われて伊丹空港に逃げ込んだ。

④平成二年五月十三日傷害で検挙（罰金五万円）

平成二年五月十日駐車場において男性の顔面を手拳で殴打。

⑤平成五年九月二日強姦で検挙（不起訴）

テレクラで知り合った女性と性交渉を持ったが金を払わなかったと告訴された。

⑥平成九年八月十三日傷害で検挙（不送致）
同じマンションの住人に暴行・傷害。
⑦平成十年八月十三日傷害で検挙（罰金十五万円）
同日××職業安定所で三番目の妻Ｉ子に対し、手拳で殴打。
⑧平成十一年三月十四日傷害で検挙（起訴猶予）
平成十一年三月十二日当時勤務していた××小学校で精神安定剤を炊飯器の米飯に入れ、入院を要する薬物中毒を教師四人に負わせた。
⑨平成十一年九月八日住居侵入・器物損壊で検挙（起訴猶予）
平成十一年九月七日かつて養子縁組をしたＭ子宅の風呂場ガラス戸を角材で叩き割った。
⑩平成十一年十一月二十四日器物損壊（不送致）
交通トラブルから喧嘩。
⑪平成十二年十月十四日傷害で検挙（本件犯行とともに起訴）
××ホテルの正面玄関で、運転中のタクシーの逆走を注意したホテルドアマンに頭突きし、手拳で殴打し、暴行・傷害。
⑫平成十三年二月一日暴行で検挙（本件犯行とともに起訴）
交通トラブルで暴行。
⑬平成十三年五月八日器物損壊（本件犯行とともに起訴）

五台の車のタイヤ十三本をアイスピックで突き刺してパンク。

## 第二節　精神科治療歴

時間的順序に従って診療録等、供述調書、公判証人尋問を抜粋する。なお診療録に記載されているドイツ語等は日本語に訳して記載する。そして精神科医の記載ではないが××医科大学口腔《こうくう》外科の診療録も抜粋する。

### 1――T病院外来（昭和五十六年三月六日～同年五月二日）

昭和五十六年三月六日T病院を初診し、計四回精神科医○○の診察を受けた。

初診時の診療録には、診断は「精神神経症」[1]であり、「（単独で来院）想像する。ヒトラーみたいに革命をおこす。注察妄想？[2]　関係妄想？[3]　家族も近所の人も　幻聴？　高校の籍があるだけである　自信過剰からなった　人一倍頭がよいと思う。五才時、交通事故で意識障害　シンナー？　覚せい剤？」と記載されている。以後の診察と診療録は、同年四月七日「経過かわりなし」、四月十四日「考えこんでいる　注察妄想？　注意力？　睡眠　pm11：00～am4：00　am8：00～am12：00　新聞配達　秋より自衛隊　感受性が強い」、四月二十八日「十日間不眠　七十kg　関係妄想？　定時制」、五月二日「急に息苦しくなって、心臓が止まるといって、市民ＨＰに行った↓[4]心臓神経症……睡眠良好」などの記載がある。

　精神科医〇〇は次のように述べている。「当時は宅間が精神神経症と精神分裂病の境界か中間にあると診《み》ていたのではないかと思います」「この当時私は注察妄想、関係妄想があることから精神分裂病の疑いは持っていますが、この症状は思春期によくある症状で精神分裂病ではなく、重症の精神神経症か精神神経症と精神分裂症《ママ》の境界か中間であると診察していると思います」などである〈調書〉。

## 2――Ｋ病院（総合病院）神経科外来（昭和五十六年五月七日～同年六月三日）

　昭和五十六年五月六日〇〇外科よりＫ病院泌尿器科へ紹介。尿閉のために昭和五十六年五月六日～五月十一日まで同病院泌尿器科入院。入院中に神経科へコンサルトされた。昭和五十六年五月七日、五月八日、五月十一日、六月三日の計四回にわたって精神科医〇〇の診察を受けた。診療録には、「三月頃、他人の考えが分る。関係妄想、注察妄想あり。一応病識はあった。Ｔ病院受診。三月六日より服薬、三月十六日に排尿困難。現在も自分の行動が人にどう思われるか気になる……」「妄想様の思考あるも現在のところ病識あり。敏感関係妄想」「先のことが気になる」などの記載がある。

### 3――T病院入院（昭和五十九年十二月十二日～同六十年一月四日）

昭和五十九年十二月十二日入院。昭和六十年一月四日の退院は五階から飛び降りて、骨折等の治療のために○○病院〈整形外科〉に転院したものであった。

入院時の診察は精神科医○○であり、入院中の主治医は精神科医○○であった。

入院日の外来診療録には、「睡眠　夢ばかり　幻聴　耳鳴りみたいなでー　仕事はやっていない　おとし入れられる様な気持　頭がボーとする　母に対して乱暴あり　精神科入院歴はない　人を殺しそうな気持と気に入らんシグサをされば《ママ》腹が立つ……母　入院希望」と記載がある。入院診療録には、母とともに来院したこと、診断は「不安神経症[5]→精神分裂病」、現病歴の項には「……最近、人におとし入れられる　トッピな事をしないかと心配（暴乱行為）現実には母に手を出す　頭がボーとして夢ばかりみる　食欲なし」と記載がある。

しかし入院時に診察した精神科医○○は、証人尋問で、入院時について「情動障害[6]という診断名が一番頭に浮かびました……不安神経症ないし強迫神経症[7]の症状を引きずってるなというふうに考えました」、入院時点では精神分裂病の疑いは「全くありません」などと供述している。入院中については、「一月一日……私は元旦の朝に回診してます……デイルームで宅間さんが、突然というか、デイルームのいすに座って、ここにたくさんの人がおるけど、これ、みんな責任能力ないか、つまり人殺ししても、金取っても責任問われへんのですかと聞いて、何を言うてるんや、こっちは忙しいのにと思いながら、二、三分の感じですけども、責任能力があるんやということを話した」「十七歳からのずうっと経過が、分裂病の[8]前駆症状であって、そして、この昭和六十年の一月四日の飛び降りというのが、精神分裂病の確実な発症ではないかというふうな考えを持ちました……」などと供述している。

入院中の主治医○○は、「自動車を運転中、対向車がわざと接触するような気がする。接触事故を三ヵ月前（九月頃）に起こした。仕事は、トラックの運転手、不動産、自衛隊、飛行機の整備士等と転々としていた。不動産屋に就職するため、母親に保証人になってくれと言ったが、聞き入れてもらえず、争いになった」「排尿困難。痛みあり。K病院では、前立腺《ぜんりつせん》肥大なしと言われた。睡眠はよい。（母より）昭和五十六年前（十七才時）～母に対して被毒妄想」「入院は、自ら選んで決めた。細かいことに考えがいき、前へ進まない。後から考えたら、くだらないことだと。排尿がしにくくなってきている」などと記載している。

入院中の主治医○○は、「わざと接触するような気がするという[9]被害念慮　仕事を長続きせず転々としている等という、分裂病患者が抱きやすい感情や生活史が伝わり始めたのです」などと供述している〈調書〉。

看護記録には、入院当日について「入棟時には温和に入られたが、その后《ご》、看ゴ者に暴言をはき、興奮され、反抗的であった。為、個室三一〇号にてA看施行（鑑定人注：身体拘束）する……案外大人《おとな》しくされている」「レントゲン検査の為、Fにおろす。その時、急に走り出し、外に逃げようとされる……数名にて阻止……個室三一〇号に収容し、A看施行。すみません、何もしませんから出して下さいと土げ座してあやまられる」「母来院され詰所内にて面会される。多弁に話される。内容は退院の要求である」。昭和六十年一月四日「AM3：40頃、覚醒《かくせい》し廊下徘徊《はいかい》。時々各ドアのノブをガチャガチャされる。AM9：20……自分の洗濯物を持って看護者をしのけ洗濯物を干しに出られる。突然、洗濯物を投げ出し、フェンスをのりこえようとよじ登る。看護者が宅間氏の足を持って中に引きづりこもうとするも、看護者をけっとばし、フェンスをのりこえ、外に飛び下りる……落下点は病院車庫のビニール波板の上で、それを突破り地上に落下される……救急処置をすると共に××病院〈整形外科〉に入院させる」などの記載がある。

補助看護士の〇〇は、飛び降りたときの様子について、「入口からフェンスに向かって走り、フェンスの金網を摑《つか》みながらフェンスを乗り越え、再び金網を摑みながらフェンスを降りました。そして、フェンスの向こう側に立って、私の方をしばらくじっと見ていました。私は、宅間さんがそこから飛び降りないようにするため、必死に『やめとけ』などと言いましたが、宅間さんは、何も言わないまま向きを反転し……下を見るようなしぐさをして立ったままの状態で飛び降りました。この宅間さんの行為を見て、私としては、逃走を図ったと思いました」と述べている〈調書〉。

## 4――T病院外来（昭和六十年一月五日〜同年八月十五日）

××病院〈整形外科〉には昭和六十年一月四日から同年三月か四月まで入院していたと思われる。××病院入院中は、抗精神病薬ハロペリドールがT病院外来で処方されていた。

外来診療録には昭和六十年二月二十八日「死にたいと××病院の屋上まで上る」、同年三月二十日「〇〇Dr〈整形外科医〉よりみても精神病と。母親にも病識なし。自分の子供は正常とバカほどかばう。警察事件も母はオトシイレラレてると思うと」などの記載がある。

昭和六十年四月三十日「精神分裂病　引きつづき約三ヵ月間の服薬加療を要します」という診断書が書かれた。

精神科医〇〇は、証人尋問で、この診断書について、母から「あの子はちょっとぼうっとしてるから、変な事件に巻き込まれたか、その疑いを持たれたかで、困ってんねん、だから、公判か警察に対する尋問を遅らしてくれるか、あるいは、逃れたいからという目的をはっきり聞き出しております。提出先は警察、目的はそういうふうなものということを聞いております」と述べている。

しばらく外来がとぎれた。昭和六十年八月十五日「二年前より精神障碍《しょうがい》が無かったとの、他の病院からもらっている。弁護士がついている。正常な者が向精神薬を飲めば異常な行動が出る。その為に、とび降りがあった行為があった。自分は無事故無違反だから、精神分裂病だったら他の人を殺している。自分が病人でないと思う。その方面からも検査ずみです。ロク音されていないですネ。と。精神障害者ならば、どんな事をしても罪にならんのかと　↑アル中でも精神障害者でも責任能力をとわれると説明」と記載がある。

精神科医○○は、証人尋問で、昭和六十年八月十五日について「彼が非常に多弁な状態でちょっとまとまりのないことを言っておりました……自分には弁護士がついているとか、薬を飲めば異常な行動を起こすとか、運転では無事故無違反だからとか、それから、分裂病だったら他人を殺してしまってるんじゃないかなというふうなことを彼はしゃべって、突然それを彼自身が打ち切って、それから辺りをきょろきょろ見回すような感じがして、この言葉は録音されてないですねというふうなことを突然言うたわけです。ちょっと奇異な感じを受けました。……最後に、精神障害者ならばどんなことをしても罪にならないのかと、彼が私に質問したわけです……アル中でも精神障害者でも責任能力を問われることがあると説明した」「何しに来たかなというふうな感じと、それから、例えば、録音されてないかなというふうな行動、発言、それから、話がややまとまりがないという点なんかがありましたけれども、これは分裂病の症状としては把握できないような状態でした」、さらに精神分裂病という診断については「飛び降りたときに十段階法で五としたら、だんだん減ってきたと思います。三、二と減ってきたと思います……情緒面あるいは情動面に障害を持たれてるんじゃないかなという疑いが強かったと思います」などと述べている。

この期間中に警察署からの照会が三回あった。外来診療録に写しが保存されている。

一つ目の、昭和六十年二月五日付の××警察署からの捜査関係事項照会に対する回答書は、「病名：精神分裂病。症状：被毒妄想を中心とする被害妄想及び関係念慮が強く、現実には母親を殴るなどの暴力行為があった。入院時の素行：被害妄想が認められ、不安状態であり、看護者に暴言をはき、興奮するなど反抗的であった」である。

二つ目の、昭和六十年四月五日付の別の××警察署からの捜査関係事項照会に対する回答書は、「病名：精神分裂病。発症十七才頃……精神症状は三月末〜四月一日にかけて始《ママ》めて安定の方向になって来ているので、早急な取り調べはさける方が望ましい……症状の安定が持続すれば出頭を当院でもすすめる予定である……長期疾患なので、取り調べに対して本人が正当な申し立てを行い、且《か》つ取調べにより症状再燃の怖れが少くなった状態にたっするまで約二〜三ヵ月は要すると考へ《ママ》られる」である。

三つ目の、昭和六十年八月十九日付のまた別の××警察署からの捜査関係事項照会に対する回答書は、「精神分裂病……S60・4・30日より当院の薬は来院せず服用していないが、S60・8・15日午后五時頃、来院。（1）二年前より精神障害が無かったとの某病院の鑑定書をもらっている。（2）正常な者が薬を服用させられたら異常な行動が出る。（3）自分は運転では無事故、無違反である。精神病だと人を殺していると思う。（4）これ等《ら》の事は録音されていないですね。等々云《い》い、病状再燃の疑があったが、当院での服薬は希望しなかった」である。

精神科医○○は、回答書の診断名を精神分裂病としたことについて「……分裂病患者が抱きやすい感情や生活史を話し始め……不安神経症より、病的水準の高い妄想型の分裂病ではないかと考えるようになった……警察からの照会であり、いい加減な回答は出来ないので、あくまでも『精神分裂病の疑い』ですが、『精神分裂病』とした」と述べている〈調書〉。

また精神科医○○は、証人尋問で、「……今思えば、精神分裂病の疑い、あるいは、クエスチョンマークを後ろにつけておいたほうが、より正確に私の気持ちを反映していたかもわかりません」と述べている。

## 5――S病院外来（昭和六十年八月十七日のみ）

元××大学精神科教授○○が診察した。診療録には、診断は「精神分裂病」、「父親陳述……七月三十日警察から連絡……ケンカ……過剰防衛過ぎるとの警察の態度……七月二十日……事業者を電話で恐喝……父親は、患者を精神障害者として入院治療するのはイヤで、刑事処分にしてくれと警察に訴えたが容《い》れられず、警察から専門家にみてもらえというので連れてきた……（医師の所見）緊張、ほとんど無表情、少し攻撃的、被害妄想」、そしておそらく宅間守自身が話した内容と思われる「T病院では精神病の患者と一緒にされた。小便をもらす患者とも一緒のところに入れられた。看護者と通りがかりに肩が触れた、肩がふれたのどうのとヤクザのようにいうてくる。クスリで頭の中がしびれる。国や政府が手を回して、毒のようなものをのませているのではないか。クスリで自分が判《わか》らなくなる。ねる前の一丈《ママ》で舌が三日も回らなくなった。入院はしない。口もしびれる。開放病棟でないといやだ……自分は精神分裂病の被害妄想ですが、病院は信用できぬ。一生ぶちこむ……」などが記載されている。そして父に××医大精神科への紹介状が交付されている。

## 6――A病院の精神科医○○による措置診察（昭和六十年八月二十一日）

A病院の診療録には、「診断：精神分裂病疑い（境界線例）、不要措置、要入院外医療（見込み期間六ヵ月）現症：高慢な、攻撃的、拒否的、奇矯《ききょう》な・わざとらしい性向が強く、非社会的の傾向が強い」と記載されている。

措置診察書には、「診断名：精神分裂病（疑）（境界線例）現在の状態像：幻覚妄想状態（関係念慮？）、精神運動興奮及び昏迷《こんめい》の状態（衒気《げんき》的〜乖離《かいり》的）……」と記載されている。

## 7――H医科大学口腔外科入院（昭和六十年十月十八日〜同年同月二十五日）

同口腔外科で、昭和六十年十月二十二日下顎《かがく》金属プレート除去術を受けた。

診療録に「夜間徘徊が多い。看護側の指示を守らない。手術後、自力にて点滴を抜く等」、そして看護記録に「(十月二十一日)……落ち着きなくウロウロして、詰所へきては荒っぽい口調で話しかけてくる……話が誇大的である。（十月二十三日）病棟内の電話使用し、やくざ言葉でたくさんの人をおどしている様子……異常行動が目立ちます。注意して下さい。少しでもおかしな所を感じたら、すぐドクターに連絡し対処して下さい。現在、ドクター間で予防対策を相談されています。（十月二十四日）毎日毎日やくざ口調で電話を長時間にわたって、かけている。そのつどナースの注意では聴かないとしドクターに依頼し、注意してもらう。その場は本人も納得した様子であるが、舌の先がかわかないうちに、再度、電話をかけ同じような口調で話す。周囲からの不安と恐怖の声が聴かれ、主治医に何回も、対策をとる様、相談するが、らちがあかず、病棟医相談す。……『もうすぐ呼吸停止や。死ぬかも知れん』など、とめどなく話が出てくる。……看護婦の問には答えず、『電話番号を教えてくれ』等話す……（十月二十五日深夜）不在。ロビーの長イスで寝ころがっている。ナースに気付くと、後をついて来て、詰所内で一方的にベラベラ話しだし、途中からナース聞いていないのに、一人でとめどもなく話している。話の内容：自殺に追いやったのはおやじだ。関学にいけなかったのもおやじのせいだ。精神分裂になったのも皆《み》んな、おやじとおふくろのせいだ。おれは片ぎり機長と同じだ。おれの顔は十段階でいったら段階？？　いけいけいけいけで商売はせなあかん。男はいけいけや、とコロコロ話しの内容が変わり、話しの間に放歌も認める。注意するも理屈を述べ、くどくどと話しだす。眠るよう言うも眠れないとセルシン〈抗不安剤〉うってくれと。（十月二十五日早朝）『ベンザリン〈睡眠薬〉二Tも飲ますからパープリンになってしもうたやないか』といい、ナースの手首をつかみひきずりこもうとしたり、急に笑い出したりの異常行動あり」などの記載がある。

**8――精神科医○○による簡易鑑定**（昭和六十年十一月二十日）

昭和五十九年十一月二十一日の強姦《ごうかん》により逮捕された。起訴前の簡易鑑定が行われた。その精神衛生診断書には「……⑥現症……幻覚は認めない。被害念慮並びに誇大念慮がある。疎通性はあり感情障害も少ない。昂揚《こうよう》した気分に傾く。⑦診断　性格異常　犯行時の理非弁別の能はある。⑧精神衛生法第二五条通報　否」と記載されている。

**9――E病院外来**（平成六年一月二十七日〜同年二月三日、平成十年十二月十八日〜同十一年八月十八日）

平成六年一月二十七日から同年二月三日までに計三回外来通院し、精神科医○○の診察を受けた。

外来診療録の診断は「神経症」。初診時には「元来気が短かいが、抑えられず、過激な行動にはしってしまいそう。自意識過剰で自分の行動にこだわりすぎる。他人の行動にこだわりすぎる。他人の行動にも少しのことで不ゆかいに感じたりし、ハラが立つとやり返さないと気が済まない。……自分では服薬よりカウンセリングの必要があると思うので、精神病院の世話になる必要はない。関われば、よけいおかしくされると思っていた。結婚し、安定した職も得、細かい事件などはあったが、安定していた。おととしから○○こころの相談室でカウンセリングを受けている……ここのところ、小さなトラブル（＋）。こだわる必要のないことにこだわり、しんどい。大きなトラブルに発展しないか心配。今抑えているのも、理性というより打算（今の職を失いたくない）だと思う。よく眠る。おきているとよけいなことを考えるから逃避的な要素もあるかも知れない。被害的（相手が刺してこないかなど）にもなっており、少し薬の助けがいるかと思った。こころの相談室で紹介された……トラブル　一週間程前　運転中に前のドライバー♀。〝お前、ホテトル嬢やろ。うしろめたいからジロジロ見るんやろ〟↓セクハラやといわれ警察にとりおさえられた。去年までトラック運転手（大量に人殺しするまでのしんぼうというぐらいの歯止め）乗用車でのトラブルが多くなった。夫婦関係　暴行も以前はあった。バス　去年七月……」、平成六年二月三日「精神的興奮高まると大声を出してしまう……挙動一つ一つにも気になる」など宅間守自身の話した内容が記載されている。

精神科医○○は、証人尋問で、「明らかな精神病の状態にはないという意味で、神経症という病名を取りあえず初診時につけましたが、それは典型的な神経症であると積極的に診断したわけではなかった……通常の神経症圏、精神病の患者さんとは違った印象は持ったと思います……」「本人自身が自分の状態をこう表現しているので、比較的、自分の傾向、行動を、客観的、冷静に判断してるという印象を持ちます……市バスの運転手という当時の職務と、本人が語った発言との落差は、感じたと思います。私が想像する公務員としての一般的な行動様式であったり、規範からは、ずれてたということです」「……分裂病で見られる被害関係妄想と……異質だと判断したと思います……分裂病の特徴的な症状の訴えであったり、それを推測させるような態度、雰囲気は感じませんでした……思考のゆがみであるとか、思考の混乱、そういう思考障害を疑わせるようなやり取りは一切なかったと思います……当時は明らかな精神病の兆候は認めないと判断したと思います……当時の診療経緯と与えられた情報からだけだと、ＩＣＤ－10[10]の中で強いて近いと言えば、妄想性の人格障害[11]に当たると判断……」などと述べている。

しばらく通院が途絶えた後、平成十年十二月十八日から同十一年八月十八日にかけて計五回の外来通院があった。別の精神科医○○が三回、また別の精神科医○○と○○が各一回診察をした。

外来診療録には、平成十年十二月十八日「いろいろな事がありすぎて、その事ばかり考えてしまう。過去の事、こうしておけばよかった。ささいな事が気になる。本年六月離婚……前妻の妊娠したのを勝手に中絶。自分の子ではないのではないかと思い興信所にたのんだ。診断？？……気力がない　この二日休んだ」、平成十一年三月十一日「かっとしやすく、敏感、強迫観念あり。トラブルをよくおこす」。この翌日に××小学校薬物混入事件を起こした。七月二十三日「……性格要因が大か。不投薬で通院、定期的にするように」。七月二十八日「体がだるい。ダラダラした生活している。昔つきあっていた女性に対して、『あの女をいてもたろかと思っている』（不投薬）」。八月十八日「薬を出してほしい。傷病手当金意見書を書いてほしいと。↓本日の医師の診断では薬物療法の適応にあらず。意見書はJ病院にて精神分裂病の病名にて記載されており、ここでは書けない」などと記載されている。

三回診察した精神科医○○は、証人尋問で、診断について「この患者さんは百パーセント分裂病ではないかと言われれば、それは確定ではないというふうなお返事になると思うんですけども、可能性として一番高いのは人格障害圏、その中でも妄想性の人格障害、あるいは非社会性の人格障害に近いのではないかという印象を全般的には持ちました」「妄想的な訴えがあるんですけども……思考の障害……思考がまとまりがない……話にまとまりがない……幻覚のため、あるいは妄想のために不安感とか、あるいは混乱している感じを呈するというのが一般的なんですけども、この方の場合は非常に話が理路整然としておって、態度は冷静で、話してる内容もよく分かるし、考えの流れも非常に理解しやすい、つまり奇異な感じがしない、分裂病に見られるような奇異な発想、奇異な思考が見られない、全く見られなかった……分裂病ではないのではないかというふうに思いました」「非常に共感性がなくて、攻撃性を持っておって、気分の変動が大きい。その半面、刺激に対して敏感であって、その結果として非常に疑い深くなったりとか猜疑《さいぎ》になりやすい」などと述べている。

## 10――H病院外来（平成九年十二月八日〜同十一年十月二十七日）

平成九年十二月八日の初診は精神科医○○が診察、しばらく空いて同十年六月十七日から同年八月二十四日までに計五回、再び空いて平成十一年七月一日と同年十月二十七日の二回、精神科医○○が診察した。

診療録の診断は「不安神経症」。初診時には、「自分で性格の問題だとわかっている。人の視線が気になる。じろじろ見られたりすると頭にきて、衝動的になることもある」。以後、「子供を殺されてから調子がわるい。始末せんといてくれとたのんだが、それをころしやがって。いらいらして、ねられなくて。厭世観《えんせいかん》がつよくて。病院にきたくなかったが、くすりきらいといっても仕方ない……やくざつこうて、ころしにくるにきまっている。やられるまえにやる。ドイツ、オーストラリアにいって自殺しよう。五年トータルで考える　女によくもてる……」「不ユカイ、ねにくい、診断書、仕事先でもトラブル。休暇とりたい、一ヵ月。くすりのんでる、のまん日もある、動悸《どうき》する日、不ユ快……」。平成十年八月十九日「××ケイサツ……十三日傷害事件……わかれた妻に乱暴　タイホ　拘留……」などと記載されている。

平成十一年三月十二日××小学校薬物混入事件を起こした。以後精神科治療は主にJ病院で行われるようになった。

平成十一年七月一日と同年十月二十七日は、診断書を求めての受診であった。七月一日「H10・6月に調停リコン。だましうちされた。異議申したてしようと思って」という訴え内容が書かれ、そして「抑うつ状態　H10・6／17～より通院加療中」の診断書が書かれている。十月二十七日「おととしの十二月にきた時。子供を始末されて、DNAカンテーもせんかって。J病院にかかってる。とことん頭にひっかかって——H10年6月、7月、調停に応じたが、セイシン的には錯誤。判断能力は他のことにはあったか　八月ころそうおもって、まちぶせ。ハンコなげられて——妻の頭をカベにぶつけた」という訴えの内容が書かれ、「受診証明」の診断書が書かれている。

七回診察した精神科医○○は、証人尋問で、『『自分で性格の問題だとわかっている』とかいうような記載もありまして、性格的なものもあるのかなというような印象……『人の視線が気になる』とか、じろじろ見られるとそれが頭に来るとかいう記載を見ると、分裂病の可能性もあると思いました。……気分的には非常に不安定な状態だったかなと思います……支離滅裂とかいうものではございませんでした。やくざを使って殺しに来るに決まってるとか、そういうニュアンスからは、やっぱり被害妄想みたいなものもあるのかなという印象もありましたですし、やっぱり精神分裂病の可能性はこの時点ではあるかなと思ってました」「私が診だしたときから、人格的なものか分裂病的なものかという、この二つの線はずっと思ってましたです。二つが混ざってるいうんじゃなくて、どちらかなんだろうけれども……受診も不規則なんで、暫定的な診断……その時点では、人格障害か分裂病かというような疑いは持ってるんですけれども、どちらとも決定しかねてる状態でした」などと述べている。

### 11――T病院外来（平成十一年三月十六日）

××小学校薬物混入事件で逮捕中、警察官とともに来院し、精神科医○○の診察を受けた。診療録には「……仕事　H10・4より今の学校に　仕事内容　なし　最低限郵便物を出すだけ　あとは自室にこもりきり　新聞紙に火をつける　ミカンをトイレにつっこむ　結婚はH10・10月に家庭は普通　クスリはきゅうすに錠剤と茶葉を入れとかしてのんでいた　事件当時は同僚休みでふだんは来たことない教師がたまたま校務員室でお茶のんだ　止めればよかったが量も減っているだろうし大丈夫と思った　学校に警察鑑識が来て大騒ぎになって言い出せなくなった　逮捕まですされるとは思わなかった　不拘束で調べられて充分と思う　臨床的第一印象：精神分裂病の疑い　服薬きれれば奇行か犯罪行為……」などと記載されている。

精神科医○○は、証人尋問で、「これだけの短時間の一時期の診察だけで、完全に正常、分裂病ではないと言い切るのはちょっと無理があるので、いわゆる最悪の事態、いわゆる分裂病の中心、中核群〈典型例〉も疑いながら、治療をしていくべきであるので、まあ実際には、この時点では人格障害ではないかと思っていたんですけれども、一応、広い意味では分裂病の疑いです」と述べている。

T病院の初診時に診察した精神科医○○は、証人尋問で、「その診察の後で医局会を開いております。そのときに数人の医者でもって、宅間君のお茶事件について論議して、そして、なんや、これは彼が二十一歳のときの入院も偽装やで、偽装やでというふうな結論に達したわけで」と述べている。

## 12――精神科医○○による簡易鑑定（平成十一年三月二十三日）

××小学校薬物混入事件で逮捕され、起訴前の簡易鑑定が行われた。その結果は、「……3．診断名等　精神安定剤依存　4．説明　……幻覚、妄想といった段階は本件発生時認められない……情緒不安定――易感性性格を基盤とした精神安定剤依存と考えられる」、起訴に関する意見は「保留」としながらも、正式鑑定の要否は「否」、精神保健福祉法二十五条に基づく通報は「入院を要する」と、さらに追加の回答書には「……本件時は精神分裂病、抑うつ状態は観取されず、『精神不安定状態』（情緒不安定）と診断される状態であり……措置入院が必要と思料される」と記載されている。[12]

## 13――K病院の精神科医○○の措置診察（平成十一年四月一日）

××小学校薬物混入事件を起こしたが、精神保健福祉法二十五条に基づく検察官通報がだされた。そして精神科医○○が措置診察した。措置診断書の診断は「精神分裂病」であった。

精神科医○○は、「……宅間守は、私の問診に対し、うつむいて、自発的に話をするのではなく、言葉少なではあるが、落ち着いた態度であったと記憶しています。いくつか彼が言ったことで、以前から自分のことを悪口を言っている声がした、と答えたことや、薬物混入事件以前のことで、自分を殺す等と声がしていた、まわりから何かされそうで不気味だったとも答えていたことで、妄想気分があると感じたのです。この妄想や幻聴の存在が本当であると判断したのは、実際に幻覚等を経験した者でないと話せないような、具体的なことを話していた、態度や口調が自然で違和感を感じなかった等ということですが、彼が口にした細かいこと等覚えておりません。ただ、印象に残っていた彼の言葉で、三番目の妻のことで、非常に、一緒にいて自分に一番あっている女性と思った。三番目の妻と別れて、全《すべ》てをうしなった気がした。四番目の妻と結婚して、三番目の妻のことが重要であったことを思い知った、等と雄弁に語っていたことは覚えていますが、私はこれらの彼からの問診結果を総合して判断し、精神分裂病と判定した訳で、第二次審査医師である○○先生〈その後二年間にわたって主治医となったJ病院の精神科医であり、精神科医ＹＭと記す〉も私と同じ判定をした」などと述べている〈調書〉。

## 14――J病院の精神科医ＹＭの措置診察（平成十一年四月一日）

Ｊ病院の精神科医ＹＭは、前記の精神科医○○とともに措置診察した。措置診断書の診断は「精神分裂病」であった。

精神科医ＹＭは、「質問したことに対して……高二で中退後は自分でＴ病院に行った。何気なくやって貰《もら》った事が気になる。思考を奪われるので、考えることが邪魔されている……視線が気になる……自分が戦場をおよいでいるみたい……世の中が、ぶきみである……殺《や》られる前に殺らないのかと聞こえてくる事がある。等いう内容」と述べている〈調書〉。

また精神科医ＹＭは、証人尋問で、措置診察時について「目の前にいる患者さんを見まして、まあ落ち着いておられましたんで、ちょっと言ったことに疑いを持ちました……多少疑ってはいたんですけれども、取りあえず、じゃ、こうやって答えた内容もありますんで、今回は措置入院して、入院病棟の中で観察をしようということで、入院させました」「……関係念慮……[13]思考奪取……注察妄想……[14]妄想気分……幻聴……精神分裂病と診断……」と述べている。

## 15――Ｊ病院入院及び外来（平成十一年四月二日～同十三年五月二十四日）

精神科医ＹＭはＪ病院入院中及び外来の主治医であった。入院は四回で、平成十一年四月二日～同年五月十日措置入院、平成十一年九月十日～同年同月十六日任意入院、平成十二年四月二十日～同年同月二十八日任意入院、平成十三年五月二十三日～同年同月二十四日任意入院であった。そしてこれまでの精神病院と違い、かなり定期的に通院しており、一ヵ月以上の外来中断はない。

経過に従って記載する。

## 一回目の入院（平成十一年四月二日〜同年五月十日 措置入院）

診療録には、入院当初「……眠剤飲んですぐに眠れた。今朝薬飲んで頭がフラフラする。それ程でもないが、余計な事を考えなくなった。一年前に戻してほしい。留置所（××警察）に居た時は、毎晩薬を飲む様に言われ飲んでいた。今の妻とは平成十年十月二十四日に結婚式。無職の女性。子供が七月に出来る予定。ネルトン〈コンパ〉みたいなパーティー。大阪の××ホテル、××（結婚紹介所）。三十二才、大阪府××の人。離婚の話が出ている。結婚のときは経歴を何もつたえていない。妻の親はサラリーマンで年金暮《ぐらし》である。大々的に報道されたから妻は離婚するという。……両親は行来がなく、保護者にはなってもらえない。妻とは三月十三日に会ったきりである。離婚した後は今住んでいる家に帰る。留置所にいた時には停職一ヵ月になりました延期するということもあると弁護士を通じて知った。自分は退職するつもりはない。今回は飯盒《はんごう》炊《すい》さんやって、かってに部屋で食事して、かってにお薬のんで。薬をかえておけばよかったけど、それを精神異常と言われればそれまでだが……。マスコミがかってにおどった。ご時勢がわるいと言われた。和歌山のカレー(15)にはじまり色々あったから」。四月五日「いちばんここの薬が合っています。E病院のくすりはきかなかった。小便が出にくくなりますか。……トイレでやってみましたが、射精しなかった。ぼっきをしました。バスの運転手をしているときは、薬はのんでいなかった。嫁の親子がきたが、子供はおろせなかったという。クリーンセンターで指をさされながらも、人から指を指されても役所にしがみつきたいという。実の兄が一月に自殺しているようですという」。四月十二日「公務員として、品位に欠けると言う事で、首ですわ。小便も出んしね。お茶を入れたのも鬱憤《うっぷん》です……早めに退院したいという……ゴールデンウィークあけに退院させる」。四月十七日「……今回の事件は余りにも短絡的であった。二次発生的にやっている。幻聴も一回もなかった。希望的観測でうごくところがあり、おかしな人と思われます。やはりくすりも少し必要とわかりました。……分限解雇された……退院したいという」。四月二十日「弁護士を通して意義《ママ》申し立てをしているが、分限免職（品格を保持できない）です……今までのんだ中では一番、体に合っている。かなりピリピリしながら生きていました……ゴールデンウィークあけに退院したい」。五月七日「……情緒の安定とともに、思考の異常も目立たない」などと記載されている。

また看護記録には、四月十四日「『ここで変なことを言うと、病気やからと思われ、退院出来なくなる。私は病気ではない、性格です。T病院に入院した時も、幻聴はなかったが、何か聞こえるかと問われ、聞こえますと答えた。それで罪にはならなかった。悪いことをして、病気のまねをして罪をのがれている人はほかにもおります。人を殺して市役所の清掃課に入った人もいます。YM先生は本当に三ヵ月くらいで退院させてくれるのかなぁ』と不信感を持っている……」。四月十五日「自分は性格的に行動障害のところと精神的なものが混在しているだけ。妄想も幻覚も幻聴もない。精神鑑定士が、聞こえるんだな云うので、そうと言っただけ。失敗しました。刑務所だったら一年の刑なら終ればサーと出ることになる。病院だったら、へたをすれば一生ものや。弁護士が言っていた。執行猶予がつくところだった。大きな顔をしておれたのに」などの看護士に話した内容が記載されている。

精神科医YMは、証人尋問で、この時期の診断について「どうもちょっと変わった人だという印象は受けましたんで、人格の異常は感じておりました。それから、あと、やはりお薬を使いますと落ち着く、あるいはお薬を使いますとよく眠るということがありますので、一応、不安障害、ないしは、まあこの時点では、まだ、かって分裂病をやった人と思い込んでおりましたので、その名残《なごり》の症状が残っているのではないかということも、少し考えておりました」と述べている。

**外来（平成十一年五月十日退院後から同年九月十日の二回目入院まで）**

外来診療録には、五月十九日「憂鬱《ゆううつ》ですね……退院後二回まったくねむれなかった……仕事をうばわれるまでのことはしてないと思う」。六月二日「……なんとか眠っている。食後は二回は飲んでいる。一寸《ちょっと》元気がない。食欲はあんまりない……昼までねたり起きたりしている」。六月十日「くすりは……のんでない日がありますので。不快なこと考えることがある。音がすると急にカーテンをみる。すれちがいざまに当るとピリピリとしていた。M子〈養子縁組した女性〉というおばさんにメシつくっていたが、百五十万円車買う金を借りたのをかえさなかった」。七月一日「明方《あけがた》眠って昼に起きる生活です……I子〈三番目の妻〉が離婚しなければ、こんなにならなかった。チョーエキ十年くらっても殺してやろうかとも思う。緊急避難的に結婚した今回の女も自分はおかしくないと言っているのに、親子ぐるみで離婚を言ってきた。去年八月十三日に職安で待ち伏せした。その時は殺そうと思った。止められなかったら殺していた」。七月二十二日「薬のむと射精しない……二〜三日抜かんと、一滴ブチュッとにじみ出るだけです。I子〈三番目の妻〉と離婚の無効を訴えるつもり」。八月十九日「離婚無効の訴えを司法書士とすすめている。なぜ調停で終らせたか、自分が浮気しといて、だれの子か分からないのに、しまつしてしまった」などと記載されている。

精神科医YMは、証人尋問で、I子〈三番目の妻〉に対する態度について「病的という、はっきりした妄想というふうには考えませんでした。だけど、異常に執着してる、その執着の異常さというのは感じました」、誰の子か分からないということについて「裁判も起こすみたいなことを具体的にやってますから……まあ強い思いはあっても、妄想としてまとまったものとは思えなかった」と述べている。

（養子縁組をしていたM子宅を壊したことにより、九月八日警察に逮捕された）

そして外来診療録には、九月十日「離婚の原因をつくったM子という老女の家に行って、フクシュー心から、裏口から行ってドアをこわしたという。二日くすりのまなかった。あの『ババアが』と思った。日曜日にそなえて薬やめていた。女と会う約束をしていた。九月八日16：30逮捕された」とあり、この日に任意入院をしている。

**二回目の入院**（平成十一年九月十日～同年同月十六日 任意入院）

入院診療録には、入院時について「主訴　被害妄想から他人の家をこわす。……H11・4・2～H11・5・10当院に入院（措置）となる。退院後、服薬するとおちついていたが、女性との性交渉なしには暮せない性であり、射精不充分のため女性の約束の日の数日前より、服薬を中断していたところ、かって養子縁組みして、金をまきあげようとして失敗した老女の家に行って、『悪いうわさをながしたので、今自分はこんなになっている』との思いから、その老女の家を壊していたところを近所の人にみつかり、九月八日16：30頃警察に逮捕されて、任意入院となった」。九月十一日「バアさん〈M子〉とこには、もう行かない。十日間おとなしく入院している。I子の件は子供を始末した件もすべて追及したいというが、差引き金銭的に得になるか、よく考える様に伝える」。そして退院を希望し九月十六日退院している。

看護記録には、「他患へのたかりがあるので注意する。他患者の病室、ホール等ウロウロとしている。他患にオヤツ等もらっている様子」の記載がある。

**外来**（平成十一年九月十六日退院から同十二年四月二十日の三回目の入院まで）

外来診療録には、平成十一年九月二十九日「やっぱり薬のんでいる。セックスどうのこうの言わず、こだわらずのみます」。十月二十七日「最近は薬のんでいます。一寸苛々《いらいら》することがある。自分の失敗をくやむんです。強迫観念があり、時々ダンプに乗っているんですが、急にクラクションをならしている。I子のことです。『殺しておけばよかった』とか。去年六月の時点での心神喪失の証明が出来るかと聞いてくる」。十一月十日「その後、安定してますね。性格的に一寸したことでパーンとクラクションならしたりもしています……一日二回（薬を）のんでいる」。十二月八日「モタモタしているので車を蹴《け》ったんです。車に乗るとき薬のんでいなかったんです。九万円払えと言ってきた……警察でもパクルぞとおどされた」。十二月二十二日「首つることを考えたりしました。アルバイトでダンプも運転しているのでつらかった」。

平成十二年一月六日「ここしばらく何もおこらずです……世の中は、だるくて嫌だと思う」。二月十七日「一寸苛々しています。一寸しんどいんです。何もおこしていないんですが。リスパダール〈抗精神病薬〉2mgにしてください。うそついたり、現実的対応が、クスリのんでいると大丈夫です」。三月十六日「うきうきする薬ありませんか。何か気持がめいるいうか……」。四月二十日「ヒルナミン〈抗精神病薬〉をなめてみたら、去年、事件のとき茶に入れたものは抗パーキンソン剤の方であったことが分かったという。それを考えていたらくやしさと、世の中が嫌になったので入院したい。一日中食事もせず眠っている。背骨もまた痛くなり、死にたくなってきた。希死念慮あり」などと記載されている。そして任意入院となっている。

精神科医YMは、証人尋問で、心神喪失の証明を希望したことについて「自分が気が狂っていたから、そこで離婚を決意したことが心神喪失状態の中で行われたことであって、その結婚をあきらめたことが無効であるということを証明してくれというような内容だったと思います……診ていないことを証明することはできないと答えたと思います」、元妻I子を殺したいという言動について「殺意のようなものとして伝わってくるようなもの……やっぱり怖いですよね。そういうものとして伝わってくるものはなかった」「診察場面では大変落ち着いておりました」、気分変動について「ありました……躁《そう》うつ病の躁病のようなというところまで、はっきりしたものではなかったです。それから、うつといっても、うつ病のうつというほど、はっきりしたものでもなかったです」などと述べている。

**三回目の入院（平成十二年四月二十日〜同年同月二十八日 任意入院）**

入院診療録には、「世の中が嫌になり、死にたくなった」「……ゆううつな気分は少しましです……リスパダールは2mgの方がよいかと思いました。背骨も痛みがましです。胃の調子はわるくない」とある。そして「寂しかったから入院しました。今日で八日目ですか、もう帰ります。苛々はない。同じアパートの人とトラブルを起こした後は、大家に直接言うよう言われている……」と退院している。

看護記録には、四月二十一日「作業療法に参加している。行動もしっかりしており、表面上、抑うつ状態みられない。ホールでテレビを見たり、他患者との交流もあり、問題となる行動なし。希死念慮訴えなし」と記載されている。

精神科医ＹＭは、証人尋問で、この入院について「入院の当日ですね、外来で診たときには確かに打ち沈んだ表情をしておりましたけども、でも入院して間もなく、間もなくといいますか、例えばこの場合だったら次の日ですか、そのときにはかなり表情も穏やかになっておりましたし、いわゆるうつ病の抑うつ状態というような深刻なものではなかったということを確認しております」と述べている。

**外来**（平成十二年四月二十八日退院から同十三年五月二十三日の四回目の入院まで）

外来診療録には、平成十二年五月二十四日「昼夜逆転している。Ｉ子のこと考えている。離婚が無効の裁判をおこしている。Ｉ子には想《おも》いが深い」。六月八日「一寸しんどくてね。職失ったことでね。前のことを考えてつらくなっている……一日一食しか食っていない。今日は全然ねていない」。六月十五日「あまり気が晴れない。Ｉ子のことは気になる。裁判官もよいようにと言ってていた」。六月二十九日「えんせい観が強いんです。役所にいたらと思う」。七月二十五日「何か苛々する。資質もあるやろうけど。アルバイト程度。あまり人ともしゃべりたくない。薬、飲まないこともある」。八月二十四日「リスパダールを２㎎を二回にしてほしい。性欲が減退する。女がらみで四回薬をやめたら、苛々してストリートファイトしました」。九月七日「薬のまないとしゃないですね。何か不ゆかいなことが頭から抜けない。頭がかゆいのでかくが、なんで右手じゃなく左手でかいた方が便利なのにと思うんです。車に追突されたという。医者のパーティーに行っている」。九月二十日「あの時、殺しておけばよかった。和解金はらえといえば気がおさまるのが……」。十月四日「タクシーにのっています。苛々するとビーならします」。十月十八日「タクシーでホテルのドアマンにヅツキを入れた。××ホテルのドアマンがからんできた。むこうが告訴している」。十一月一日「笑いながら入ってくる。仕事は四日前でやめた。薬のんでいると息が切れる。ドアマンは何も言ってこない。鼻骨がおれたという……」。十一月十六日「セドリックをかってジグザグ運転をしています。苛々するんです。不快なことがあると……けんかするとすごく気持いいんです。ガラス割もしている。××で裁判〈I子との離婚無効の裁判〉があります」。十一月二十九日「苛々して落ちつかないとのこと。車を運転していて緊張していて困った。女のために薬をやめていた。プシー〈精神科医〉だと言ったが、薬剤師と出来たという。精神科は知っているので何とか話が通じる」。

　平成十三年一月十八日「一月十七日午後電話あり。声は高揚して、大声である。自分は思った様にやっていると気分がよい。ヤクザをやるのが自分本来の姿だと思う。本根《ママ》で生きると気持が良い。離れた女〈三番目の妻I子〉からも一千万円とれそうだ。おれの悪口を言ったババア〈養子縁組をしていたM子〉からも金をとってやる。二十二日月曜に来院するのでくすりをかえてほしい。リスパダール（2mg）錠は射精しないので、1mgにしてほしい。ルボックスはあわない。リスパダール1mg三錠のんだ方がよいか」。一月二十二日他の精神科医の診察で「大声、多弁」。二月二十日別の精神科医の診察で「薬のんだ方が本が読める、合理的に考えられる。司法書士の合格を目指して勉強中……わざと車をフラフラ運転してぶつけて五万円とってやるんです。陽気、おしゃべり、誇大的、躁的な印象」。三月十四日「……ねてられず、そわそわして体が動いている……○○先生の娘ときのう会いました……」。四月十九日「××警察はタクシーで××ホテルの件で呼び出しがあった。眠剤のんでナベのカラダキした」。五月九日「司法書士はだめと思い、宅建も集中できない」。五月十九日別の精神科医の診察で「調子は悪く、気力がない。メシもノドを通りにくい。希望もない。去年ここへ入院した。八日間入院した。（注射拒否する）イライラが抑まらない」。五月二十三日「食欲がなく、エンセイ感。万策つきたというか。過去のことばかり考え、I子のことばかり考えてしまうんです。（七月十八日××裁判所〈三番目の妻に対する離婚調停無効確認訴訟〉）後悔しないように、もっと裁判つづけたらと職員に言われた。××の件はまだ何も言ってこない。五月二十八日××区検で呼び出しがかかっている。五月上旬スッポカシたら、二回目の通知がきて、応じなければ逮捕となる」。そしてこの日に任意入院となっている。

精神科医YMは、証人尋問で、平成十三年一月から三月の状態について「比較的物事が調子よくいっているときには、とても明るい顔しておりましたし、うまくいかなくなると落ち込んでおりましたので、やはりその周囲の状況に反応してのものというふうに受け取っておりました」「何かこの辺（平成十三年一月～三月）は、ほかのときに比べて特異と言うと、比較的高揚して、気分が高揚して元気に動き回っているという様子がうかがわれました」、そして平成十三年四月から五月の状態について「理由が何かあったような気がするんです。例えば、司法書士になろうと思ったけども、勉強したけど、だめだったとか。何か今までうまくいっていた生活状況が、今度はうまくいかなくなったみたいなことを話されたように思います……お金が取れそうだ、つまり女性〈三番目の妻Ｉ子〉との裁判でお金が取れそうだと思ったのが、どうもうまくいかなくなってきた。それから、××の件で検察庁に呼び出されたとか、何か面白くないことが重なっているというような印象だったんです……うつ病のような落ち込みではないです。入院したいと言うから、入院させるときには、抑うつ状態と記載しますけど、いわゆる病的な抑うつ状態とは違って、物事がうまく進まないから気分的に落ち込んでいるぐらいなこと」などと述べている。

### 四回目の入院（平成十三年五月二十三日～同年同月二十四日　任意入院）

入院診療録には、「現病歴：最近生活時間が不規則で、食事も日に一回しか摂《と》っていない。過去のことが気になり、将来が不安である。Ｉ子のことばかり考えてしまう。七月十八日××で裁判〈三番目の妻に対する離婚調停無効確認訴訟〉がある。××の件はまだ何も言ってこない。（ホテルの件）五月二十八日××区検から呼び出されている。これらのこともあり気分が沈んでいる。入院（任意）を決めて、病棟に案内する時、玄関前の駐車場にとめた車のことを思い出し、自ら病院下方の駐車場に運転して移動させた後、入院する」とある。「隣がうるさいんで、ねむりがわるかった。今日はもう帰りたいという。昨日は入院するとほぼおちつき、食事もした。外見はおだやかで、笑顔もみられる」などと記載されている。

また看護記録には、「もう退院したい。ここにおってもいっしょや。好きなものだけ食べて、いやなもんは食べんし。家でも好きな物だけ食べてた。さいばんのことも気になるし、ややこしいから帰る」と記載されている。そして入院二日目に退院している。

**平成十三年五月二十四日以降、外来通院は途切れた**

Ｊ病院の精神保健相談員◯◯〈年上の女性〉に何回か電話があった。少しさかのぼって相談記録を抜粋する。

「（平成十二年四月二十七日）家主の××さんより電話あり。本人は心を開いていろいろなことを話している。食事を出してやったり、快く世話をしているものの、入居者へのイヤガラセ（夜中にどなりこんだり、ドアをこわす、チャイムをこわすなど）あり、三、四人が出ていった。こわがっている。本人への思いはあるが、営業面で支障あり、六月の更新をどうしようかと悩んでいる。

（平成十二年六月八日）外来受診。最近、元妻〈Ｉ子〉を殺害することばかりを考えていて、不眠から食欲もなく、一日一食。車の中に包丁をのせて、十日ごとぐらいに本人を確認している。十年懲役を覚悟している。元同僚に間に入ってもらい、お金で解決し、心からの謝罪があれば許してやろうとも思っている。妻の両親は、自分の過去を調べもせず、結婚を許可してくれた恩義あり、両親は許してやる。お金で解決し、去年離婚した妻と復縁して子供と三人で暮らすのがベスト。イライラして、××大医学生に腹をたて、バイクのタイヤをキリでパンクさせてやった、など長々と話す。子供にとって殺人を犯した父親になるのはあまりにかわいそう、子供がいることを忘れないで、と説得する。顔をズタズタにしてから殺してやりたいと思うが、残忍性で刑が重くなるから、ひとつきでやってしまう方がいい、という。

（平成十二年六月九日）精神科医ＹＭに上記の件、メモで報告。守秘義務のある中で、くいとめる方法はないものか相談する。

（平成十二年七月七日）……一日一食になっている。8：30起床し、一日ボーッとテレビをみている。過去を悔いたり、あの時ああしといたらこんなでなかった、と思ったり、自分が自殺したあと、親の遺産を子供に行くよう遺言を書こうと考えたりしている。やることをやったら首をつって死のうと思っている。↓半分の人生が残っている。親の遺産をもらうより、殺人者の父をもつ傷の方がはるかに大きい。今がどん底なのだから、これからいいことを作っていこうと前向きに考えよう。心配してくれる人がいることを忘れないで。

（平成十二年十月十八日）居心地が悪いので転居しようかと思うとのこと。トラブルおこせば、どこに移ってもいづらくなるので注意するよう話す。

（平成十三年五月十九日）調子悪いと来院、証書を渡す。入院を希望し、診察受け、5／23の予約をする。年金が入るようになったので、一生病院におろうかと思う。家賃払ってないので、入院したら、処分されてしまうのではないか。宅建だの司法書士だのと背のびして、できもしないことに挑戦したのがまちがっていた。事件二つやり、出頭勧告が来ている、と元気ない。入院したら外出して出頭できるかな、という。

（平成十三年五月三十日）死にたいが死ねない。ごはん食べられない。入院費用はいくらかかるか、などの電話あり。

（平成十三年五月三十一日）電話あり。ごはんがたべられないから入院した方がいいかな、金かかる。基礎年金ほんとに出るだろうか、いつ出るだろうかなど。年金は必ず出るから、待つようにと伝える。

（平成十三年六月二日）午前に電話あり。入院したい、という。ＹＭ先生にたずねる。６／６ＹＭ先生の外来ではどうかとのこと。何とかがんばれるというので、不安だったら電話してくるように伝える。

（平成十三年六月四日）入院したいと電話あり。ＹＭ先生より明日朝にとの返事あり。本人に伝える、火曜日はＹＭ先生の診察日でないので。誰が診てくれるか、という。ＹＭ先生が入院時診察して下さるから、必ず、午前中早めに来院するように伝える。『ＹＭ先生、みてくれるんやな』と確認される。

（平成十三年六月五日）午前10：30来院ないので電話いれるが、つながらない。しばらくして本人より電話あり。入院すすめる。『今から行く』と返事あり。来院なく、夕方再度電話すると、『ふんぎりつかない。家賃払ってないので、入院すればなくなってしまうのでは』という。長く入院するわけではないので、家賃は払うべきと話す。明日、ＹＭ先生の外来を必ず受診するように伝える。

（平成十三年六月六日）来院なし。夕方電話あり。ふんぎりつかない。年金がどうなっているか調べてほしい、という。出るのは確実だから、もうしばらく待つように、気になるなら、××の社保に年金手帳と証書をもって、たずねてみるようにいう。証書に『二級』の記載あることをいうと、車に積んだままで見ていないとのこと。『ごはんが食べられない。食べた方がいいかな』というので、何を食べているか問う。カロリーメイトとのこと。入院すれば家財処分になるのではと心配気。家賃は払うべきと伝え、６／７（木）の入院を約束する。

（平成十三年六月七日）来院なし。夕方電話あり。金ないので、ふんぎりがつかない、という。五月に出たばかりではないの、とたずねるが、もうどないもならん、という。入院すれば、このままになってしまいそう、など。家賃は？　と問うと、払った、という。空床一床のみ。誰か入ってしまうかも、というと、『仕方ない』とのこと」などである。

精神保健相談員○○は、「Ｉ子さんと離婚したことに関して、損害賠償とったる、わしの子供やと確認せずに堕《お》ろしよった、わしの子供と違うんやったら、あいつは浮気をしとったんや、顔をズタズタにして殺してやりたいなど……損害賠償とったら復縁したる」「年金まだか、入院に金かかるなど、しょっちゅう口にしていた……××市……教育委員会が、共済保険の任意継続、傷病手当の支給、精神障害者二級取得による障害年金の取得など、宅間さんに対して出来るかぎりの面倒を見てくれていました。にもかかわらず、宅間さんは、薬物混入事件をとらえて、薬入りのお茶を飲んだ四人に治療費を払う必要はない、被害者は自分だ、一人五百万円くらいの損害賠償をするつもりだと口にしたり、年金の件についても、二級出んかったら裁判おこしたるからなと、何かとお金につなげようとしていたふしがうかがえました……この障害共済年金二級の支給は……確定」などと述べている〈調書〉。

## もっとも長く治療にあたった精神科医YMの診断に関して

精神科医YMは、証人尋問で、「少なくとも二年間の間に診た中では、そういう症状が、ICD－10の精神分裂病の診断基準を満足するだけのものはありませんでした」「焦燥感とゆううつ感と、それから不眠ですけども、それは周りの生活状況に反応して、そういう症状を訴えていたと思います。それから、お薬もある程度効果があるということが分かりましたけれども、それほど大量のお薬を必要とする症状ではなかったと。ですから、基本的に、この方の異常な行動があるとすれば、それは人格障害がベースにあるもんだと思いました。そしてまた、そういう人格障害の方が周りに対して、当然、生活上うまくいかないことが多いと思いますんで、そうすると、当然そこに社会生活の中で摩擦が生じて、その結果、神経症と言いますか……近い症状が出てくるものと思いました」、本件犯行に関しては「やっぱり分からないなというところはあるんですね。それはどういうことかと言いますと、この方は具体的に関係を持った方の中で、不愉快に感じさせるようなものがそこにわき上がりますと、非常に強く敵意を持ったりするということはありました。だけど、そういう具体的にお付き合いのない方に対して殺意を抱くということが、今までの経過から全く想像できませんでしたので、これは何だろうと、そういうような思いを持っております」などと述べている。

そして本件犯行の前の平成十三年五月三十一日付の××地方検察庁××支部からの病状照会書への回答がある。そこには「病名　妄想性人格障害」[16]と記されている。

## 第三節　生活歴、現病歴に関する宅間守の陳述

ここでも経時的に記載することは困難である。便宜的に、中学校卒業までの問題、青年期以降の人格の問題、精神症状に関することの三つに分けて記載するが、経時的にも内容的にも相互に重なり合っている部分も多い。

宅間守の話し方は、主語と述語が逆転し、言葉の繰り返しが多く、ときには非常に冗長である。話の意味を損なわず、かつ読みやすい文章にまとめなおした。「　」は宅間守の言葉をそのまま引用した部分である。以下同様である。

なお、鑑定人は面接においてここは虚偽の話ではないかと疑いを抱いたり、またこの話は誇張であろうという印象は持たなかった。しかしいずれふれることになるが、過去の宅間守の言動には数多くの虚言が混じっていたことは明らかである。このことから宅間守の述べたことに虚偽や誇張が混じっていないとは言い切れない。そして平成十五年一月十七日最終の面接において鑑定人は、今までの話に虚偽や誇張が混じっていないかと問うた。しばらく考えて、宅間守は多少の誇張はあったかもしれないが「嘘《うそ》」は言っていないと答えた。

宅間守は、以下のように述べる。

## 1――中学校卒業まで

### 幼児期

幼稚園入学前の「五歳ぐらいの時に」、男の子に「ごっつい石を至近距離から」「顔をめがけて」「バーッと投げて、怪我《けが》させた」。「逃げ帰った」が、「すぐ親が怒鳴り込んできた」。「幼稚園いくまでの時分、線路の石置きはたまにやった」。四、五歳ころの一人で映画館を抜け出しての交通事故は、「道路、急に横切って、で、乗用車にはねられた」。

「幼稚園の時」、「○○いう」「可愛《かわい》い女の子」に、「唾《つば》いっぱい」「べちゃっとここに（顔を示す）塗っ」たことを「覚えている」。今から考えると、「普通はやらない」をやっていた。「幼稚園の時ベタッと唾かけた女の子は、かなり、今も顔を殆《ほとん》ど克明に浮かぶ」

### 小学時代

小学校低学年のころは、「ソワソワソワソワソワして、とにかく、してまう」「落ち着きがのうて、ソワソワしてる」。

「小学校一年、二年の時、向こう向け、手を一本かせ言うて」、同級生の男の子の「手に」「小便ジャーッ」とかけた。「不特定」の相手に、「こうやって（指先に）唾つけて、バアーッと」「塗ったり」した。そのことが「愉快」と感じたかどうかは、「記憶にない」。

「小学校一年の時、○○いう同級生の家の前に死にかけの子猫がおって、それを新聞紙でくるんで」、「マッチ」で「火をつけ」、「溝にボーンと放った」ことがあった。

小学三年のときに、同級生の男の子の「手をグッと持っていって、大便の便器にこうやってシャボシャボとさしたったことある」。「愉快」だったかどうかは覚えてないが、「何か嫌がることやから」やったという記憶はある。

小学三年のときに、「自分が主幹して」「模型クラブ」をつくって、「放課後」「女の子ばっかり集め」た。そして模型は作らないで、「こんなところに（胸を示す）手をつっこんだり」した。女の子は「キャーッと」言っていた。「自分の欲望のためにやった」。また「女の子のズボンの中に」「手突っ込んでケツをグジュグジュと触っ」た。

小学四年のころ、「身分的いうか、家が貧乏か金持ちか」を「常に意識しとった」。「借家住まいの奴《やつ》とか」に、「お前の家、家賃の家やろう、言う」て嫌がらせをした。

小学六年のとき、「○○いう奴」と「何回か」「ミニカーとかおもちゃとか万引き」をした。「付いてこな、ばらすぞ、言う」て、「空港」や「ゲームセンター」に「連れ回した」。「○○が辛抱できんようになって」、「親にぶちまけよった」ので「ばれて」しまった。

「小学校六年の春先」、親戚に「全日空のパイロット」のいる「同級生の女の子」の家に「いたずら電話かけ」た。「ワシ、カズオや、兄貴どこ飛んでんねん、とか電話した」。「全日空の者やけど、航空大学までどういう進路を歩まれたんですか、と事情聴取するみたいに電話した」。パイロットになりたかったから、同級生の親戚の「奥さん」と「ちょっと喋《しゃべ》りたかった」のだという。「それを同級生の女の子にこっそり言うた」ら、担任の先生に「電話したんか」と「追及」された。

小学校六年の音楽の時間に、ズボンの「ポケットが破れ」ていて、「そこからチンポの先こうやってギューッと」引っ張って「チンポの先を女に見せた」。「それを担任に言いに行きよった」。「普通やったら、子供やから、まあまあですむようなことやけど」、「ヒステリックな男のちょっと変わり者の担任やったから」、「血相かえて」、「君は異常か？　と言いよった」。そして「すぐ母親呼ばれ」た。

小学卒業前に、自分一人で附属池田中学校の入学願書をもらいに行き、内申書も「自分で勝手に書いたろと思た」。しかし母に受験を止められた。

「父親が怖くて、学校の先生に電話かけられたり、家来られたりするのが困る方やのに」、「ついつい」「電話されることやってまう」。子供心に他の子供と違うと「思った」。「もう知恵つけばつくほど、やっぱり自分は違うと思ってきた」

「小学校低学年から」、「戦争のシーン」「戦場でバーッと撃ち合ってる」、「その中の一員」として「戦ってる」のをしばしば空想した。「授業も聞かんと空想の世界に浸っとった」。また、「木とかどこかから調達して」「自分で乗れる飛行機」を「自分で作って」「飛ばそうと思って」、「段取りを考えた」。「木を切って、翼を作って」、「飛行機の形」にして、「滑走してるシーン」を空想した。小学高学年になると、「パイロット」になって「飛んでるシーン」を「想像」、あるいは「テレビで見た光景」を「自分に置き換えて」「夢中」になった。

小学校の「低学年」から、家の金を「しょっちゅう」とっていた。「しょっちゅういうて」も、「一ヵ月に一回」くらいだった。「母親」の財布から「百円とか千円」、「一万円の時もあった」。「共稼ぎ」で「丼勘定やった」から「バレへん」かった。「ゲーム代」や「飲み食い」に使った。

「小学校三年か四年」のころ、「家の近所の三つ年上」の家に行ったときに、「水屋みたいなとこに財布があったから」、「何千円か」「盗んだことがある」。これが他人の家の金を盗んだ最初だという。

小学「四年くらい」のころ、「自転車盗んだことがある」。「鍵かかってなかった」「スポーツタイプの格好いい自転車があったから」、「何となく」盗んだ。「その日にほかした」。

小学「六年」くらいから、盗みや万引きを始めた。「しょっちゅうでもないですけど、やりだしたら、しょっちゅうやった」。「欲しかった」「電気で走るミニカー」などであった。

小学四、五年ころから、汚れを嫌うことやこだわりが明らかになってくる（このことは3精神症状で記す）。

**中学時代**

中学時代は、幼児期から始まった情緒と行動上の問題、小学高学年から明らかになりつつあった精神症状の二つがより明瞭に形成されてくる時期であった（精神症状は後に記す）。

情緒と行動上の問題について、中学時代を振り返って、「変わりもん」で、「悪《わる》仲間との徒党も組めへんし、大人《おとな》しくもない」、そして「列外位置」であった。「親父が厳しかったから、とことん悪にはなられへん」し、「半端なことしかようせんやった」。父親が厳しくなかったら「もっと無茶苦茶やっとったと思う」。また「中学くらいの時から」、「人が何か溶け合ってワイワイやってる場面でも」「自分だけ違う位置から見とった」感じであった、などと回想する。

「普通の悪」がやらないようなことをした。同級生の○○（鑑定人注：同人の供述あり）へのいじめは特にひどいものであった。「落ちてる犬の糞《くそ》とか食えー言うたら、パクパク食いおるんです。それ程ビビッとった」。腐った弁当を「食いおった」「ジュースの瓶にションベン詰めて飲ませた」「ボコボコ殴った」「爆竹を耳の穴に突っ込んで導火線に火つけよう思たけど、さすがにそれは途中で抜いた」「それ程怖《おそ》れとったんちゃうかな」などと言う。

在日朝鮮人の同級生に対して、「朝鮮とか、出て行けとか」言って嫌がらせをした。

「中二の時」、「ちょっとズベ公」な女の子の「胸」を「人前で堂々とキュキュキュキュキュ」とやった。「女の子の間で」「変態扱いされとっ」た。女の子の弁当の中に「唾」をかけた。さらには「誰もおらん体育の授業の間に」、可愛い女の子の弁当の「ミニハンバーグ」に「精液」をかけて、食べるのを「見とった」。「自分の唾とか精液を食わしとる、いう」「自己満足」があった。「ブラウス」にも「精液つけた」。

「中学三年」から「高二」にかけて、「何回か」痴漢行為をした。「女を、強姦《ごうかん》しに行こと思っとった」。「夜、駅から家路につく女の後を付いていって」、「暗がり」で「後ろからいきなりガバッ」と抱きついた。しかし「気配で女が感じよるから」「抱きつく前にキャーッと言いよる」ので「成功したことは殆どない」。

中学生のころの「空想」は、「女をバーッとクロロホルムとかで草むらに引きずり込んでやってるシーン」が主になった。「町で見たまあまあ別嬪《べっぴん》な女とか覚えといて」、家に帰ってから「そいつを後ろからハンカチでパッとやって」「気絶してる女を引きずって」「堤防の草むら」で「強姦のシーン」とか、「刺すぞとか言って」「刃物で脅し」強姦するシーンを「鮮明」に「想像」した。

中学一年のときに、「鉛筆一ダース」を盗《と》って、「補導員に」「捕まった」。「本とかよく万引きした」。「参考書とか」を「何か何冊も持っときたかった」「勉強せえへんのに置いときたかった」。参考書を「盗る時は勉強しようと思って盗るんやけど」、「いざ盗ったら勉強なんかせえへん」かった。

中学三年ぐらいから、「単車」を「盗んどった」。「二、三回は盗ん」で、「隠しといて」乗っていた。自転車も盗んだ。全部「単独」でやった。家の金を盗むことは、「その辺に財布を置かんようになった」ので止《や》めた。

動物虐待もあった。中学になって、「飼ってる」「猫の首をギューッと締めて」、「硬直し」「痙《けい》攣《れん》みたいなのを起こして、死ぬ間際になってパッと放」すことを「四、五回やった」。「殺す気はない」。「死ぬ寸前の状態かどうか」、「パッと放した後もグッグッグッと震えよるから」、「ちょっと面白かった」。猫の首を「ゴム」で「グルグル巻きにして」、「解《ほど》いてやらなあかんねんけど、それを忘れてもうて」、「うずくまっとったのを発見し」「間一髪で解いたことがある」。「二階のベランダからボーンと投げた」。「腹打ちよったと思う」が「下痢しばらくしよった」。水で溺れて死んだ猫は、その猫の子供であった。中学時代に、他に動物を「殺した」り、いじめたことは「ない」。

## 2――青年期以降の人格の問題

### 無鉄砲な行動、暴力的な行動

宅間守には、高校入学以降も、とても常識では考えつかないような無鉄砲な行動、うっぷん晴らし、暴力等がみられる。なお女性に関することと、精神症状にも関連のある事柄、別居後の三番目の妻I子とその周辺の人々への暴力などは、別に述べる。

高校二年二学期の担任教師への暴力後に、一ヵ月間ほど家出をした。小型バイクの免許しかないのに「五〇〇ccのバイク」で鹿児島まで行った。知り合った高校生のアパートに転がり込んだという。

おそらく高校二年三学期ころに書かれたと思われる「反省文」が保健ノートに残されている。小学校五年～高校二年の一月ころ（家出の後）までの回想であり、退学は決定していない時期であった。学校提出用の反省文である可能性が高い。そのためか勉強、部活動等の表面的な話題がほとんどで、本人にとって都合の悪いいたずら、事件への内省は一切見られない。謝罪の表現が目につく。最後に部落問題に関する本人特有の論理を披露して終わっている。精神病的体験を疑わせるものは全くない。ただ、試験中に関係のないことが頭に浮かんで試験に集中できないこと、他人の気持ちに配慮できないことの自覚などが窺《うかが》われる。さらに、「反省文」という枠組みに即した文章を構成することができる能力、知識としての社会的規範は持っていることが窺える。長文であるが抜粋する。誤字と思われる箇所もそのまま転記する（宅間守の文章の引用では、以下同じ）。

「まず僕は、小学校の高学年の頃からの事を書こうと思います。僕は、小学校五年の時、ある同級生の女の子から、私のおじさんは飛行機乗りやと聞かされた。そして、いろいろ、そのおじさんの身上話しを聞かされ、僕もパイロットになりたくなってしまった。そして今まで全くと言っていいほど勉強しなかったが、パイロットへの希望をたくしてちょっと勉強しだした……人より大きい希望をえがくが、その割には、努力が、たりない……その性格が、今まで尾を引く事になったのです。……小学校も卒業間近の頃僕は……国立の中学校に行きたいと思った。そして願書まで取りに行った……いちかばちか合格したらもうけもんやと思っていた。そして願書の中身を見て内申欄があった。五段階に表わす内申欄であった……自分で書いて偽造をしようと思った。

……

……公立の普通の中学に入学した……勉強どころか、他人と喧嘩《けんか》をしたり、いろいろな悪い事をやっていた……頑張ろうと思っていたのに、なぜ悪い事をしてしまうのか自分でも不思議だった……二学期の終りの通知票に、口より実行ですと書いてあった……三年になった……悪い友達と遊びほうけていた……生活指導の先生にもしばしば、呼び出され、説経された……自衛隊に行く事を積極的に考え出したのは……自衛隊の試験は、内申書いー済関係なしの一髪勝負だったからです……そして結局××大学高等学校に受験が決った……試験中関係のない事が、頭に浮ぶ。いらいらしながら試験に取りくむ。わからない問題が、よけいわからなくなってくる……予想どおり、落ちた。

そして××工業高校に希望をたくしてちょっと勉強した……合格してしまった……××工業高校に合格した時は、とてもうれしかった……入学した一週間ほどたってから、野球部に入った。なんと入部して気づいた事は、練習のきつい事、僕は、もうついていけなくなってやめた……しばらくして入った陸上競技部をつづけ……短距離で、明石《あかし》での県大会でも、準決勝に、くじ引きで落ちるくらいまでいった……少年自衛官に入る事が、夢として、えがくようになった……二年になっても学校をさぼったり……オートバイの事ばかり考えていた……喧嘩とよく遭遇するようになった……○○と喧嘩をした……○○とやって……お父さんが、学校に呼ばれ、反省文を書いたり、学校から特別休かをもらったりした……単車も講入した。お父さんが、買ってはいけない、どうしても買いたいのなら一二五ccにしとけと言ったけど、僕は、四○○ccの単車を買ってしまった……九月の終り頃……四○○ccの単車を下取りに出して、中古の五○○ccを購入した……二学期は、いつもの様に、ちゃらんぽらんに過しているうちに○○〈同級生〉との事件になってしまった。そして、○○先生〈担任教師〉に手を出してしまった。いかなる理由でも教師に手を出してはいけない。まして、警官や自衛官になりたいものが、そんな事やっていてなれるはずがない。今身にしみてそう思います。そして先生に手を出して、またお父さんが、呼び出しになるのかと思い、いやになり家を出た。学校は、やめる決意で出ました……一ヵ月ほど、家をあけていました。もちろん○○〈別の同級生〉を連れて行った……○○の家に脅迫じみた手紙を出してしまった……兄が、向いに来て家に帰って土方をして働いた……二週間して○○先生が、家に来て、一年留年する気は、ないかと言われた。僕は、いやだとはっきり言った……しかし……もう一度頑張って××工業高校に行くかと思った……だから受け入れてもらえるのであったら、頑張ってやっていくので、もう一度機会をほしい気持ちです……

○○との件であるが、あいつの立場も考えず連れ出していった事や大金を貸した事などは、深く反省してます……いけない事は、○○の家族が、びっくりするような手紙を出し事である……今思えば、自分の都合の事しか考えず、他人（○○）の事など考えないで行動してきた自分は、最底な人間だったと思っています。これからは、もっともっと他人の事を考えられる人間になっていきたいと思っております。クラスの中でも自分が、一番思いやりの心が、なかったような気がする……両親の事であるが、心配を今まで非常に掛けて来たと思っています。最近では、一ヵ月近い家出が、一番の心配の種だったでは、ないであろうか。これからは、心配を掛けずに行きたいと思っている……お母さん……家の中で一番弱い立場なのだから、いたわるぐらいの心構えで接してやらねばならないと思う……親に暴力をふるう事です。今までの僕は、お母さんにそのような行動をたまにとって来た……この世の中で一番好きな人は、おばあさんだ。そのおばあさんにお茶立ちをさせるまで心配さした事は、これからの行動でしか返しようがないが、それが一番のおばあさんの喜びだと思う。これからは、絶対の絶対に家族や先生、親せきの人、おばあさんに心配をかけないように努めたいと思います。

××工業高校に入学してから今日に至るまで自分自身何もここちいう頑張りが、なかった……部落問題の事である……俺自信の意見だが、部落差別について積極的に取り組んでいる日本人が、何百万いるかしらんが、過半数の人が、部落民を差別したしているしていた現実である。俺は、大日本帝国民の一人としてこういった陰気な問題を解決する事を望んでいる……俺は、いい案をもっている。部落民自信も生れてくる子が、可哀想《かわいそう》、不幸になると思っているのなら子を産まなければいいと思う。部落民が、団結して子をこさえないという条例みたいなものを出し一人も部落民が、子を産まなければ、条例を出し合った最終日以後受精女が、おらなければ、すでに妊娠している部民女が、出産してその子が、死ぬ時が、滅びる時だ……まあ百五十年以内には、滅びる。これも一つの方法だと思う……最後に俺自信の大きな反省点は……先の事を考えて行動せよ。それだけ」である。

自衛隊を依願退職したのちに、自宅にプレハブ小屋を父に作ってもらい引越センターを始めた。このことについて、得意先もないのに「闇雲に希望的観測」と「現実と空想を混同」させ、「安易に突っ走った」という。

強姦事件（昭和五十九年十一月）を起こし、金を払えと「右翼に脅され」九州まで逃げた。九州から車で帰る際に、右翼のことが「無性に腹が立って」、宝塚《たからづか》インターチェンジを「突破し」、路上駐車の車の「横っ腹からボコーッとわざと」ぶつけた。そして右翼と警察から逃れるために自らT病院に入院した。「母親と北陸温泉に行って、警察に捕まりたくないし、T病院に行こういう話を自分で話を組み立て」た。作り話は、入院直前の母への暴力、耳鳴りみたいな人の声が聞こえること、人を殺しそうな気持ちがあるということなどであったという。

T病院の五階から飛び降りた（昭和六十年一月四日）。入院したが、「あんな鍵かけられて無茶苦茶やられる所や」とは思ってなかった。「不安になった」。入院直後に興奮し身体抑制をされた。「何かしたら縛られる」。薬を飲むと「よだれバーッと出てくるし」、「何かソワソワソワソワしてイライライラして」「壁にゴンゴン頭ぶつけ」、「早朝覚醒《かくせい》するし」「小便は出んようになる」し、「看護人に、あんなやったらお前、何年間も入っとけ、とか言われ」るなど、「無茶苦茶」された。「母親と示し合わせて入った」のに、「母親が寝返って」、すぐに退院できなかった。母に「どんどん謝りまくった」。「もうちょっと待ってとか言わ」れた。「こっちの身にしたら一分でも早く出たい」、「全然分かってくれへん」「母親の胸先でずっとおらされるようなことになる」などと思った。「逃げるのに失敗し」、「縛られたり蹴《け》られたり」した。そして、「もうとにかく、燃え盛る火事場から死ぬのを分かっとって、とにかくその場から逃れたいという一心」であり、死ぬかもしれないことは「計算上分かっとった」が、「ソワソワソワソワなって」、「じっとしてられへん状態」のなかで、五階から飛び降りた。一刻も早く精神病院を出たいという気持ちがあった（鑑定人注：ソワソワする、じっとしてられないというのは、抗精神病薬の副作用であるアカシジアであろう。その副作用が衝動性を高めた可能性もあったかもしれない。それにしても五階から飛び降りるという無鉄砲さ、衝動性には驚かされる）。

大怪我をし××病院〈整形外科〉に入院した。「顎《あご》もグチャグチャになって、足もアキレス腱《けん》縮んでもうて、顔も傷入ってグチャグチャなって」、「背骨が折れてるから」「一ヵ月半」くらい寝たままであった。同病院では「看護婦の態度が腹立って殴った」り、「つねった」りしたことがあった。母は「ずっと付きっきり」で「完全看護」をしてくれたが、「ずっと」腹を立てていたという。

××病院〈整形外科〉退院（昭和六十年四月）から逮捕（昭和六十年十一月）までは、「何でこんな目に、大怪我せにゃあかんねん」「こんな後遺症負うて」「歯も折れ」た、そして「焦燥感」「絶望感」「夢も希望もなく」、「遣《や》る瀬ない気持ち」が続いた。「世間に復讐心《ふくしゅうしん》」があり、「とにかく世の中に不愉快な思いをさせることによって安定させとった」。具体的には、「停《と》まってる車をとにかくパンクさせたり」「不法駐車しているダンプに石投げてフロントガラス割ったり」「ラジエーターの水抜いたり」した。「ラジエーターの水抜いて、その車の主が戻ってきたら、車でつけていって、オーバーヒートして止まるまで追跡」し、「気を晴らしてた」。昭和六十年の「夏」に、「すれ違っただけ」の「対向車の若い奴」に「とにかく因縁つけて」、「ボコボコに殴っ」て、「キリみたいなんで車ズボズボやった」りして、「警察沙汰になった」（鑑定人注：犯罪歴に記録が残っている)。「単車乗ったおっさんがメンチ切ってパッと行きよったから」、「追いかけて行ってボカーンと」殴ったこともあった。この時期には、タクシー運転手に暴力をふるったという犯罪歴も残っている。

奈良少年刑務所（昭和六十一年七月ころから平成元年三月）では、「結婚式の引き出物の袋を作る作業」があった。「結婚式の引き出物だい、と帰る奴が触れば不愉快な思いするやろうと思って（笑う）」、「ケツの穴に指突っ込んで」「ウンコ掻《か》き出して、底にチュッチュッと塗っとった」という。

昭和六十年夏の[17]御《お》巣《す》鷹山《たかやま》日本航空機墜落事故のときに、遺族と嘘をついてバスで事故現場まで行き「一泊」した。「トコトンのことをやってるぞと思わせたい」からだった。「好奇心ゆうか暇つぶしに、ひょっとしたら散らばってる死体が見れるかなあ」と思った。さらに父には、ヘリコプターに乗った、ベンツで送ってもらったなどと嘘までついた。

ここに奈良少年刑務所から母と父に宛てて出された手紙が残っている。

母宛の二通の手紙がある。そのなかにT病院入院の経緯、大怪我したことは母の責任だ、賠償金を出せと脅迫する内容が書かれている。抜粋する〈誤字は原文ママ〉。

一通目は、「私が、大怪我して死にかけたのは、あんたの責任で、ある……警察からのがれる目的で入院したのに、その事を一向に病院に退院理由として言っていない……他あらゆる関係証拠において、完全に確実に、誰がどう言おうと、すべてあなたの責任で、ある……今までの報復と懲罰的、気持ちにかられて、意図的に、苦しめてやろうと思い、ひたすら、入院を継続させていたのである。あんたは……己れは、××病院〈整形外科〉において、このまま殺そうか、どうか、相談していたのを俺は知っている……後、十五年生きるかどうか知らんが、絶対に絶対に、何一つ、喜び、楽しさは、ないものと思ってくれ……人が、本当に苦しんでいる時、あほげに扱うとこうなるので、ある。少しでも、多く、俺に賠償金を払えるようにしておいてくれ。それと、年金で、あるが、当然、終身するまで、全額を賠償金の一部として、もらうつもりである……毎晩、己れをガッチンガッチンに殴っている夢を見る。顔が砕けて、歯が全部、取れている顔が夢に出る。それぐらい憎んでいるので、ある……なぜ出さんかった……五階から飛び降りて、死ぬか、足腰立たんかったら、それまで、しかし助かった限りは、肚《はら》くくったらどうや。運命は俺に味方したんや」である。

二通目は、「昭和五十九年十二月十二日私は、あなたと北陸《ほくりく》温泉から帰った次の日、二人で、虚〈嘘〉の芝居をして、私が、T病院へ入院した。それは、私の甘い考えで、ひょっとしたら、刑から、逃げれるのでは、と思い、衝動的に、実行に移した。が、その入った直後に、自分の重大な考えの甘さ、又、本当に狂人になる恐怖心で、強く、病院にも、あなたにも再三、訴え、又、排尿障害も、ひどく、すぐ出して欲しいといったのに、同じく病院にもあなたにも、無視された。その結果、私は、危く、人生を閉じかけた。幸か不幸か、一命は、とりとめた。しかし元の無傷の身体は、戻ってこない。なぜ人の衝動的な考えの誤りにつけ込むのですか。なぜ、三週間以上も放置したのですか。あなたは、娑婆《しゃば》で、温々《ぬくぬく》とできる立場ですか……

あなたの言い分は、こうです。◎私が、脅して、病院に連れて行った。一月五日に出したると言っていたのに、かってに飛び降りた。このような事が、親で、あるあなたが、通用すると思っているのですか。増してや、あなたは、一月一日に、友達と遊びに行っていますね。私は、すごい、後遺症と心の傷で悩んで、います。本来なら死んでいたのです。あなたに、とれば、その方が、よかったと思います。私は、あなたに今後も、孝行するつもりも、ないし、親愛もしていません。

ただ、私の生命を奪いかけた、過失者だと思っています。当然、私も、あなたに悪気があったとは、思いません……出してくれていたら、刑務所へ行くはめになっていたか、どうかは、別として、あのような、取り返しのつかない、ケガは、しなくて、済んだのです。

その後、××病院〈整形外科〉を退院して、自宅療用していましたが、私は、あの時、半分、命をほかして〈捨てて〉いました。いや、今もそうかも、わかりません。当然、ケガが、原因です。足も今だに治りません。歯もありません。右足が、しびれます。右手の小指が、しびれます。デコとあごと口びるに、傷跡が、あります。すべて、元には、戻りません。それで、やけになってやっているところに、逮捕されたのです。何かそれで、助けてくれましたが。何も助けてくれませんでしたね。断わっておきますが、一番悪いのは、私です。それは、充分、わかっています。……しかし、結果は、結果なのです。その事に、対して、どうケジメをつけようと考えているのか、手紙なり、奈良に面会に来るなりして、釈明してもらえませんか。あなたが、他人なら、私も、それなりの主断をとりますが、一応親なのだから、出来ません。私の気持ちも、わかって下さい。一層の事、責任が、ないと思っているのなら、はっきり手紙で、『ない』と書いて、送ってくれる方が、スッキリします。私の刑は、後二年と三ヵ月です。○○〈母の実家〉から、いくら、取れたのですか。その辺のところも、スッキリしたらどうですか。なんとか、手紙でも、くれませんか。無論ずっと、黙っているも、かまいませんが、二年三ヵ月、なんか、あっという間にたちますよ。反省して下さい。反省を。以上」である。

しかし一方、奈良少年刑務所から二通の父への手紙では、反省している、仮釈放に向けて助けて欲しいというような内容である。抜粋する。

一通目は、「……自分の性格を悟ったのだから、変な方向に行かず、偏屈でも仕方がない、とにかく胴々と生きようと思っています。……僕は、不愉快を与えるのが少し楽しく感じ、偏執的なところがあり、今後、人並な恋愛だの、人並な人間交際は出来ないと思う……僕がやるから恐喝となり、僕がやるから傷害となり、僕がやるから強姦になるのだと思う。だから、僕は大人しく孤独でいた方がいいと思う……平たく言えば、思いやりが一カケラもないのだと思う……平たく言えば性格異常ですが、全て自覚して、御迷惑は一切お掛けしませんので、一日も早く引き受けをしていただいて、社会に出たいです……屈折している面、一本抜けている所、不安定な部分、精神病者と境界線にいる所等、全て自覚しております……やはり、お父さん、刑務所へ来て辛《つら》い思いをしても性格は改まらないです。だけど家族には悪かったと思っています……少しは僕の性格も考えて下さい、とにかく、やり残している事、やらないかん事があると、頭にこびりついて、どうしようもありません。とにかく、なんでもいいから助けて下さい……」である。

二通目は、「……悪いようにばかり解釈、取っていたら埒《らち》が、明かないので、いいように取るべき所は、取り前向きな姿勢を取らなければならないと察しています。僕はあらゆる要素から、一度は、矯正施設を経験すべき性で、あったと思っています。虚栄心・劣等感・自信過剰の固まりで、自分自信の器、性格又現実的なレベル等を全く認識しておらず、非常に屈折した考えの元、堪とハッタリで、世の中を渡り、分以上に富を得ようとしていた……やはり、親父《おやじ》の主張は、間違っていると思う。これはよくない。このような考えで、生きて行くには、次元の低い窟折した、生活しか埋めれて来ないと思う。やはり、おかしい、口に出すべき言葉では、ない。しかし、僕は、親父の主張は、正しい面も多々あると思う……僕は、非社交性なので、兄貴とは、どうも性が、合わない反面、羨ましいというか、どっちにしろ、全く異質だという事である。僕は、これから、自らの類・性を認識し、知足安分たる人生を歩もうと思っている。最後に、同じ出所するなら、一日も早い方が、いいので、親父に協力して欲しい。これ以上の、更正も再認識も望めない……お婆《ばあ》ちゃんによろしく。二月三日」である。

これらの手紙からは、母に対しては責め攻撃し、父に対しては性格は変わらないとしながらも反省するから保釈に向けて助けて欲しいという使い分けた内容になっている。

奈良少年刑務所出所後に、トラックやダンプカーの運転手をしていた時期があった。宅間守が関係し相手が死亡した交通事故が二回あったという。一回目は、「二十五、六歳の頃」の「産業廃棄物を十トンダンプで山奥にゴミ」を捨てる仕事をしていたときに、「前に腹立つ車がおったから、そいつをあおっとった」ところ、自分の車が「下りのカーブでブレーキ踏んだらスピンして」、「対向の十トントラックにボカーンと当たって」、「十トンの奴が何日か後に死んだ」（笑う）。警察には「向こうがセンター割ってきた」と「嘘」をついて、「不起訴になった」。二回目は、平成四年ころ、トラックを運転中に首都高速の付近で、「乗用車とかぶせあい」となり「割り込んでブレーキ」を踏むことを「十回くらい繰り返して」いるうちに、相手の乗用車が側壁にぶつかり運転者が「アホやから」「失敗して」「死んだ」（笑う）。知らん顔して逃げたので事件にはならなかった。「運が悪かった」「いつ自分が逆の立場になるかも分からん世の中やなあ」「こんな形で死《し》に損《ぞん》になってる奴、なんぼでも世の中におるやろうなあと思ったり」するだけであるという。

××小学校薬物混入事件（平成十一年三月十二日）を起こした。前年四月より同小学校に用務員として勤務していた。三年生の先生が「飯盒《はんごう》炊飯の課外授業か何か」で、「飯盒で飯食えばいいのに、用務員室の電気ジャーで、ここでご飯炊かせてとか言ってきよった」。「米洗って、飯炊きだし」てから「出て行きよった」。「僕」が、「レボトミン〈抗精神病薬〉」や「ピレチア〈抗パーキンソン薬〉」を「雑誌の上で十錠くらいドライバーの柄《え》で砕いて」、炊飯中の「飯にこうやって粉を振りかけた」。「思うようにいかんでイライラしとった」し、「急に思いつい」て「短絡的」に「何とはなく衝動的に」してしまった。ただ「何か眠気がしたり」するくらいで、「呂律《ろれつ》が回らん」とか「四人が倒れて急に担ぎ込まれる」ような「あんなでっかい話になるとは思わんかった」。「目をまわるような人間が出てきても、あんな騒動になるとは思わんかった」。家に帰ってしばらくして先生から電話がかかってきて、「ちょっと四人の先生が倒れて病院に担ぎ込まれて大変なことになっとるから、一回来てくれ、言われて行ったら、もう報道陣はおるわ警察はおるわ」であった。そのとき、「もう、否認こくしかないなあと思った」。「その日は知らん、知らんで、向こう（警察）も確信がないから、夜中に帰らせよった」。次の日に「自供」したが、「警察にはお茶お茶言う」た。

その他の暴力、粗暴行為は多数にのぼる。犯罪歴に残されたり、今回本件犯行と併せて起訴されているものもある。いくつかについて述べる。

ダンプカーやタクシーの仕事中に、「どついたり」の「トラブルはあった」。運転中に「気にくわんような」奴が「信号待ちとかで並んだら」、「わざと」「嫌がらせ」に「幅寄せした」ら、気分は「すきっとする」。

M子〈かつて養子縁組した女性〉の家に「久しぶりに」「ガラス割り」の「攻撃に行った」。ついでに「不愉快な思いをさせる自体が面白い」ので、何軒かの「全然関係ない家」のガラスを「夜中にボーンと割って逃げ」た。

三番目の妻I子の素行調査をした××興信所は、不審な行動は確認できなかった。調査費用を精算した後から、無言電話、いやがらせ電話などを二年半続けた。事務所のガラスを割ったこともあったらしい。

車に乗って曲がろうとしていると「おっさん、ちょっと避けてくれたらいいのに」、「知らん顔して、横におるおばさんを堂々とゆっくりゆっくり下ろし」ていたので、「腹立ってドーン」と正面から車をぶつけた。降りていって相手の車を「ボーンと蹴った」。「ほんまに嫌がらせやと思った」。「警察沙汰になって」、「結局五万円」を払った。

××ホテルの正面玄関でホテルドアマンに暴力をふるった（平成十二年十月十四日）。「タクシーに乗って、教習も入れて二週間」くらいのときであった。ホテルに客を送ったときに、「進入禁止やいうのは分かっとったけど」、「パッと行った」。すると「若いドアマンが、あっ、逆行や、って言うてきよった」。タクシーの後ろのドアを開け、「あーあー、言うて絡んできよった」。「何か因縁つけるみたいに、絡んできよった」。「ドアマンのくせに、何じゃこいつ。タクシーの運転手やと思ってなめとるな、と思って」、降りて行って、「頭突き」を「一発」すると「鼻に当たって、ボーンと後頭部から吹っ飛んでいきよった」。「一発くらい殴っ」た。警察で「二、三時間取り調べられ」たが、「タクシー会社の上司が柄受け〈身元引受人〉になって」釈放された。

このような無鉄砲な行動や暴力は、衝動的に数限りなく繰り返された。

**金銭に関して**

盗みは小学時代から続いていた。高校生になって、「七五〇《ナナハン》」を含め「全部で」「五台から八台」の単車を盗んだ。「高校二年の夏」と高校中退後「自衛隊に行く前」に、「ガソリンスタンドのアルバイト」をしたが、「毎日」、売上金を盗んで「一ヵ月の間で二、三万盗った」。

T病院の飛び降り以前にも、「たまたま事故」で「こっちが悪い事故でも相手にかましかけて、逆に金取った」。T病院での大怪我から「捕まるまで」は、当たり屋のようなことをした。「チャンスがあったら」、あるいは「ブレーキ踏んどったら間に合う」のに、「ボーンと当たって」金にしていた。

「何かの楽器を買《こ》うた女の子が、僕の車の、当たったかどうかしらんけど、すり抜けて、俺の車の横を。それで父親の車に乗り込んで行った。たまたま光景を見たんです。そのナンバーで調べて、おっさんの家を。それで、こらあ、お前、傷ついてるやないか、と電話して、弁償せい言うて三十五万か四十万とった」こともあった。

母からは、T病院の飛び降り事故との前後関係は不明だが、「自由になる金は六十万か七十万」と言うのでそれを「取り上げた」。「車買う」、「トラック買う」とかで、金を「出させた」。

母を「たきつけ」「けしかけて」、「弁護士とこ行こう言うて」、母の実家を相手に遺産相続の異議申し立て訴訟を起こした。しかし金は得られなかった。

奈良少年刑務所出所後、両親を相手に親子関係円満調整の申し立てを起こした。財産を要求したらしいが、何も得られなかった。

平成八年十月二十五日付で、宅間守の強要により母が書かされた「遺言状」がある。そこには「……現金預貯金、株券、他の有価証券のすべてを二男の守に相続させる……本日以降にこのような書いたものがでてきたとしても私がぼけてかいたものである。……宅間○○（拇印《ぼいん》）」と書かれている。

一番目の妻S子からは、離婚訴訟で「百二十万」の和解金を得た（平成二年十月）。

二番目の妻K子とは円満離婚だった。しかし平成十年に、「興信所で騙《だま》しとられた」と「二百万」、「事故を起こした」と「百万」を「貰《もら》った」。一切の連絡を絶つという条件であった。しかし平成十三年一月、会社に行く、上司に言うと脅し、「三十万円」を得た。さらに本件犯行直前の平成十三年五月末に金を無心した（二十万円が振り込まれたが、宅間守が受け取るまでに本件犯行がなされた）。

養子縁組中のM子から「車買う」と「百何十万か貰った」。離縁後に、「借金作ってどうしようもないから」と「嘘ついて」、「百五十万程」「形としては借りた」が、「返す気なかった」。そして三番目の妻I子との離婚の原因を作ったとして、M子に対する損害賠償請求を起こした（平成十三年一月ころ）。

三番目の妻I子からは、離婚調停で「二百万」の和解金を得た（平成十年六月）。ところが、平成十一年十二月離婚調停無効確認訴訟を起こし、復縁できなければ「一千万」を支払えと要求した。

措置入院したJ病院から退院直後に、サラ金から金を借りまくった（平成十一年五月）。「仕事も失って、こんな状態になったら、I子の責任やと思ったからね。いずれ殺さなあかん思ったからね。そのためには軍資金がいるし。もうどうせ殺して刑務所に行くような人間やから、借金を踏み倒さな損やと思って、だから一気にコンピューターがオンラインでストップかかる前に三《さんの》宮《みや》に行って、サラ金が密集してる所」で、「サラ金のカードを五、六枚」で「キャッシングして」、「三百万くらい一気におろした」。「サラ金が追い込んできよった」。「実際には破産宣告してない」が、「司法書士に頼んで、破産の通知書を送ってもらっ」たら、サラ金は取り立てに「来んようになった」という。

平成十二年十一月に××にあるハイツから引っ越した。家主から「僕が原因で三、四人出て行った」と文句を言われた。「強制執行されるまでずっと居座ったる」とか「引っ越し代」とか

「ごてて」、二十万円しか返ってこないところを「補償金」として「七十万」くらい受け取った。

三番目の妻I子の素行調査をした××興信所に対して、不当利益返還請求を起こそうとし司法書士に訴状を依頼したが、結局訴訟は起こさなかった。

平成十三年一月ころ、見合いパーティーで知り合った「M」という男性に対して、居酒屋で一緒に女に「薬」を「入れ」て遊んだことをネタに、会社〈Mが勤務する大企業〉に言うぞと脅して、「十万」を口座に振り込ませた。

見合いパーティーで「医者や言うて知り合った女から」、平成十三年三月ころに「司法書士の学校に行きたい」「今、自分の金が債権か何か買うて、今手元にないねん、言うて」、「五、六十万円出してもらった」。返す気はなかったという。

その他、折に触れて当たり屋のようなことも続けた。「十二年の十月か十一月くらい」に、「強引に右折し」た車に、「充分止まれとったんやけど、もうわざと突っ込んだ」。「相手の保険でセドリック」に買い換えた。他にも、運転中に、わざと車をぶつけて「五万円」を取ったことが「三回くらい」あった。「携帯とか電話しながらボーッと運転してる奴がおる」と、「わざと近づいて」「死角に入って」「フイッて切ってきてボンと当たる」、そして「停めて、こらあ、言うて」「五万円取る」。「横着に運転する奴に」「腹立つ」ので、「ぎゃふんいわしたろう、と思う」。

「罰金を取ってるような気分」であったという。

**異性関係**

**①宅間守は性欲を満たすために手段を選ばなかった**

宅間守は次のように述べる。

女性とは「まともな交際とかはできへん」「女と一緒に映画を見に行ったり」しても「全然楽しいと思えへん」「やりたいと思うし、ただやるだけ」「今日のセックス、明日のセックス」などである。強姦について、「上辺だけで」「ほんまにダメージあるのか理解できひん」。「金にしたろうと思って、上辺だけ告訴する奴がおるかもしらんけど」などである。

事実、虚言と暴力で性欲を満たそうとする傾向が著しい。

高校二年の「夏」、○○子を強姦した（同人の供述がある）。宅間守の最初の性交渉の体験であった。このとき、「クロロホルム」の代わりに薬局で買った「メチルアルコール」を染みこませた布で口を塞いだが気絶しなかった。

高校二年の「秋」、映画館の女子便所の「扉を乗り越えて」、また同じように「メチルアルコール」を染みこませたハンカチで女子高校生を「失神」させ、「強姦」しようとした。騒がれて警察に連れて行かれたが、相手の父親が「後々裁判沙汰になったら困るから、訴えません」と言ったので釈放された。

高校中退し自衛隊入隊までには、「中学の同級生を神社に呼び出して、無理やりキスとか乳とかもんだ」。「中学の時の名簿で」、「大きいバイクに乗せたるから」と「下級生を呼びだして」、「土手に連れて行って、無理やり草むらでやろうとしたけどチンポが入らんかった」。また、大阪梅田《うめだ》で「悩み事があるんです」と「女を引っ掛け」、「土手道歩いとって、そこの近くの修理工場に自分の車を停めてるから、それで送ったるわと嘘ついて」、河川敷で「いきなり」強姦した。「木の枝とかオメコに突っ込んだり（笑う）。ケツの穴に指入れたり、色んなことし」た。「泣いてた」。「首締めて、殺すぞ。土手に人が歩いてる時に、わめいたりしたら、すぐ殺すぞ、言うて、脅かし」た。

自衛隊では、家出していた「中学生」を下宿に泊め「一週間くらい毎日セックス」した。「強引にもやった」が、「強姦じゃない」。

その後、二十歳ころまでは、「貰った他の高校の卒業名簿で」、「何組の誰々やとかいうて」、「女呼び出して無理矢理やったことがある」。

「雑誌の文通のコーナー」から一〇四番で電話番号を調べ、「文通相手になりすまし」、堤防の草むらで強姦しようとしたが「未遂」に終わった。「処女やそんなんしたことない」と言うので、「けったくそ悪いから」「指で一気に（処女膜を）破ったろ」としたら「ぎゃーで喚《わめ》かれ」た（笑う）。

昭和五十九年十一月の強姦について、「無理矢理にやった」。「向こう（相手の女性）も大概大げさに言うて嘘ついとるから」、自分も「絵書いて嘘ついて、向こうが脱いできたとか、千円」渡したと言った。「水掛け論」「疑わしきは罰せず」だのに、「裁判」は「女の言い分一方的に信用」したという。

T病院で飛び降りる前から何回か肉体関係のあった女性がいた。大怪我した後で「もう一回呼び出した」が、「ホテル行って、ちょっと抵抗され」た。俺は胸椎《きょうつい》や顎の骨折、歯は抜けたのにと「腹が立っ」た。それで、これが圧迫骨折やと「女の背骨を思いっきりガンガンと殴っ」た。「ジュースのビンの底で自分で歯を折れ」と命令し、「女」は「真剣にガンガンと」自分の歯を殴っていた（笑う）。そしてホテルの外に「置き去りにして帰っ」た。「人生真っ暗闇」になっており「鬱憤《うっぷん》晴らし」でやった。

奈良少年刑務所出所後には、さらに暴力的、詐欺的、脅迫的な手段を用いるようになった。宅間守自身が「極めつけは、平成元年に懲役を出てきて、平成二年まで、K子〈二番目の妻〉と結婚するまで、これがひどかった」という。

出所後間もなくのころ、「ホテトル」嬢に「家から用意してきた針」を見せ「B型肝炎のウィルスや、逃げようとしたら刺すぞ、とか言うて」、「長い監禁したらヤクザが来る」ので「別のホテルに」連れて行った。そして「コンタクトレンズを入れてるホテトル嬢の」「目をつぶしたろと思って」、「親指で体重かけながらセックス」すると、「目がみるみる間に、白目が真っ赤になって出血し」た（笑う）。「その女のアドレス帳を取って帰って、実の姉さんのところに電話して、お前の妹、ホテトル嬢やぞ、と電話した」。「とにかく不愉快な思いさせてやりたいと思った。

「ホテトル」嬢には、「金を払わんでガーッとやっ」たり、「逆に金取ったり」「バーンとどついたり」して、セックス後には「ブワーッと逃げた」。「ラウンジに行って、見せ金を見せて」、「二十万でさせてくれ」と言って、金は払わず逃げた。「ファッションマッサージ」では「フロントに内緒でこんだけやるから、させてくれ」と言って、「やった後は払わへんかった」。「ホテトル嬢とか何人も金取ったった」。「バチーンとどついてびびらせて、金取って、ブワーッと逃げた。

「ホテトル嬢とか一回ポッキリの女」には、「ダメージを与え」ようと「無茶苦茶したことがある」。「嫌がるのを無理矢理ケツの穴でやったり」、「オメコに指入れて爪でわざとオメコの壁をキュッキュッやって血だらけにしたり」、「タバコで背中キュッと焼いたり」した。「殺すぞ」と「脅かす」。「嫌がることやから」やった。

二番目の妻K子との結婚中には、伝言ダイヤルを利用した。また、「伝言ダイヤルで十万やる二十万やる」と女を誘い、金は払わないで帰るということを「常習的」にやっていた。

しかも、これらの行動をした自らを「倫理に反して、道徳的にも道義的にも反してることばっかりやってる人間」だ、と言う。

二番目の妻K子と離婚してから、伝言ダイヤルばかりでなく見合いパーティーなどを利用するようになった。パーティーでは「体目的で、結婚しようと嘘つい」たり、出会った「初日に無理矢理やって逃げ」たりした。

平成十年二月ころから、精神病院で処方された薬を知り合った女性にこっそりと飲ませることを始めた。「本屋の店員を呼びだして」、「焼き肉屋連れて行って、便所行っとる間に、精神薬、水溶液にしてポタポタと入れ」ると、「急にガクンと眠りだして、それでホテルに連れて行っ てセックスをした。四番目の妻H子も「カラオケボックスでピレチア〈抗パーキンソン薬〉を飲ませた」ところ、「ガタッと地面に這《は》いつくばりよったから、それでホテル連れて行ってやった」。「○○という看護婦にも、ビールにピレチア入れ」、「それでホテル連れて行った」。他にも「何回もやった」。薬を飲ませたらどうなるかは「知ってた」。

見合いパーティーでは、「何か面白いように女が釣れた」時期もあった。「医者の娘で○○いうジュディオングみたいな女」ともセックスした。また、「薬剤師」を「無理矢理、京都の福知山《ふくちやま》の山に連れて行って、ホテルにバーンといきなり突っ込んだら拒否され」た。「山道に行ってからね、ここで放っぽり出されたら、五時間も六時間も歩いて帰らなあかんぞ、打算で考えろ、と言うて」、ホテルに戻りセックスした。「卑怯《ひきょう》やな、とか言われ」た。

○○子とは帝国ホテルの結婚式場を予約した。しかし「医者でもないのに、帝国ホテルで結婚して、そんなのできるはずない」。「体を頂くために、予約しにいくと返事しただけ」であった。そして「医師免許と保険」医登録票を、友人に頼んで偽造し、その「コピー」を見せた。「伝言ダイヤルで知り合った四十歳の主婦」の「携帯電話の番号から、そいつの住所とか全部調べた」。「その女とのセックスの声」をマイクロカセットで録音した。そして「半年間ずっと会うてくれ、週に一回くらい」と「家の方に電話し」たら、「女が驚き」、「渋々二回」会ってセックスした。

虚言を用いて女性に近づくことについて、「ようあんな嘘にひっかかったないうような、しょうもない嘘で、一時のトリックにかけるのはうまいと思う」。「言葉巧みにホテルに連れ込んだり」できた。しかし相手の女性も「一週間くらいたって冷静に考えたら、ようあんなまやかし信じてもうたな、いうような」程度の嘘であり、「詐欺でいうても、何千万、何億と引っ張れるようなペテンじゃなくて、せいぜい五十万程度の金を用立てさせる、こしゃな」ものであったという。

②宅間守にとって結婚とは何であったか?

「一回目と二回目」の結婚は、「打算」であり、「生活を楽にするため」の「一時しのぎ」であり、「飯を作って」もらえる「安住の地に行きたかった」からだという。何故、入籍するのかについて、同棲《どうせい》だと「出て行って」と相手に「言われたら終わり」だから、「籍入れるとなかなか切れにくくなる」と思っていたという。

一番目の妻S子には、虚言を用いて近づいた。「微研の医者やと嘘ついた」。婚姻届を出す前に、「医者じゃないということが分かっとったけど」、「どんな仕事でも一生懸命するから」と謝った。「籍入れた後」には、「帝王切開でもいいから、子供、〇〇病院で生むわね」とか、「団地に戻った後、音楽が流れとって、この音楽は二人が籍入れたから祝福してくれてるんだわね、とか言って」、「決して出て行くような雰囲気違った」。しかし「弟が迎えに来た」。妻が出て行ったのは、「ダンプに乗っとった」のを「鉄工所で工員やってると」「嘘ついて」たことが「致命的」であり、「兄弟が迎えに来てね、得体の分からん奴」と言われたからであった。十数歳年上でも結婚したかったのは、「インテリ」「教養のある喋り方」「優しかった」、そして「経済的な余裕」つまり「自分がほどほどに働いとったら、楽な生活ができる」ことであった。金目当てだけではないという。

一番目の妻S子は離婚訴訟にあたって、名前、職業に関する虚言、強要された肉体関係、暴力による婚姻届などを主張した。

二番目の妻K子にも虚言を用いて近づいた。宅間とは名乗らずに、「寂しかった」ので「セックスしようと思って」呼び出した。会った日に、強引に肉体関係を持った。「S子〈一番目の妻〉と別居状態でもめてる時」であり、「同情を引いた」。S子とK子は「年齢が一緒」だった。「同志社大学でてる」とか「日本航空で働いてる」と嘘をついた。K子は「包容力があった」。結婚中も、「伝言ダイヤルとかファッションヘルス行って」た。結婚中に、「伝言ダイヤル」で会った女に金を払わなかったことから、「訴えられた」。

K子の過去の男性関係は、「ちょこちょこ教えてもらっとった」。しかしI子〈三番目の妻〉に抱いたような疑いなどは、「ちょっかい出したろかいうような別嬪ちゃうから」、「全くない」と「安心しとった」。

これらとK子の供述とは大きな食い違いはない。

三番目の妻I子は、別の項で詳述する予定である。ここでは多少ふれるにとどめる。結婚を考えた相手として「年相応の女にもてたためしは一回もなかった」「別嬪にもてたことが一回もなかった」。「普通の出会い」で、「一時にしろ向こうに好感を持たれたことなんか、なかった」。「だからこれを逃したらあかんという気持ちが強かっ」た。そして「都会の百姓」は「とにかく風呂はでっかいわ、でっかい家に住んどって、いざという時はボーンと家建て替えたりしよるし、何かとにかく裕福やいうイメージがあって」、「憧《あこが》れ」だった。妊娠したときに、「これで逃げられる可能性」がなくなったと「思った」。

ところが離婚後もI子に執着した理由については、「セックスと外観です。とにかく気持ちよかったんです」。さらに問うても、「どことなくそそるような所」があるというくらいである。一方ではその性格について「冷たい」「自分勝手振る舞う」「愛想もない」「可愛げに欠ける」という。

I子は、最初から虚言があり、強引な結婚への経過があったと供述している。

四番目の妻H子との結婚については次のように述べる。三番目の妻I子に暴行を加えたことにより、「留置場に放り込まれて」、公務員の「仕事失ぃかけて」、「びびって」いたときに「パーティーで知り合っ」た。「新たにパーティー行って女を探索する気力がなくなってもうた」。「一ヵ月半くらい」で、「全然好きでもない」のにH子と結婚した。「緊急避難」であった。結婚後間もなく妊娠した。しかし「タイプじゃない」「性生活も気持ちええことない」「頭も悪い」し、「女の貧乏たれ」「超庶民的」「インテリと全く正反対」であるので、「なんでそんなんに縛られなアカンねん」と思った。「離婚届書けとかいうて、向こうの親に言われたから。僕もその時は気に入らん女やったから別れよう思って、サインだけしてハンコついて、向こうの親に渡した」。××小学校薬物混入事件をきっかけに、その離婚届を、H子やその親が「ええ機会やと思って勝手に出しよった」ので離婚となった。J病院措置入院中にH子は、「荷物のこと」や「借りとったマンション」のことで「二回」面会に来た。「(子供を)堕《お》ろそうと思って産婦人科に行ったら、もう五ヵ月も六ヵ月もなってるから」堕ろせなかったらしい。

**空想に関して**

小学生低学年から空想に耽《ふけ》っていた。

高校一年のころの空想は、通学の国鉄〈当時〉で「ものすごい別嬪」が座って眠っていたのを見たときに、「その女をバット、棒か何かで後ろからボカーンとどついて、無理矢理やって」などであった。

十歳代後半には、「ヒトラーみたいに革命を起こす」とT病院診療録にあるように、「独裁者」「政治の政権の支配者になる」という「空想」をよくしていたという。ヒトラーのように「自分が演説してるところ」、「大衆の前で演説してる」のを「何遍も」「空想」したし、「あこがれとった」。ヒトラーや金正日《キムジョンイル》は、どんな「女」に対しても「やりたいことをできる」というイメージであり、収容所、虐殺、粛清や処刑というイメージでは「なかった」。

また市会議員に立候補しようと考えていたころ（昭和六十年）には、市会議員になって「防衛庁長官みたいに」「自衛隊の基地に、こうやって巡閲してる自分を空想した」り、「選挙カーの上に乗って」「演説してる」「シーン」を空想した。

殺人あるいは大量殺人の「空想」「イメージ」を抱くようになったのは、T病院入院中に「飛び降りて大怪我」した（昭和六十年一月四日）以降であった。「五体満足で無傷でも色々クソ面白くない、精神的にハンディ背負ってるような人間」だったのに、「その上に大怪我して」、「顎はくだけて歯はボロボロなるわ、足はチンバ」の「後遺症残っ」た。「怒り狂ったいうか」「投げやり、やけっぱち根性」「絶望」であった。「できるだけの奴に不愉快な思いいうか無茶苦茶してもうたろう」と思った。

最初に考えたのは、強姦で逮捕され大阪拘置所にいたころ（昭和六十年十一月以降）に、「ダンプ」で「神戸の商店街」を走ることを空想した。

その後、「屋上に女子高生」を集め「射精したら一人しかできんようになるから、二、三回突いて抜いて、全員やってから」、拳銃で「一人バーンと殺して」、「死ぬか飛び降りるかどっちかせえって」命令し、「飛び降りさせ」てやる。「三階か四階の屋上やから、半分か三分の一は死ぬ」。「あと助かったって後遺症残るから、それでざまあみろ」などと、そして「死刑になるのは分かってる」が「バーンと自殺せんと未決で最高裁まで争って」などと、「繰り返し」空想した。

時期ははっきりしないが、「空港のロビー」で「グランドホステスとかスチュワーデス」を「殺す」。「ブスより別嬪の方を殺す」。他にも「べっぴんの顔してる奴やったら、顔ブサーッと刺したり」したい。「閑静な住宅街で、女をつけ」、「ナイフで顔をズバーンと切って」、「バイクでビューーッと逃げて、途中で川かどこかにナイフをバーンとほかす」などの情景が「浮かぶ」。

しかし、具体的に「実行として考えた空想じゃない」という。

三番目の妻I子を殺すという空想は、離婚後「ずっと考えてた」。「本人だけを」殺して「ショートの十年以下の懲役で出る」とか、「顔をズタズタ」にするという空想は、ことあるごとに考えていた。

本件犯行前の平成十三年五月ころになると、空想を「現実的に考え」るようになったという。女子高生は「ヤクザになって鉄砲玉に指名されるまで何年もかかる」し、「金ないし拳銃買うことできんし」、「現実的でない」と考えた。母の実家である「○○家」に対しては、「夜行って」、「インターホン押して、でパッと向こうの嫁さんが出てきよったら、こらあ、言うてブスブス」と殺そうとも考えた。空港のことは、「一人ブスッと刺したらキャーッいうて」しまうし、「相手は大人やし、数をこなされへん」などと「空想」した。ダンプで「えびす橋商店街」を走り轢《ひ》き殺すことも「空想」した。

本件犯行に関連した「小学校に行って、ブスブスやったろう」というのは、「正味六月に入ってから」であり、それ以前にはこの「空想」は「ない」という。

大阪拘置所にいる現在でも「空想はしょっちゅう」するという。「例えば、洋楽でもバラード系のポップスでも聞いたら、自分の気に入った曲があったら、その作曲者が自分になるわけです。で、自分が何とか賞とか、映画で言うたらグラミー賞とか、そういうのを受賞してるシーンがバーッと浮かんでくる。何十億と稼いで、豪邸に住んで」いるような「シーン」が浮かんでくるなどという。

## 虚言に関して

資料のある最初の虚言は、「六年の冬休み」と題した小学校卒業文集であった。文中には「日光《にっこう》にも旅行」「正月は旅行先でやった」とあるが、実際は、日光への家族旅行は「行ってない」。書いたのは、「見栄《みえ》を張った」からだという。

女性に接近する際の虚言は数限りなかった。すでにその一部について記した。

精神科医に対しても、刑罰の代わりに精神病院に逃げ込もうとして、精神症状に関する虚言や誇張した症状を訴えた。例えば、T病院入院（昭和五十九年十二月十二日）について、強姦のことで右翼に金を払う気にもならないし、「警察にも捕まりたくない」ので、「母親と北陸温泉に行って」「T病院に行こういう話を自分で話を組み立て」た。「組み立てた」のは、以前にはあったが「直前は殴ってない」母への暴力、耳鳴りみたいな人の声が聞こえること、人を殺しそうな気持ちがあるということなどであったという。他のことは、以後折にふれて記す。

## 3――精神症状

宅間守が鑑定時に述べた精神症状を取り上げる。年代順に辿《たど》り、途中から症状別に分ける。一応、精神症状として取り上げるが、それが性格なのか精神症状なのかについては後に考察をする。

**小学高学年より精神症状らしきものが始まった**

まず、汚れに関することである。

小学校四年のころ、大学から研修に来る女の先生がいた。「結構気に入っとって、女の子らと西宮《にしのみや》の家へ遊びに行った」。そのとき「香水ピュッピュッとカーディガンに振って」もらった。帰りのバスで「おじさん」の「手がそのカーディガンにちょっと擦れた」。「汚されたような気」がして「ものすごくショックやった」。あるいは、「担任の男の教師が」「頭とか」「しきりに触ってくる」。「汚い」、「不潔みたい」と「ものすごく嫌やった」。

小学五、六年のころには、「とにかく潔癖なとこ」があった。「汗ダラダラかきながら僕の方にこうやって突進してき」て、「至近距離を通過した奴がおっ」た。「汗を付けられたような気がして」、「そいつをボーンと殴った」こともあった。

次は、こだわりである。

小学五、六年のころであった。「ソフトボールの試合」で「三塁守っ」ており「球がいつ飛んでくるか分からんような状況」だったが、「あの漢字は何やったかなあ」と「こんな（空に指で文字を書く身振りをする）やってやってる」。漢字を「頭の中で浮かんでるだけやったら」、「気が済めへん」。「一々書き表さな、気が済めへん」。後で同級生に「こんなやっとったやろう」と言われた。あるいは、「ほんまに考えてるのかどうか確認するために」、「口に出さな気が済めへん」かった。「明日あるいは何時からどこそこへ行く、やったら」、「ほんまに考えてるかどうか」「断定できない」ので、「だから口で、明日、何時からどこそこへ行く、って言うたら、ああ、ほんまにそういうふうに考えとったんやな、と」なる。「口に出さないと」、「ほんまに考えとったんかどうか、頭の中だけやったら安心できへん」かった。

中学時代になると、精神症状が小学高学年よりも明確になってきた。こだわりは、日常生活に影響を与えるようになった。宅間守は、「中一の二学期か三学期」くらいから、次のような「症状」があり、授業に「集中できん」ようになり、「成績もがた落ちになった」という。その症状とは、「母親といざこざとかあったら、テスト中でもそれが浮かんできて、テストに取り組まれへんかって、隅っこに書いとくんです。後で、これ、家に帰ったら言うたろうかなあということで、バーッと書いて。書いといたら忘れることないから。それで新たに試験でしょう。結局それで五分、十分ロスする。臨機応変に考え方が変われへん。不愉快なことがずっといつまでも残っているから。それでイライラする」「こういう自然な動作でも、何でこっち（左）でやったんやろうな、とか。何で右でかけへんやったんやろうかな、とか考える」「あの時、どう思われたやろうとかね。おはようッスとか言うて、会ったら。そしたら、こっちのが聞こえたかなあと、向こうに聞こえたかなと。そういうのがずっと何時間も残っている」

「単車に乗っとって、人が立っとったとするでしょう。その時、人間を確認、見ようとする興味がそっちに働くでしょう。そんなら、何であんな奴に気を取られて、何でほんまはそいつが立ってなかったとしたら、もっと早目に四速にしてるところやのに、そいつがたまたま立っとったかいうて、何でそいつに影響されて、四速にするのが何秒も遅れやなあかんねん、とか」などであった。

猜疑心《さいぎしん》もあった。「外で歩いとって、自転車乗っとっても、こうやった（身振りをする）だけでも、近くにおる男の奴が、僕が因縁つけたように思って、コラー言うてかかってけえへんかなあ、とか」「ボソボソと自分でたまたま声出したことを、これで聞かれたんちゃうか、とか」「やけくそになって、ほんま殺してもうたろかとか言うたとしたら、道歩いている奴がそれを聞きつけて、たまたま、俺に言うとるんかと言って、逆にやられへんか、とか」などであった。

視線への過敏さもあった。自室の「窓が開い」ていたら、「どっかから見られているような」気がした。「自分の挙動でたまたま見たのにメンチ切ったとか思って、かかってきよれへんかなとか、急にやってきよらへんかな」とか思った。他人の視線は、「パッと見てきたら、こいつ不愉快や、何見とるんねんと常々思っとった」という。

このころから、「そんなことばかり考えるから」「心から楽しかったり、うち解け」ることがなく、「自分だけ絶対浮いてる」「全然面白くない」と自覚するようになったという。

## 高校以降の精神症状

そして症状は徐々に強くなって、高校二年三学期になって××市では「気違い病院」という「固定観念」のあったT病院に通院を始めた（昭和五十六年三月六日、十七歳）。

その通院前には、「とことん考え、追求せにゃ気が済めへん」「一挙一動がひっかかる」「とにかく不愉快なことが取れへん」「次の新しい事が来るまで、それと戦う。それがやってきたら、前のやつがこう押し出されて。それの繰り返し繰り返し」「とにかく合理的に行動できへんのが一番困った」というような状態となり、「夜もあんまり寝れんようになって」「しんどくなり」「耐えれへん」ようになり、通院するようになったという。

T病院の外来診療録に宅間守の手記が残されている。かなりの精神的苦痛を伴っていることが明らかである。全文を記す。

「僕は極端な被害妄想者です。これは、約五年前からわかっていました。しかし最近ものすごくひどいのです。夜も眠れません。たとえば、自分の仕草、たとえば右手を上げたとするとなぜ右手を上げなくてはいけないのだとか、右手を上げているのを他人が見たらどう思っただろうとか、単車に乗っていて、安全確認のために左を見たとする。他人はどう思っただろうかとかいろいろ考えたくもないのに考える。他人からは、どういうふうに写ったとかばっかり考える。それとか、たとえば友達のAとBがいたとする。僕は、Aと話しをする。Bは話しの内容をわからない。Bは、どういうふうに解釈しただろうかなどいろいろで、次々に僕を襲ってくる。人と話しも出来ない状態です。たとえば、お母さんに親孝行しようと思ってなにかしたとすると、親はどう思っただろうか、気持ちが通じただろうか、悪いように思われてないだろうか、いやになるほどだ。生きていても仕方がない。死にたい。実際に人から言われてない事でも、こない言われたらどう答えたらいいんだ。こう言われて、もしだまっていたらどう思われるんだ。なんか監視されているみたいだ。仕草一つも満足に出来ません。先生僕を助けて下さい。（この文をていねいに又は、文章の意味をわかりやすく書けなかったのは、だれかにじゃ魔されているみたいな気がする。まるで警察に密告する際に殺されるように）」である。

①こだわり、猜疑心、視線への過敏さなどの体験はどうなったか

これらの小学高学年あるいは中学生、つまり思春期から青年期にかかる時期に始まった精神症状は、その都度でその内容やこだわりの程度の変化はあったが、現在まで持続している。しかも精神症状と同時並行的に攻撃性、衝動性の亢進《こうしん》があり、見知らぬ他人に対しての暴力に至ることも稀《まれ》ではなかった。

いくつかを示す。

十七歳ころから、部屋に一人で居ても「実際に見られてるような気がし」たり「気配を感じ」たりして、ドアの外を「見に行った」。「自分の発した独り言とか聞かれてるような気がした」。

人混みでも「しょっちゅう」「視線を感じた」。その理由を、「自分は特殊な人間やから、マークされてる」と思った。このような感覚は、「懲役行ったくらいまで」あった。

テレビの漫才や生中継を見ると、「こいつ、もし、さっきのこと（タレントの言葉や動作のこと）引っかかりながらやってたら苦しいやろうな、とか、そういうふうに見えてくる」「角度がちょっと人とは違うところから見て」しまう。ドラマ見てても、「例えば、ドラマでこうやるシーン（指さす身振り）があったとしたら、何でちょっとこういうふうにせんかったんやろうな」「それを、こいつ悩みながら、次のカットシーンをやっとるんちゃうかなあ」「しんどいやろうな」とか考えるので、ドラマのストーリーから「離れてしまう」。

十歳代後半から二十歳ころにかけては、歩行中も、前から二人並んで歩いてくると、「俺が一人やからといって何で俺がよけやなあかんのやと、わざとガーッとぶつかった」り「わざと唾をガーッとかかるように吐いたり」した。そうしないと「何で俺がよけなあかん」のかということが頭から「離れない」ようになる。「すぐ反転して相手の奴の家を確認しに行ったこともあるしね。後でガラスを割ったろうと思ってね」。「とにかくやり返さんと気が済まん」

「車に割り込まれた」ときに「やり返しできへんかったら」、「ずっとイライライラする」。「あの時、こうしたったら」「ガーッとやり返すとか」「何でせえへんかったんやろう、とか」「ずっと思う」

買った「中古のグロリア」を誰かに「傷つけられたりせえへんか」と気になり、「たまたま停めた後に誰かと目が合《お》うたらね、メンチ切ったとか相手が思ってね、それで車にギーッとかいって復讐されへんかなとか考え」るようになった。「腹が立つ」し「鬱憤たまる」ので、「しょっちゅうしょっちゅう」「徹底的に他人の車を傷つけ」ることによって、「不安な気持ちをチャラにしとった」という。

運転中に「割り込まれる」とか「後からピピーと鳴らされた」りすると、「嫌がらせ」と感じるときと「たまたま」と感じるときとがあったが、いずれにせよ「降りていってコラー言う」たり、「ボコボコに殴ったり」した。あるいは「しょっちゅうしょっちゅう」「鬱憤晴らし」に、「全然関係ない人に復讐して、不愉快な思いをさせてやろう」と「路上駐車している車にわざとガリガリと当てて逃げたり」した。

二十歳ころに働いていた不動産会社は、「駅のホームから筒抜けに見える」「ビルの三階か四階」にあった。「駅のホームに立ってる奴が、何でこっちをガラス越しに見とるように感じて、それがものすごくしんどかった」「仕事しとっても何しとっても、何かじーっと見られてるような。それでこんなん（手を振り払う動作）やったりしとった」「僕がピリピリしてるから、余計面白がって何か見よるねんなみたいな、追い討ちをかけられてる気がして」いた。しかし会社の椅子に座っているときには、椅子から「立ち上がらな」いとホームが「見れへん角度」だから、見られるとは感じなかった。あるいは、「営業から自分がパッと帰った時にパッと話がやんだり、何かジロッと見られたりしたら、何か自分のことを言うとったな、とか」感じ、腹が立ったので「同僚の車」を傷つけた。

××病院〈整形外科〉入院中に「僕の推測やけど」、揉《も》め事を起こす、警察沙汰になるなどで将来を悲観した父が自分を「殺しよるやわからん」と思った。母が「動揺して心配して、病室に電話してきよったと思う」ので「ほぼ間違いないと思います」という。退院してから、父と喧嘩して「があーと押さえつけてやった」ので、自分が「寝てる間にやられるん違うかな思たから、怖くて家出た」。

奈良少年刑務所でもあった。「靴工場」で「○○〈他の受刑者〉いう名前の奴が、靴下をブンブン振りながら歩いてきよった。自分に当てつけて靴下を、こう自分の脱いだ靴下を振りよったと、つかみ合いになって、独居拘禁され」た。罪名が強姦だったから「自分は特に引け目があった」「新しいパンツが自分の所だけなかった」りなどの「嫌がらせされたことは何回かある」「離れたところにおる奴が、二、三人で話しとって、こっちをチラチラ見ながら笑ったり、コソコソコソ言うとるそういう場面があった」。「独居拘禁」を望んだのは、「朝早くから行進することもないし、体は楽」であり、「腹立つことが多い」「人間関係がない」から「楽」であったからだという。

奈良少年刑務所出所後間もないころ、町を歩いていたときに、「女子大生か何かの集団」がいて「何かコソコソコソコソ僕のことを喋ってるように思って、何や、と言うたことがある」。

「平成二年の夏」ころに大型二種免許を取得し、トラックの運転手をするようになった。ダンプカー運転中に「しょっちゅう見られているような気持ち」があった。「信号待ってたら（隣の車の運転手が）じっと見ているように思ったり」、「抜いていく時に、こうやって（見上げる身振り）見上げられているように思う」。「僕がまっすぐ見てるのに、横から」「一方的に何十秒間か見られて」、かつ「こっちが気付かん」という「シーンが一番腹が立つ」。見られるのを防ぐために、「わざと（自分の運転しているトラックで横の車の傍《そば》に）寄って」いった。「不愉快な思いを向こうがさせたろう思って見よるんちゃうかなと思って」いた。

二十七歳か二十八歳ころ一ヵ月間ほど「プロパンガスの調査員」をした。「××という田舎町」で歩いている人に「何日間か前にじーっと見られたこと」があり、数日後に「じーっと見とった奴が、ここの道を車で今度は通って、事故を起こしよる」というような「ストーリーを描いて」、その道の真ん中に大きな石を並べて置いたことがあった。同僚に、「何であんな石置くねんと言われてね、それから喧嘩になってどついてもうた」。それで解雇された。

住んでいた団地で、「向かいの棟内とか見てるような気がして、カーテンとか開けて、こんな（身振りをする）しょっちゅうしとった」。「とにかく最悪やった」。「クラクション鳴らしよったら、こうやって下を見たり」した。「しょっちゅう」カーテンを開けて見るから、「ピッと鳴らしたら見よるかなあと思って、鳴らしたんちゃうかなと」思った。バイクに乗って「見上げて行った」と「思って」、五階から「ウワアーッと裸足《はだし》で追いかけ」「お前、こらあーって言って、川原の方へ連れて行って、眼鏡《めがね》ひったくって、ガーッと踏み付けた」。

団地の下の階の部屋の住人から「しょっちゅう嫌がらせされて、ドーンドーンと」いう「音をわざと」たてられたり、「便所の扉をわざとバーンと閉め」たりされた。当てつけと思い、やり返した。隣の部屋の音はあまり聞こえなかったが、「顔たまたま出くわしたら、いつもじっと見よる」ので「腹立って」、NTTからの請求書を「そいつのポストから取って」電話番号を調べて、「定期便（のトラックに）乗っている時、いつもパーキングエリアで朝方とかいつもイタ電」を「ずっと」していたら、引っ越した。

他にも近隣とのもめ事は「しょっちゅうあった」。トラックの定期便の仕事を終えて朝「疲れて」帰宅していたときに、「前の車がゆっくりゆっくり坂を登りよる。そんなら指示器も出さんと、グッと左に曲がりよったんです。このボケ、わざと、不愉快な思いさせようと、わざと指示器出さんと曲がりよったなと思って、追っかけて行ったんです。それでボコーンと殴って逃げたり」した。「不愉快」であり「何かリズム狂わされる」ことであり、もし相手に何もしないで帰宅すると、そのことが頭から「離れへん」ようになり「帰っても熟睡できへん」のだが、「殴ったら、やったった思うから、今日も仕事しんどかったなと言って寝れる」という。

団地のなかで、「パッと振り返ったら、おっさんがじっと見とったからね、何やって言うた」。「その光景を女子高校生に見られ」たので「追いかけ」た。その光景は、現在の大阪拘置所でも「そのことを考え」、「何棟に住んでる奴か確かめようとした女子高生に無茶苦茶腹が立って」くるし、「悔しい」という。

平成四年ころ、「毎日が戦い」であり「しんどかった」ので、自ら「○○こころの相談室」にカウンセリングを受けに行った。「視線が気になる」ことや「不愉快なことが頭から抜けへん」かったからだという。トラック定期便で働いていたが、高速道路で「一台車越される度に見られてるような気がして」、傍の車に見られないように「寄って」いかないといけないので「疲れ」てきた。「かぶせあいして、ボーンとわざと当てたり」、「トラブったこと」も「何回か」あった。

市バス運転手のころは「最悪だった」という。

バス運転中も、「考えながら運転するから鈍くさくなる」。例えば、「ビヤーッと飛び出しとかあった」ときに、「あの引っかかり（鑑定人注：それまで考えていたこだわり）がなかったら、ビャーッとされる前に、当然、突っ切れとったのに、と」考え、さらに「引っかかっとったから、こないなった」と「それをまたずっと考えて」しまう。こうなると「トラブルを起こす」。「全くフリーの状態（鑑定人注：こだわりがない）やったら、ガシャーン入れられようが、メンチ切って乗り込もうが、まあまあ我慢できる」が、「賽銭箱《さいせんばこ》ちゃうぞ。なめとるのか、とか」怒鳴ってしまう。そして「会社に電話され」る「それの繰り返し」だったが、「自分ではどないしようもなかっ」た。仕事の休憩中、座るのに「五十センチほどあけてこう座」ると、「こいつ（バス運転手の同僚）が気まわさへんかなあ」「避けてるとか思いよらへんかなあ」「もうちょっと二十センチくらいの距離で座るべきやったんちゃうかなあと思っ」たりして、「気が全然休まらへん」。

乗客の「見る行為が許されへん」し「不愉快」。乗客に「すごい形相で見てきた」と電話されたことがあって、「直接（乗客を）見ることはできへんなあと学習して」、五百円くらいで買った小さなミラーを「三ヵ所」に付けて乗客が自分を「見とるかな」と確かめた。小さなミラー越しに自分の方を見ている乗客に対して、「俺もお前見てること知ってるぞとアピール」するために「わざとこうやってやったら（じっと覗《のぞ》き込む身振り）」、「見てるのに気が付いて」自分を見るのを止めた。「勝ったような」気になった。

「女子高生が乗ってきて、睨《にら》むようにして乗ってきて、後ろ座りよったんです。ドンドンドンドン音たてられて、何ドンドンさせてんねんと言うたんです。ほんなら、これは備え付けのミラーで、真後ろ見るようになっとるミラーがあるんです。それでパッと目と目が合ったら、こうやって顎でしゃくられたんです。女に。このボケと思って、席移れ、後ろに行けと言ったら、後ろに行きよった。ほんで制服が××女学園の制服やったんで、お前アホの女子校やねんかと言うたったんです。それで電話されて処分された」。

バス運転中、運転席の「真後ろに立たれるのがものすごく嫌やった」ので「それでトラブルがしょっちゅうあった」。急ブレーキを踏んだとき、「若い女が真後ろに立っ」ていて「焦った表情を何か笑いものにされたと思った」。「ミラーが後ろが映れへんから、お前後ろに行けや」とよく言った。何度も「管理局にすぐ電話された」。

乗客が運賃を「ガチャンと賽銭箱に入れるみたいに入れる」と「当て付け」と思った。咳《せき》払いを「嫌がらせ」と感じた。隙間の少なく慎重な運転中のちょっとした音を、「わざとにしてる」「何か下手売《ママ》らそうと思って音をさせよった」と感じた。「腹立つ」のと「嫌がらせ」と感じるのは、「同時」であった。運転席のすぐ後ろの席で女性が髪にスプレーをしたら、「何でお前の吐き出したスプレーをわしが吸わなあかんねん」と腹が立つが、嫌がらせとは思わなかった。

運転手仲間に「敵が多かったから」、「他の運転手が」乗客に嫌がらせを「やらしとるんちゃうかなと考えた」こともあった。

市バスの同僚の場合には、「こっちの性格を見通して、カリカリさせたろうと思ってわざと見とる」奴もいた。「休憩室でコソコソコソコソ、僕の方をジロジロ見ながら喋っとった」。「ジロジロ」見られると、「素知らぬ顔してサーッとはなかなか行かれへん」。すると「立ち止まって」、「お前が見とるいうことを気付いてるぞ、いうことを分からしてやりたい」と思い、睨みつけた。「じっと見とる奴」には、「明け方」に「一回リーンと鳴らして切る」「いたずら電話ばっかりかけとった」。いたずら電話にしたのは、「一応公務員やから、やっぱり無闇やたらと喧嘩はできひん。仕事を失いたくないという気持ちが強かったから」、鬱憤晴らしの「対処を変え」たという。

ところが、被害〈妄想〉的な内容を伴っていないときもあった。煙草《たばこ》を吸って乗ってきた乗客が、「ふーっと僕に煙をかけよった」ときには、「もうプチーンと切れてもうたから」、その乗客が降りようとしたときに「バターンとドア閉めてもうて降ろさん」ようにして「コラーッ言うて、お前、乗ってくる時、煙かけたやろう」と「もうやり返した」。「煙草を僕が吸って、こら、全部吸わんかい、なめとったらあかんぞ、コラーッ言うて、煙を全部吸わせ」た。「発進する直前に乗ってきた」乗客が定期券見せようとすると、「今運転してるのに、こら、見られへんやろって」怒ったりした。バス運転中、右折しようとしたところ信号が「赤になってるのに突っ込んできよった」から、「腹立つから、ぼーんと（わざと）当たった」こともあった。これらは「当て付け」と思ったわけではないという。

平成二年から平成六年にかけて住んでいたマンションでも、「向かいの棟の奴」が気になり「ちょっとピュッとか音がしたら、こうやって見たり」した。「階段で向かいの棟を上っていく人間がおったら、そいつの部屋を確かめたり」した。「何か視線が気になる」「たまたま見られたことでも腹が立つ」。そして「部屋が特定できたら、団地名簿で無言電話」をした。

平成六年一月E病院外来受診のころには、「不愉快な思いから逃れられんかった」「相手の挙動が気になった」。「自分でこうぱっとたまたま頭をかいたら、それを相手がどう思ったやろうか、とか」気になり、「自然な振る舞いができんかった」。「見られとったら確認せにゃ気が済めへんかった」「見とったで、何見とるんやとか不愉快な思いささんと気が済まへん」。同病院の診療録に記載のある女性ドライバーにホテトル嬢やと言ったことについては、「駐車場に入る時に料金所の所でじっとミラー越しに自分を」「不愉快な思いさせたろうと」「見とった」から、「お前、ホテトル嬢やろう。後ろめたいことがあるから、見るんや、人を、と言うた」という。

三番目の妻I子との結婚中にもいろいろあった。

ヨーロッパ新婚旅行でも「トラブった」。同じツアーの七十歳くらいの老人が「嫁さんの方とかジロジロジロジロジロジロ見よる」ので、トイレで会ったときに「こらあ、なめとったらあかんぞ、ジロジロ見やがって」と言った。相手は「何か狐《きつね》につままれたような顔してた」。美術館で若いカップルが「僕と嫁さんの間にビュッと割り込みやがって、思うて、こらあ、言うて、ボーンと当たっていってまた抜き返した」。わざとじゃないことは分かっていたが、「リズムを崩」されることが「無性に腹が立つ」。

香港《ホンコン》旅行でもトラブルがあった。ホテルのエレベーターを待っている間に、若いペアの男女が「しきりに嫁さんの顔を見てクスクス笑った」りして「何か感じ悪い奴やなあと思っとった」が、エレベーターが開くと「横切ってパッと乗り」、しかもドアが閉まりかけ自分はドアにあたった。「僕が嫁さんに、わざと挟まれたなとかって言うたら、あんたのことやから、またそうやって腹立ててると思っとったわとか、全然気持ち分かってくれへん」。「カリカリカリカリきながら夕食会」となった。「同じツアーの客」と円卓で食事中に、「家族連れのおっさん」が、「しきりに嫁さんの方をジロジロジロジロ見とる」、そして「僕の横に座ってる嫁さんを三十秒くらい、こうやって8ミリか何かにおさめよった」。しばらくして「無性に腹が立って」きた。皆の前で「さっき何やったんや、俺の嫁さんをずっと撮っとったやろう言うて、便所行ってフィルム切ってこいと言うた」。「ほんまに撮りよった」。しかし妻は「別のとこ撮っとったやん、錯覚ちゃうん」と「全然信用してくれへん」。

××市クリーンセンターに勤務中に、「畑仕事しとるおっさんが一回じっと見とった」ときに、腹が立って「後から来て農機具グチャグチャしてもうたろうか、家のガラス割りに来たろうか」と思った。実行しなかったのは、I子と「結婚しとった」のと「万が一捕まったら仕事を失うから」であった。「鬱憤をちょっとでも解決したい」し、「何かやり返さないと気が済まへん」ので、「わざと」足をすべらせたようにしてゴミ運搬車の汚れた水を「通行人にしぶきがかかるようにやっとった」。「復讐の仕方を自分で編み出した」。「特に男が僕を見た」場合は、「やっぱり案の定、見よった」「何か不愉快な思いをさせたろうと思って見よった」「喧嘩売ってるのか」などと思った。喧嘩すれば公務員を辞めさせられるという「失うものが大きい」ので、仕事中以外の「交通トラブル」でも「(相手の車の) 鍵を抜いてほかす」ことを何回かした。「殴るよりは罪が軽いかなと思った」

マンションの一階に住んでいた。「歩いてる奴とかこっち見とるような気がして」、夜中に「ちょっとコトンと音」がすると「起きていってカーテン開けて外を確認した」りした。I子は、「その光景をおかしいと非難しよる」、「嫌がる」。それで確かめることを「我慢し」、「やりとうても見れんかった場面が何遍かある」が、その後「ずっとその音は何やったんやろうなと残る」、「考える」。上の階や隣の住人とは「トラブった」。上の階は「しょっちゅうゴンゴンゴンゴン音する」ので、「下からボーンと棒で突いた」。「音が不愉快な奴なんだと思って、わざとドンドンしよる」と思った。「辛抱できんようになって」、「こらあ、なめとったらあかんぞ」と怒鳴り込んだ。音が止んだので、「やっぱりなめられとったんやなあ」と思った。「いつもガチャッと音がしたら気になる」から「部屋の中、覗いとらへんかと確認しとった」ら、妻から「何でいちいち人を確認しに行くんや」と「文句言われとった」。

冷蔵庫が運ばれてきたときに、「二歳くらいの女の子を連れた母親」が「じっと見ながら歩い」ていた。子供がよちよち歩きで庭に入ってきたが、「その母親見とる」だけで「僕の物差しからしたら」「わざと入れたみたい」であった。後で、妻が「あんたのことやから、またトラブルと思って真後ろで立っといて見た」とか「わざと入れたような状況ではなかったみたいなこと」とかの「文句」を言った（鑑定時に、この出来事についてのI子の証人尋問の供述内容は嘘であると主張する）。

隣近所とのトラブルもあった。近所の「息子が単車でビュンビュンビュンビュン」とうるさかった。「パッと家の中だけ見た」ところ「その息子が、なんじゃい、いうような挑発してき」たので、「こらあ、お前、機械の力借りやな、ちんちくりんのくせに。お前単車をパラパラ乗りやがってって言うた」。その夜「息子と一族」が「金属バット持ってきやがっ」た。数日後、「その親父にパチリ頭突き五、六発入れて、警察沙汰になっ」た。

三番目の妻I子と別居し離婚した後になると、こだわりの内容は、「もうとにかく、あの時こうしておけばよかったとかばっかりの世界になって」しまった。「妊娠をもうちょっと早くしとったら、離婚されへんかったんちゃうかな」「M子〈かつて養子縁組した女性〉のババアが向こうの家に行かんようにしとけばよかった」「コンドームいうか外出しにせえ言われとったんです。最初、I子に、もうすぐレントゲン検査があるからと。あんなん外出しにせんと中で出しとったら、妊娠もっと何ヵ月も早くしとったらね、子はかすがいで助かっとったんちゃうかな」。I子との「ちょっとした状況が浮かんでくる」。「いつまでたっても」「考えてしまう」ので「しんどなっ」た。そしてI子とその周辺の人たちに対して強い攻撃性、衝動性を示し続けた。

被害的な体験や視線に過敏な体験は、平成九年から十年にかけても続いていた。

クリーンセンターの仕事中に見られることに対して、「グーッ」と睨み返したり、「唾吐いたり」して、「言い逃れできる範囲で戦ってた」。

電車で通勤した時期もあったが、電車内で「何回かトラブっ」た。「自分の荷物を置いて席を確保しといてから、三つも四つも離れているところの、見ている奴のところに行って、何やと言うてやったことが何回か」あった。「ボコボコまでやったらすぐ傷害で警察」だから「わざと服にかかるように唾吐いたり」した。「見られるのが何よりも不愉快」。「こっち（宅間守）を変な奴だと思って」見ていると思うし、「自分（相手）が人（宅間守）を不愉快な思いさせてるという認識がない」。

平成十年四月から同十一年三月まで××小学校の用務員として勤務した。この職場で、子供に対する態度を注意されたことがあった。「ものすごく不愉快な目つきで五年生くらいの女の児童がじっと見よった時があるから、気にくわん目つきやのう、とか何かわざと聞こえるように言うたら、教頭にそれを言いよって、注意された」「わざと咳払いみたいなことをしよった六年生の男を追っかけた」「ジロッと見よってね、五年か六年の男が。ほんで行き過ごした後で振り返ったら、まだ向こうも同じように立ち止まって振り返って見よったからね。あとで体育館の壁に穴を開けてあったから、もう一人の用務員と一緒に直しとったんです。その、さっきジロジロ見とった奴が、たまたまバレーボールの部員で体育館におったから、こらあ、言うて、追っかけた」。このようなことは「五回前後」くらいあり、その都度注意を受けた。「先生に対してはトラブルは別にない」という。

平成十一年六月から同十二年十一月にかけて××にあるハイツに住んでいた。ここでも「トラブルはもうしょっちゅう」あった。「二軒隣」の洗濯機の「音が気になるいうか、夜中に洗濯する根性が腹立った」ので、「こらあ、うるさいやないか、なめとったらあかんぞ」と言いに行った。「布団を毎日叩《たた》きよるんで」「僕が布団たたき嫌がってるなあ思ってわざとやっとるなあ、と思って、それでもう辛抱できんようになって」、スクーターのタイヤを「キリでパンパン」とパンクさせた。向かいのマンションの「しきりにこっちをじっと見てる奴」が「四〇〇のバイク」で「夜中の一時」でも「ブーンとふかしてエンジンを切りよるから」、「タイヤ」を「いつもブスッ、パン（キリでパンクさせる真似《まね》）」とパンクさせた。「プラグ、コードを抜いてほかしたこと」もあった。「家主に言わせると、僕が原因で三、四人出て行ったたって言うて。商売、経営が成り立たへんと文句言われた」

平成十一年から同十二年にかけて勤めた××商店でダンプカーを運転した。「何かグーッと急に不愉快なことが浮かんでくるから、吹っ切るため」、あるいは「民家の人に不愉快な思いさせたろう」と思い、クラクションを「ブワーンと一分間鳴らした」。

「平成十二年の盆休み」に見合いパーティーで「医者」といって知り合った女性の××県の実家にいった。リスパダールを「二、三日」飲まなかったら、その薬を飲む前よりも「ピリピリ」が「もっとひどかった」。「イライラして夜も寝にくい」し、「視線とかピリピリ」するし、「コンってぶつかったら、後で変な奴がいきなり刺してへんかなあと考えたり」した。帰りの阪神《はんしん》高速では、前の車がブレーキを「わざと何か踏み方が荒いように」踏み、「嫌がらせで踏みよったんちゃうかなあと思って」、「降りていってボカーンと蹴っ」た。帰宅して、夜、コンビニに買い物に行ったときに、「歩いてる男とすれ違った」が、「じっと見よる」し、「立ち止まって振り返って」たし、「何か目つきが気にくわんかっ」たので、「ブワーッと戻って」「ストリートファイト」になった。「睨まれたと思った」

平成十二年十二月ころ、ダンプカー運転をしていたが、運転中に「見られるの嫌やった」ので、ガラスを「スモッグ《ママ》にしてもらった」。

上記以外にも多数の類似の体験を鑑定中に述べている。

### ②三番目の妻Ｉ子への執着と嫉妬

Ｉ子とは、結婚する前から、「結婚せえへん」とか「裏切ったら殺して」自分も「死」のうと「考えとった」。結婚前から「結婚した後、喫茶店に男と居るとこ見ても浮気してると断定する」とか「相手を殺す」とか言ったのは、「そこまで執着心のある人間やから邪険にしたら後々怖いぞとにおわ」すためであった。「初婚」を装うために「戸籍移して、また戻して」、「初婚のとこ丸しとっても役所の方がね受理しよるんです、記載間違いやから不受理なんかならへん」かった。

別居後から明確にＩ子の浮気を疑うようになった。

結婚当初は、妻の浮気について、「そういう疑いはなかった」ともいうし、「たまには」浮気を疑ったともいう。

結婚後間もなくのころに、夕方「今歯医者や」と携帯電話がかかってきたが、なかなか帰って来なく結局午後十一時すぎに帰ってきた。「決算期やから、忙しいから」「もう一回会社に戻ったと言いよった」。「おかしいなあと思って、本人に問いただした」。「僕の顔をチラッと見てよそよそしい態度を取りよったから」、「急にドタバタして結婚したからね、前の男が、あと一回だけさせてくれと言ってね。急にその日つめよられて、ホテルで何時間かつぶして」と思った。

平成九年「六月」ころ、隣の部屋の者が身を乗り出すと「ベランダ越しに家の中が見えるような感じがした」ので、それを確かめようとして「逆に（ベランダから自分が）身を乗り出して」隣を見ていた。その「光景を全然関係ないおばさんに見られ」た。自転車に乗っていたおばさんは「何度も振り返って僕の方を見」た。「おばさんにしたら、僕が覗きをやっとるように見えるじゃない」かと思うと、「離れた道路をたまたま横切ったおばさんが、何で僕の方を意識して見らなあかんねん」と「無性に腹が立っ」た。後で「色々考え」て、「何か僕か嫁さんに対して元々興味か注意を払ってるおばさんやから、離れた道路を通ってるのにわざわざこっちを見とったんやと結びつけ」た。いつものように「あの道があって、こうなって、はたしてこう、わしの部屋まで見てしまうかな、視界に入るかなとか」と「頭の中で実況見分」したりして「何度も考え」た。さらに「何日かして」、「ひょっとしたら僕が出勤した後に、（妻が）会社に行くふりしてね、何か男かなんかのとこに戻ってきとるんじゃないかということを、ちらっと考えた」。「滅多に言わんのに、会社から帰ってくるなり、一緒に風呂入ろうと言うた」ことがあり、「それが男のあれを、証拠隠滅のために焦ってるように思った」。「早いこと、汚れとか臭《にお》いとか消すために」と思った。そのときに感じたのではなく、「一週間くらいしてから」「ふと思いついた」。

マンションの引っ越し前に、「前の男」の「数を上回るために」、「ただ深い意味もなく、早いこと百回セックスするために急いでせにゃあかんということを言うたことが」あった。妻が「そこまで疑われているような気がしたと言うた」ので、「僕、逆にそれがひっかかっ」た。「何もなくて潔白やったら」、「いちいち会社に行ってまで思うかなと」「ちょっと疑った」。しかし「そのときは、けったいなこと言いよるな、程度」だった。

「妊娠が分かったのは十月の終わり」ころであった。「自分の好きな女に自分の子供を生ませる」ことと「平たく言うたら、子供ができたら逃げられる可能性が低くなる」ことなどから、「とにかく嬉《うれ》しかった」。しかし、妻は「あんまり嬉しそうでない」様子であった。妊娠が分かったときに浮気を疑ったかどうかについては、「その時はそこまで考えんかった」「他の男の子供の可能性があったら、妊娠したということを隠しとって、黙って始末しに行く」と思っていた。

妊娠が分かってから実家に戻るまでの約一ヵ月間の妻の態度は、「全然変やった」。十一月になったころには、妻は「別れようと腹は決まった」ようであったが、それは「後で分かったこと」であった。「全然一緒に寝ている所で寝に来えへんし」「ちょっと冷たい感じがし」「よそよそしかった」し、「会話もあんまりないし」「何か避けて、僕のことを見るからにうっとうしがってる感じ」であった。しかし「現実に妊娠もして」いるしと「楽観視」していた。

平成九年十二月初めに別居となった。

その日に「僕の方の〇〇さん〈宅間守の親類の女性〉」から「I子さんのお父さんとお母さんが今来てるから、ちょっと来てくれるか言うて」電話がかかってきた。妻から、「あんたのことを親が調べたんや。離婚歴もあるらしいし、何か仕事もゴミや、とか、何か色々言われた。もう別れる」「子供は生んだらあんたが近づいてくるから堕ろす。愛情はない」と言われた。暴力はふるわなかった。「何か、急なことで、呆気《あっけ》にとられとった」し、いつもの「希望的観測いうか、まだ望みあると、子供なんか堕ろさんやろうと」と思った。親類の○○に「別れたり」と言われたが、「いや、応じへんと」言った。妻の親も来ているし、「無理矢理おろすことはできひん」だろうと思った。妻の荷物は「あんまり仰山《ぎょうさん》持って帰られたら、ほんまに帰ってきよらへんかったら困るし」、「今日は遅いからあんまり持って行かんどってくれ」と言ったら、妻は少しだけ荷物を持って帰った。

二、三日後に「僕がおらん間にもし全部持って行かれたら、ケダクソ悪いから、衣類とか、もう殆ど、ほかしてもうたった」。「服をほかした方が帰ってくる確率が高いんちゃうかなあと思っ」た。「服をほかしたら、後の展望が小さくなるでしょう。次の恋愛とかするのに、また服がいる。そしたら展望がない方が帰ってきよるんちゃうかなあと思って」、ブランド品の洋服を捨てた。

妻が家を出て二日後に、自らH病院外来を受診した。以前から「ピリピリ」してたことと妻が家を出て「パニくって」しまって、「薬飲んだら何とかなるんちゃう」と「希望的観測」から受診したという。

平成九年十二月中旬、I子は堕胎手術を受けた。

子供を「堕ろしてから（浮気を）疑いだした」。

堕胎するまでに電話や手紙で「堕ろしたら、警告。手紙も書いて警告を与えとった」。「まあ遠回しに、手紙には、検事にも判事にもなるぞ、という風に。自分で起訴して自分で罰したると。遠回しに殺したる」と書いた。「電話では、絶対に堕ろすなと。そしたら、分かったと」妻は言っていた。

「勘を働かせて」「夜中の二時か三時頃、玄関の扉をバンバンバンとどついて開けさせて」「家に乗り込んで行った」ら、妻の親が「今日堕ろしに行ってる」と「認めよった」。「暴れて、大声出して、警察呼びたかったら、呼ばんかい言うたら、ほんまに警察呼びよった」

堕胎から離婚成立までの約六ヵ月間、すでに記したように、妻と妻の実家等への粗暴で暴力的な攻撃的な言動が続いた。妻に戻るように電話で哀願することも多かったが、拒否されると脅迫に変わった。「それからはカチャカチャのやり合い」であったという。「向こうの家（妻の実家）に行って大声出したり、ガラス割ったり」「二人で乗っとった車を一方的に持って帰られたから、合い鍵屋を呼んで、逆にそれを持って帰ってきた」とか、「近所で大声出したり」、妻の勤めている会社に乗り込んで「会社行けんような状態に」したために妻は会社を辞めた。「しょっちゅう電話して、殺したるとか、殺すために包丁買《こ》うたとか」と妻に電話した。電話に出なかったら、「家乗り込んで行って、扉ガンガンと、何回も警察呼ばれた」。電話で妻から「あんたの子供を生んどったら、社会に迷惑をかけるところやった」とか「とにかくカッカカッカくるように、一方的に」言われ、「挑発され」た。電話を「一方的に」切られたので、「言い返そう思うて電話したら、もう電話出よらへんからね。なら家行かなしゃあない」となった。

平成十年一月、妻の会社に行き駐車場で妻と話していると、「男」が「歩いてきた」。「様子を見に来たI子の男ちゃうか」「ただの通りすがりみたいなことで通過して行って、何十メートルも離れたところでじぃーっと見とったたんちゃうかな」と「後々ずっと考えとった」。

平成十年「三月くらい」に、妻の会社に行き女性の事務員から「昔に上司とI子が怪しぃんじゃないかゆう第三者からの噂《うわさ》がたっていた」と「聞いた」。結婚前の妻の職場慰安旅行から「一人で帰ってきた」と自分には言っていたが、「上司の○○ゆう男と帰ってきたいうことが判明し」た。「上司の○○」のことを「色々調べ」、電話して「温泉地から一緒に帰って来たんちゃいますかあ言うたら、認めよった」。「食事行ったことはすんなり認め」「性的関係はありません一切」と言われ、浮気の相手が「上司の○○」なら食事行ったことも「否定するやろう」と思い、○○は「手ださへんかったんかな」と思うようになった。しかし「僕の知らん男」の浮気相手がいるのではないかとは思っていた。

「自分がもしトラックの運転手やら中小企業のサラリーマンとかやったら、その場でブスブス刺すか、半殺しのボコボコやってるんです。だから最後の一線いうか、仕事がかわいかったからね。役所勤めやったから。失いたくない気持ちがあって、それがものすごくブレーキになっ」ていたという。「給料そこそこ貰って、仕事も無茶苦茶楽で、休みもふんだんに取れて、で聞こえがよくて、安定して終身雇用いうて。ほんなら僕にとったら、学校も出てない、頭もそないええことない僕にとったら、最高の仕事をしよったと今でも思ってる。当時も」という。一方、「ヤクザに知り合いがおるって向こうの親父が言いよったことがあり」、「場合によってはね、あんまりゴタゴタなりすぎたらヤクザ使《つこ》うて殺しに来る可能性は充分あると僕は思っとった」。

仕事は「ほんまは治っとったんやけど」「十一月の初めに」「足を怪我したことを理由に」「公務災害」の「診断書を出して」「まだ痛いと」「二ヵ月以上引っ張って」休んでいた。

ＤＮＡ鑑定は、「親類の○○さんの家で堕ろすとか言うてる時」に、「それやったらＤＮＡ鑑定やったろうか、みたいなことを向こう（妻ないし妻の両親）から」言い出した。ＤＮＡ鑑定をしなかったのは、妻の側から「どこの病院に胎児を持って行ったらいいか指定して」といわれ、「胎児の血液」だけ取っといてくれとしか言い返せなかった。

「自分の子供じゃないと相当思い出した」のは「堕ろしよってからも多少思っとったけど」、「籍抜けてから」「ソアラ〈車種名〉を見てから」であった（ソアラの件は後述する）。しかし「他の男の子供やいうことは」「断定してない」ともいう。

平成十年四月から××小学校の用務員に異動した。

平成十年六月に離婚調停が成立し、「二百万円」を受け取った。

離婚に応じたのは、平成十年「三月」の「お見合いパーティー」で、「○○子いう女と仲良くなっ」たこともきっかけであったという（Ｈ病院外来診療録に○○子の手紙が残っている）。「途中で僕が嫌になったんやけど、最初は結婚しようかなあと思って。それで一時その○○子と一緒になりたく」なったことと、「やり合い合戦が」「うんざりした」ことともあって、「もう籍早いこと抜いてほしいなあ」、「取れるもの（金）取って」と思った。「○○子の件がなかったら、二百万って安いから応じてなかったと思う」。「相談してる弁護士が、二百万とって別れたら、このケースやったらオンの字やとか言うしね。本争〈裁判〉にいったって、金取られへんのちゃうかな、いう不安もあ」った。また「もう一つプチッと線切れたら、ほんまに仕事失うような」状態であったからともいう。

離婚調停で、「僕になんぼ払う」かを「算定するために、どんだけ荷物をほかされてるか、しきりに気にしとったから」、「僕がおらん時に、部屋の荷物を見たいんちゃうかなあと思って」いた。しかし実際に見られた形跡は「なかった」。「離婚が成立する前から」も「離婚成立してからも」、Ｉ子が、「僕の動きを見るために」「離婚後、男と一緒に偵察にきよるんちゃうかなあ」とか、「僕のマンションを偵察しにきよることばかり想像しとった」。「僕が駐車場に車を停めて」いるときに「バーンと鉄板の音がしたら」、「あっ、僕のマンションの近くまで歩いてきよって、走って逃げる音やとか思った」りした。「証拠はない」が、「どんだけ荷物をほかされてるか、向こう（Ｉ子）が確認するために、僕のおらんときに合い鍵使うて部屋の中、見に来よったんちゃうかなと、思って」いた。住んでいたマンションの近くで「車見たら、あいつ（Ｉ子）が偵察に来とるんちゃうかとか」、「人の車借りてるかもわからん」と、「いつもピリピリしてた」。「（I子の乗っている）同車種の車とすれ違ったり」すると、「あいつが乗っとる」のではと「Uターンして、ずっと追い駆けて行ったことも」あった。「男とデートして帰る時」に「僕が向こうに家の近くで張り付いている可能性があると思って」、自分のマンションに来て「所在を確認してから男に送ってもらうために」「動きをチェックする必要があるなと思って」いた（鑑定人が、逆の立場だったらあなたはそのように偵察をするからかと問うと「そうです」と答えた）。

小学校用務員の仕事中にも、「柵のところに車が停まって」いたら「逐一考え」、「リクライニングして隠れとるんちがうかな」と何回も「確かめに行った」。「全部、神戸ナンバーやった」から、ナンバーを控えることはなかった。

離婚調停成立の「五日後くらい」に「ソアラの事件」が起きた。夕方帰宅途中に「マンションから五分くらいのところ」で「信号待ち」をしていたときに起きた。「ステテコ姿で犬を散歩しているおっさん」が、「パッと」「止まって」、「後部座席のスモークガラス越しにこっちをじっと見とるんです」。「こいつ、思って、左のこの後ろの窓をパワーウィンドウで下げ」、「視線が合っ」たのにそらさないで「ジーッとまだ見とるんですよ」。車をバックさせ、「何や」など言った。「うっとうしくなって」「信号が青になったからビューッと行った」が、その「おっさん」から「僕がマンションに入っていくところを見渡せる角度やった」ので、「おっさんから車に復讐されるんちゃうかなあと思って」、「おっさんが気づく前に一気にガーッとマンションに入ろうと思って、猛スピードで立ち去った」。「おっさんの目から早いこと逃れたいし、ソアラは何か確認したいという」ことで、咄嗟《とっさ》の判断でちょっとスピードゆるめて、「バックミラー越しに」「ソアラを確認した」。ソアラは「サーッと行けばいいのに」、「僕をうかがうようにして、一時停止してからゆっくり、ゆっくりゆっくり行きよった」。「あっ、おかしいと思って、追っかければいいのに、その時せんかった」

ソアラのことが「何かおかしいなあと思って」、「その光景」が「頭から離れんようになって」、また「何で追っかけへんかったか、自分にも腹が立った」りすることが、「二、三日してから急に激しくなって」きた。「毎日毎日」「職場でも」「あの時確認しとったら」と考えた。そしてしばらくしてから、「○○〈I子の義兄〉と同じ車やった」ので、あのソアラは○○〈I子の義兄〉の車だったかもしれないと「思った」。I子が義兄のことを「しきりにボロかすに言うとった」ことを思いだし、「できているのを悟られんため」の「カモフラージュちゃうかな」とフッと思ったりした。「○○〈I子の義兄〉とできとってね。本人はリクライニングして隠れとって、○○〈I子の義兄〉が運転して探りに来よったんちゃうかなあと思っ」たりしていたが、「半信半疑が続いた」。「最初はおかしいな、おかしいなという程度だったやけど、考えとったら」、「いつの間にか」「ソアラがあいつ（I子）の関係者やということは、ほぼ断定した」。浮気相手が○○〈I子の義兄〉ということはまだ「半信半疑」だった。

平成十年八月十三日職業安定所でI子を待ち伏せ、暴力をふるい逮捕された。

I子がいつ職業安定所に来るのかは、「○○いうややこしい奴に調べてもろた」。「待ち伏せして」、「もう一回やり直してくれ」と言った。「ソアラのことはあえて言わなかった」のは、「逃げ道を与えとった」からであり、言ってしまうと「ほんまに帰ってこんと思ったから」であった。嫌というので「宅間のハンコを返してくれ」と言ったら、「ハンコを投げつけ」「拾って帰れと言われた」。「カッとなって」「殺したろと思って」、「もう公務員がどうのこうのという、そういうのプツリと飛んでもうて」「ほんまに殺してやろうと思って、髪の毛を摑《つか》んで、壁に打ち付けてやった」。刃物持っていたら「多分使ってるでしょう」という。「当然、警察には殺意否定した」。仕事は「一ヵ月」の「停職」となった。

××市から引っ越した。

平成十年十月十八日四番目の妻H子と結婚した。

平成十年十月初めころに、「ソアラのことが気になるし××興信所」に相談した。そしたら「ああ、そんなら、それはおかしいと焚《た》き付けられ」た。「興信所が、それはおかしいと言っ」たので、「○○〈I子の義兄〉」と「ほんまはできとったんちゃうかな」と「確信に近いものになった」。「百パーセントに近く断定」あるいは「百パーセントまで一時は思った」という。そして「僕と結婚するずっと前から」だと「思った」。「何日かしてから」「子供も可能性がある」と思い出した。DNA鑑定も「だからせえへんかった」と思った。興信所には、「○○〈I子の義兄〉の素行」「密会所」「密会」を調べるように頼んだ。「一ヵ月から二ヵ月張り付いた」と「二百三十五万」円払った。しかし「○○〈I子の義兄〉の写真撮ったくらい」であり「証拠がなかった」。

すぐに別の興信所に「頼んだ」。そこでは「最初から」、「義理の兄の線は、ちょっと常識的に確率薄いと言われた」。「段々可能性薄いんちゃうかなと思ってきだした」。それで「男関係全般」を調べるように頼んだ。「結果は、分からんかった」。「最終的に、職場だけ教えてくれた」のが、「二年」も経った「平成十二年の終わり」ころであった。計「二百万」払った。

このように興信所の人の言葉に影響されたことについて、「人の言うままに踊らされるとこ」があり、「言葉通りに」「信じ込む」ところがあるという。

「あの時こうしとったらよかったとか」「もう少し妊娠さすのが早かったら離婚になってないとか」「逆算して、一時間も二時間もかけて、排卵日を逆算していくんです。あの時は排卵やったから、二十八日、二十八日、引いていって。あの時やっとったら、こないなってないとか」の「繰り返し」であった。

平成十一年三月十二日××小学校薬物混入事件を起こし、結局同年四月二日から同年五月十日までJ病院に措置入院となった。薬物混入事件後に四番目の妻H子とも離婚になり、地方公務員も分限免職となった。

このJ病院入院中にも、三番目の妻I子との「復縁」を考えていた。「百パーセント殺したろうという気持ちが、この気迫が、向こうに伝わったら、復縁できるんちゃうかなあと考えた」。「殺すか復縁かどっちか」と考えた。

平成十一年夏ころには、「M子〈かつて養子縁組した女性〉のババアの家に行って、ガラスを割ったり」した。M子宅に「夜中の二時とか三時とかに、バイクで」「四、五回行って」「石投げて」、「玄関のガラスをバーンと割ったり、風呂場のガラスをバーンと割った」。また「お前がI子〈三番目の妻〉の家に行って、ゴチャゴチャ言うからこないなったんや、金くれ」と「何度も」電話をかけた。「電話番号を変えられとったから、興信所で五万円払って、新しい電話番号を調べてもらった」。同年九月にも、M子宅に行って、「カーッとなって」、「裏口から入っていって、風呂場の窓とかをボンボンボンボン棒で叩いて割っ」た。「それはさすがに夕方、堂々とやってるもんやから、目撃者もおって、逮捕されたんです。ほんで××警察にヨンパチ〈四十八時間の勾留〉されて」、「五日間ほど」「J病院に入院」した。そのとき、「警察に、引きネタ、なんぼでもあるぞ、ガラスあっちこっちに行って、割りに行ってるのは分かってるんやぞ、と言われ」たので、「それからちょっとの間、大人しくしとった」。

同じ平成十一年夏ころには、「I子の家に行ってガラス割ったり、（I子の）姉妹の家に行ってガラスを割ったり」した。I子宅は「訪ねていってない」が、「夜中に」「三回くらい」「石投げて、ガラス割っ」た。「電話帳から住所調べ」たり「近所の人に聞いたりして」、「I子のお母さんの兄貴、伯父《おじ》さんの家」や「I子の姉妹の旦那の家、姉妹夫婦の家」を調べ、「夜中に」「ガラス割りに行った」。調べ方は、I子の「姉妹の旦那の実家に電話して、○○君〈I子の義兄〉の友達やけど電話番号を教えてくれ、言うて。で電話したら姉妹が出て、宅急便やけど、住所の所が破れてるから、ちょっと読みとられへんから、住所もう一回教えてくれ」などと言って知った。

平成十一年十月ころ、「復縁無理かな」と思ってI子の代理人であった弁護士の○○に会いに行った。帰りの「バイパス」で「十五メートルも車間空け」た車があった。「いつでも逃げれる態勢に車間空け」ているのではないか。運転している女は「I子」ではないか。「男がこうやって隠れとったかもわからん」かったが、「路地」に「ピュッと曲がりよった」。しかし××興信所に自分で行動しないように言われていたので、「結局、確かめられず」に終わった。

「I子のことで頭が一杯」であった。「バイク」や「車で」「アベックが走っとったら」、「見にくい角度」であったら、「一回スピードをわざと落として」見ようとした。「こっちが減速したら向こうも減速して、わざと並ばんようにした」ら「アベックの女はI子やったんちゃうかなあ、と新御堂《しんみどう》走っとって思ったり」した。「I子が男と一緒に大阪へドライブに来てるんちゃうかなあと」、「いちいち見やな気が済めへん」。「確認いちいち見た自分にアホらしくなってくるし」、「確認できんかったらできんかったで」、「わざと避けよったんちゃうかなあと思って」、「残る」。

そして平成「十一年や十二年の始めくらいは」、I子の「顔ズタズタ」にし「指二、三本落とされたら、命とられるよりもショックかもわからん」ので「いざとなったら」やろうと思っていた。「殺してもうたら、保険金親受け取りで二千万くらい」であり、「なんであんな親に殺してプレゼントせなアカンねんいう気持ち」であった。

平成十一年十二月、I子に対して離婚調停無効確認訴訟を起こした。

I子と復縁できるかもしれないという「希望的観測」もあった。「弁護士に聞いたら、そんな絶対、無効なんて無理やと言われた」。「裁判の場で」、「あいつ（I子）のせいで仕事失ったから、賠償金出せ、慰謝料貰わんと気が済まへん、とか、復縁できへんかったら殺してやる、とか」「色んなこと言うたろうと思って」訴訟を起こした。

平成十二年の初めころに、「I子をやろう思うて」「××商店にあった鉈《なた》とカッターナイフとかパクッて車に積んどった」。

平成十二年夏ころ、「復縁は絶対無理やとT男〈市バス運転手時代の同僚〉に言われて」、「もう、まず無理やなと思った」とも、「十二年の間」は復縁の可能性があると考えていたともいう。その復縁が可能と思っていた理由は、「いざとなったら殺すことを決意してるのが相手に伝われば」「百パーセント殺しに来るん」のが分かれば、「殺されるんやったら、少々嫌な男とでももう一回やり直してみようかなあと、なれへんかなあ」と思ったからであった。

平成十二年四月、「入院したら楽になるかなあと思っ」てJ病院に自分から入院した。「テレビをボーッと見とって明け方寝て、昼間は寝たり起きたりの繰り返し。ほんで一食くらい食わなあかん、あんまり腹は減ってないんやけど。日が暮れてから飯を食いに行ったり、それで食べてまた家に帰ってくる」ような生活であり、「気分は最悪」「暗い」「希望はもてへん」ような状態であった。「あの時こうしとったら、妊娠もうちょっと早かったら、こんなことになってない」「M子のおばさんが向こうの実家に行ったりせんようにブロックしとったら良かった」「薬事件の悔やみ」など「前の繰り返しばっかり」であった。入院した。「仲の良い入院患者ができてね、そいつと色々ふざけあったりしとった」が、「煙草も吸われへんし、臭いし、垂れ流しの奴もおるし、飯もまずい」ので「出してくれいうて」退院した。

平成「十二年の夏くらい」に、「I子をいざとなったら殺すため」「百円均一」の「包丁」を買った。

平成十二年十二月ころ、T男〈市バス運転手時代の同僚〉に裁判に出席してもらった。T男から「あんな女、もう復縁なんか考えるな。銭取れ、銭、と言われて」、「復縁より銭取った方が僕のためや、と思うようになって」、「もう百パーセント銭に傾い」た。しかしなお、復縁の可能性は「高いとは思わへんけど」、「何か希望的観測で」「最後の最後まで」復縁があると「思った」し、「ずっと持っとった」という。

I子がアベックで車に乗っていないかと気にしていた。特に、「裁判で××市とか行く時は常にピリピリ」して、「ちょっと似てる車があったらブワーッと追っかけたこともある」。しかし、「全然意識してない時もあった」。「ダンプ乗ってる時、例えば、パーティーで知り合った女に携帯で電話しながら走ってる時、そして話に夢中になってる時は、そういう時やったら、すれ違った車とか気にならんかった時もあった」という。

本件犯行前になると、「殺す」「殺す」だけになったという。

宅間守のノートが残されている。

乱雑な字であるが、平成十二年ころのI子に対する離婚調停無効確認裁判中の時期に書かれたものと思われる。一部を抜き書きする。

「子供をおろしたから、即、帰って来ないと思わず、浮気したから、どっちの子か解《わか》らんから、なんくせつけて、おろしよったんやと思う事」「他の男の子じゃなかったとしたら、おかしいやないか」「百パーセント、俺の子やとして、おろしたと違い、二〇%でも三〇%でも、他の男の子供の可能性が、あり、その意味からしても、産む事が出来ない状況にあったと、仮定したら、非常に辻褄《つじつま》が、あう。その疑いを持っていたにもかかわらず、やれ俺の子供を殺しやがってと、断定したように怒り狂うのは、おかしかった。その可能性が、あるのなら、冷静にじっくり待つべきだった」「他の男とも交わった事が、あり、俺の子じゃない可能性が、あり、その全てを自ら白状すれば……その方が、俺にとったら、ダメージが、少い。当然、男は、キャンといわすけど。おまえの火のこは、少なくなるので、さあ、生死どうするのや」

「浮気されても、風呂に入ったら、とれるやないかと思う」「おまえに、言われた事で、五番以内に腹立つ言動の一つに〇〇〈I子の義兄〉の方が、マシやと〇〇〈宅間守の親類〉のおばはんの家で言って、俺でも、あんなでかい百姓屋のような家を建ててくれて、生活費も援助してくれるか、かわいい嫁はんが、おって、飯もつくってくれて、いたれりつくせりやったら、ポヤーンとしたら、已れ、〇〇〈I子の義兄〉とセックスした事あるのと違うか、やたら、悪口を言っていたし、汗かきでどうのこうのと言っていたが、汗かきとなぜ知っているのだ。何もかも正直に話しとけよ、死ぬぞ、はじかいて、命ごいするかどっちや」「男が、おってんやったら、正直に言え」「交際中に会社をやめたいと言った事あるやないか　関係したヤツがおったんと違うのか」「男が、おって、普通の時、早引き、電話で、休んで、男とあっていた可能性をもっと考え、そうであったとしても、男にも原因が、あるのは、認識している」

「ソアラをなぜ追跡しなかった」「ソアラで偵察に来たのも認めろ」「ソアラのていさつは〇〇〈I子の義兄〉単独でやったとしても、おまえの責任や」「ソアラは、男と偵察か、〇〇〈I子の義兄〉にさせたのだ」「ソアラは……あの状況でも、Uターンして追いかけて、のぞき込むぐらいの確認が必要だった」「ソアラを追いかけて、男とおまえを確認したらキャンといわして、スッキリして、刑務所に十年行って、職も失う事もなかった」「ソアラに、おまえは、乗っていたし、おまえとこのさしがねやし、〇〇〈I子の義兄〉の単独でも、おまえのせいや」「屋上での見張りは、いたのやろ」などである。

Ｉ子に執着した理由について、すでに記した「セックスと外観」以外にも、次のようにも述べる。

「本人に対する復縁の執着の根強い」ことと「同時に」、「暴いてやりたい」。「自分だけええ子」「全く品行方正」で、「こっちばっかりワルモンされた」。自分の過去のことを興信所に調べさせ「ケチつけて」「離婚された」。だから「お前もこんな奴やないかい言うてね、暴いてやりたい気持ちもかなりあって」、「離婚成立後も非常にくやしかっ」た。「結婚するときもこんな事しとったんとちゃうんか、あんな事しとったんちゃうんか、追及したくて、謝らせたいし、賠償金もほしいし、いろんな事が絡み合って」、「単に純粋な執着だけやない、悔しさ、嘘つきやがって、裏切られた気持ち」であったという。

あるいは「好きやったんかな、それと憎しみと何もかもミックスしとった」ともいう。

以上のようにＩ子に対する激しい執着と嫉妬を示した。こだわり、猜疑心、視線への過敏さなどの体験が至るところに認められる。そしてこの嫉妬は嫉妬妄想といえるか否かについては、これも後に考察する。

## ③気分の波

うつ状態があったという。

最初の「うつ」ないし「しんどくなった」時期は、「T病院で飛び降りる前」であったという。「イライラして」、「一時間か二時間くらい寝たら、なんぼ睡眠薬飲まされとっても目がギラギラして起きて」しまった。このときの「うつ」は、その後二回あった「うつ」と「同じような状態と違うかも分からん」という。

最初の「ハイ」は、「昭和六十年秋」の「H医大〈口腔外科〉の入院の前くらいから」であった。「自転車に乗っとって、車とちょっと当たって、大げさに言うて、金にしたろうと思って」「入院」した。そのころに「市会議員に立候補しようと思って」、「××病院の看護婦の皆に、市会議員に今度出るから入れてくれ、と頼ん」だ。「普段以上に」「よく喋る」。そのころ「怪我、交通事故ということで入ってるから、保険会社に、こらあ、言うて電話して」いた。「自分は特別な人間やみたいな感じ」で、「何でも自分はできる、頭が切れるように思っ」た。「ベンザリン〈睡眠薬〉」で、眠れていた。強姦事件で「逮捕されて」（昭和六十年十一月）も、「もう不起訴で出れるんや」「事業でのし上がる」など思って、「警察に二十日間おる時はずっとハイやった」。起訴になり大阪拘置所に移されたころに、「ハイ」ではなくなった。

二回目の「うつ」は、平成十年秋からであった。「精神的に参っ」た。「厭世観《えんせいかん》ばっかり」で、

「何でこんなブスと結婚」〈四番目の妻H子〉と「後悔」した。直ぐに「妊娠されたから余計」に「後悔」した。「すぐ別れたいと思っとったから」、そして「もっと別のもっとええ女と一緒になりたいと思っとったから」、「堕ろせ言う」たが駄目だった。「あの時こうしとったらよかったばっかり」考えたり、興信所で「引っかかっとって、金だまし取られたから尚更《なおさら》ガクンとき」た。「二、三時間したら目が覚めてもうて、そこから全然寝られへん」し、「食欲がガクンと落ちた。しかし「そういう反面、性欲だけがやたらとあっ」た。平成「十年の終わりくらい」から「ひどくなった」。仕事中は、「子供の声がうっとうしくなってきて」、「仕事変えてくれと」「また人事に言いに行ったりしとった」。「うっとうしかった」ので、「ずっと用務員室にこもって」いた。「毎日」「さかむけをむしっとった」。「市役所に郵便物届けに行くだけ」だった。「自殺」とか「こんなしんどいから死のうか」と「飛び降りとか首吊《くびつ》り」の「自殺」を考えたりした。「一番ピークやったのは（平成十一年）一月か二月」であった。市役所に郵便物を届ける途中で、「心臓がドキドキドキドキとしてきて、ものすごく動悸《どうき》が激しくなって」、「T病院で飛び降りる前の状況みたいになってきた」ので、「もう市役所の屋上に行って飛ぼうかなとも考えたり、もうソワソワソワソワして、もうどないしようにもできへん、じっとしてられん状況になってきた」こともあった。「苦しくて苦しくて、しゃあなかった」。「憂うつであった」

　四番目の妻H子に対して、「子供堕ろせと」と「ボコボコどついた」ことなどから、H子は「三回くらい」実家に帰った。「元気やったら」「そんなもん何が慰謝料じゃ、こら」とか「もう荷物全部おいて出て行け」「子供生むんやったら勝手に生まんかい」と言って「あんな女たたき出したるんやけど」、「出て行かれたら、しきりに、帰ってきて、帰ってきてと電話したりした。「H子と結婚しながら、そんなこと前の話〈三番目の妻I子〉で戦うのがやりにくいんです。チョンマ〈独身のことか〉になったら色々交渉もできるし、場合によったら訴訟も起こすこともできるし」と考えたが、「いざ出て行かれたら、飯の世話する人間がほしかって」「飯食いに行く気力すらなかった」。そのうちに「腹大きくなるばっかりで」、「出産費用」とか「弱ったなあ、弱ったなあと思って、それと戦ってた」。「診断書を取って休みたかったんやけど。用務員からどうしても出たかった、異動したかったから。用務員で診断書取って休んだりしたら、出してくれへんと思って」、「薬事件の前は嫌々ながら仕事をしとった」。

しかし「何か性欲だけやったら」とあり、用務員室では「色気のある女のことを考えて」「センズリばっかりしとった」。こういう状態のなかで、平成十一年三月××小学校薬物混入事件を起こした。

二回目の「ハイ」は、平成十二年暮れから十三年初めに始まった。

元気になったのは、「希望的観測やけど、（平成十二年の）年末か年明け早々かの裁判で」「女の裁判官が相手の弁護士に」「僕の主張を真摯《しんし》に受け止めて考慮してあげて下さいね、と」「勧告めいたこと」を言ってくれた。「これはもう金で解決できそうや」、その金で「ダンプ買って」

「バリバリやろうみたいな」ことを思った。

「医者のパーティー」では、ペラペラ喋ることは「自重し」「医者らしく堂々としとった」。「パーティーに行って結構、女引っかけとったから」「別嬪の女くらい、すぐ釣れるいう気持ちが一方であった」

J病院のケースワーカー〈年上の女性〉から「月十二万円の障害年金の認可がおりそう」と言われ、「年間百四十四万円」となる。それに「ダンプの仕事」をすると、「公務員首になった分、その百四十四万円でちゃらにできるかなあいう、自分の気持ちがあっ」た。

平成十三年「二月か三月」ころに、「急に」「司法書士になろう」と思った。J病院の精神科医YMに、「精神薬飲んどったら、合理的に物事を考えられる」「ピリピリとかそんなのはなくなって」「勉強とかしたら身に付くような気がする、と言うた」。「ひょっとしてワシ、勉強に適した頭になってるような気がする、と思いこん」だ。「弁護士」になりたかったが「あまりにもちょっと難しすぎるから」、「司法書士やったら一年間学校に行ったら取れそうな気に、急になってきた」。司法書士の関係の本を「買いあさって、読みまくっとった」。

睡眠は「ハルシオン〈睡眠薬〉」でとれていた。

平成十三年「三月くらいまでハイ」であった。

三回目の「うつ」は、平成十三年「五月の半ばくらい」から「完全にガクンとなって」、「本格的になったのは（五月）下旬くらいから」であったという。

平成十三年四月になると、「何か（I子から）金が取られへんのちゃうかなあ」と思うようになった。「司法書士の勉強に行って」も「頭に入れへんから宅建に切り替え」たが、「宅建も頭に入らん、おぼつかんぐらい」になった。「その辺」から「ガクンとなっ」た。「四月の終わりか五月のかかり前後に、宅建ももう諦め」た。I子から「金取れそうにもない」「決定的に入らんなあと思ったのが五月の裁判」であった。

同年五月になると、「頭の回転が無茶苦茶悪くなって」きた。「気分が落ち込んで、どないしようもコントロールできんようになった」。「考えがまとまらへん」ようになった。「展望」もなくなり、「何もかも先が見えてけえへん」ようになった。「もう金百パーセント取られへんと思った」ので、I子を「殺すしかない」と「腹は決まった」。「腹が決まったのは五月の下旬」であった。「興信所で調べさせたI子の仕事場とか下見しに行ったりね、色々しとった」「待ち伏せする場所とか確認しに行った」。「所在確認に」「直接電話し」たら、「辞めました、と言われた」。「仕事場が確認できんかったら殺されへんという固定観念があって」、I子を殺すことは「できへんと思って」、「何か気力がなくなって急にしんどくなって」しまった。興信所でI子の「仕事場所を探す」ために必要な五十万円を「働いて」「金をためる気力もなくなって」しまった。

障害年金が「初めて振り込まれたのは五月の十五日」であった。

平成十三年五月二十三日J病院に入院したが、「全然楽にならんかっ」た。入院の翌日の入浴では、「頭洗う気力もなかった」。「入院しとっても一緒やと思って」退院した。「飯もまずいし、煙草も吸いた」かった。

「空腹感はあった」「バナナとか買ってきて食べたりしとった」「〇〇子のおばさん〈帝国ホテルでの結婚式をキャンセルした女性の母親〉が持ってきた栄養剤とかカロリーメイトみたいなのを食べて」いた。

## ④その他の精神症状

潔癖性がある。

小学高学年から汚れを気にするようになっていた。そして「十代の終わりぐらいから」、さらに「潔癖なところ」がでてきた。「ウンコが付いてるような気がした」ので、アパートの共同便所の下駄には履き替えなかった。自衛隊のころから、「大便」の後「石鹸《せっけん》で手洗わな、気が済めへんタイプ」となった。奈良少年刑務所を出たころから、「外出したら必ず」「石鹸つけて」「手洗いはする」ようになった。「高速道路」などの「公衆便所」では、水を流したら水しぶきがかかるかもしれないので「ウンコとか流さんと」出た。水道の「蛇口持つのが、ウンコ付いてるようで嫌で、もう止めやんと出しっ放し」にした。

最も汚れを気にしていた時期は、「二番目」と「三番目」の結婚をしているときであった。このときは「電車の椅子とか」は「子供とか赤ちゃん」とか「浮浪者」とか「誰が座ってるか分からん」ので、「何かウンコとか付いてる可能性あるから」「家の座布団とかに座る時、ズボン脱いでからじゃないと座らんかった」。「I子にも感覚がおかしいと言われた」し、I子に対しても「パッと着替えてほしかった」が「強要したらあれやと思って」「目をつぶっとった」。「ウンコとか腐敗したものとか、そういう臭いを発するものに、ものすごく神経質」になった。

一人暮らしをしているときでも、部屋は「少々汚れとってても」「散らかっとってても平気」だが、「布団とか枕」は「清潔いうか」「とにかく別物にしておきたかった」。

自分の服の汚れは「平気やった」。物を触ったら必ず手洗いとかも「ない」。電気やガスのスイッチや扉の確認行為は、「ゼロ」であった。

現在の大阪拘置所の独房でも、大便は「臭い」し「不愉快な思いするから」、「いきたくても」「三日に一回」くらいにしている。運動にもあまり出ないのは、「運動場は土」だから「スリッパ」で出ると「足の裏が汚れる」ので「あんまり気が進まない」。しかし拘置所や精神病院では、さすがに「ウンコが布団の所に付いとったりした」ら「嫌やけど」、「潔癖感」や「衛生感」は「どうでもよくなってくる」という。

### ⑤抗精神病薬の効果

平成十一年四月から服用しはじめたリスパダール（一般名リスペリドン）は、自分に合ったという。「ピリピリが全然取れたような感じ」がして「ウキウキ気分」になった。市バス運転手時代から「これ飲みながら仕事しよったら、客とトラブってないよなあと思っ」た。「ピリピリ感も取れて緊張もないし、ごく普通の生活の人間やったらこういう状態やろうなあいう気持ち」だった。「それをYM先生に言うたら、リスパダールを飲んでそこまで気持ちよくなるようなら、やっぱり分裂病だ、と言われた」

薬を飲むと射精できないことが「嫌だった」。「外来はずっと行っとった」が、「パーティーに行ったりして、女と会う時」に「射精せな」いけないので「薬を抜く時も」あった。

リスパダールの服用は続けていたが、段々効かないようになった。「ピリピリ」には「それでも飲まんよりはまし」だった。リスパダールを「二、三日」飲まなかったら、その薬を飲む前よりも「ピリピリ」が「もっとひどかった」。「イライラして夜も寝にくい」し、「視線とかピリピリ」するし、「コンってぶつかったら、後で変な奴がいきなり刺してへんかなあと考えたり」した。

少なくともリスパダールは、過去に服用した抗精神病薬のセレネース（一般名ハロペリドール）、メレリル（一般名チオリダジン）、ウインタミン（一般名クロールプロマジン）、ドグマチール（一般名スルピリド）、ヒルナミン（一般名レボメプロマジン）よりは、はるかに病的体験からくる苦痛感を軽減したことは確かであった。しかし暴力、女性、金に関する行動に、格別の影響を与えてはいない。

# 第三章　本件犯行

## 第一節　本件犯行に関する宅間守以外の供述

### 1——本件犯行の一、二週間前から本件犯行前日まで

父は、証人尋問で、本件犯行前に宅間守の友人の男性から「お母さんは」という電話があったが「多分、金の無心やろうなという予感し……早よ死ね言うてくれとか……墓場ちゃんと作ってあるぞとか言うた」、宅間守からも「まず開口一番、飯食われへんねん……いかにも気落ちしたような、落胆したような……陰気くさい声で」電話があったが「芝居しとるな」と感じた、直接は、首くくって死ねとかは言っていない、と述べている。

三番目の妻I子の離婚調停と離婚調停無効確認訴訟の代理人であった弁護士〇〇は、離婚調停無効確認訴訟の「平成十三年五月二十二日に第十一回期日が行われた……宅間が冒頭から、これまで通り書面やメモを用意することもなく、口頭で滔々《とうとう》と一時間ほどにわたって、これまでと同じような主張を述べ……私は、宅間があまりにも自分勝手な主張を繰り返すため、内心では腹が立って仕方がなかったのですが、その反面、宅間が毎回毎回書面を朗読するのでもなく、メモを参考にするのでもなく、よくもこれだけの長時間にわたって自分の主張をよどみなく理路整然と話せるものだと、半ば感心……宅間は……具体的には千五百万円を支払え。と言ってきました」、そして「事件を起こした前日の平成十三年六月七日に、宅間が私の事務所に三回にわたって電話をしてき……私は……所用で電話に出られませんでした」と述べている〈調書〉。

二番目の妻K子は、平成十三年五月二十八日ころ、宅間守が金の無心に勤務先の会社に来た、夜電話すると言ったところ「素直」に帰っていった、その日から電話が入るようになった、六月初めに「二十万円」振り込んだ、このころの電話は「死のうと思って自殺しようとしたが、I子を殺さないといけないと思って、自殺を止《や》めた」と述べている〈調書〉。

前記した出会いパーティーで知り合った〇〇子は、平成十三年五月に何回か電話がかかって、五月二十五日には「電話に出るといきなり、お金を貸して欲しいと言」われたが断った、五月三十一日夜に折り返し電話すると「電話に出た宅間は、小さなボソボソした声でゆっくりと話しだし、この前はごめん……悪いけどお金貸してくれるという……貸すようなお金ありませんと言って、電話を切りました……この時の宅間の話しぶりは、いかにもしんどそうでした……しかし……芝居をしているとしか思えませんでした」と述べている〈調書〉。

前記した伝言ダイヤルで知り合った○○子〈主婦〉は、五月二十五日に自宅に昼ころ電話があったが「何か困っている風な、元気のない話しぶりで、頼みがあんねんと言う……電話を掛けて欲しいとこあるんや、女の声の方がいいから……居留守使いよるから、ほんまかどうか調べてほしんやと……I子に……実家と会社に掛けて欲しい」と言われ仕方なく承知し、「学生時代の友人で○○」と名乗って三番目の妻I子の実家に電話した。I子の勤めている会社にも電話したが「I子はもう辞めました」と言われた、これ以降には接触はない、と述べている〈調書〉。

前記したT子の母親〈帝国ホテルでの結婚式を中止した女性の母親〉は、「五月十八日ごろ……初めて、私は医者ではないと言って私にあやまりました……無理矢理、離婚させられた……子供を殺された……切々と話してくれた」、「六月五日午後九時三十分ごろに栄養ドリンク五本とカロリーメイト十箱を袋に入れ宅間のドアの前まで持って行き、インターホンごしに声を掛け」て帰った、「翌六月六日昼ごろ……ありがとうとお礼の電話……もうあかんわ、しんどいとしつこく」

言っていた、六月六日の電話は「しんどそうな声……三番目の奥さんの勤務先に電話したところもうやめたと言われた……ホテルのボーイを殴った件で検察庁に行かなければならない等と言っていた」、励ましたが「落ち込んだ口振りで、もうええわ、そこにもしんどくて行かれへんわ、もう終わりや」と言っていた、最後に電話で話したのは「六月七日午後二時ごろ……宅間はこの時、宅配のお好みをとって少し食べたと言」っていた、と述べている〈調書〉。

T男〈市バス運転手時代の同僚〉は、本件犯行の直前について、次のように述べている。「平成十三年五月二十四日」に電話で「宅間は母に会いたいので代わりに電話してくれ、あえる段取りを組んでくれと言ってきた」ので、「承知して」「五月二十七日の昼前後に……宅間の実家に電話……父親は、きつい口調で、あんな奴《やつ》、おらへんのがいいのや、死んだらええのや、おばはんは老人ホームに入ってるわと取り繕う暇もないくらいの口調で話してきました」。「平成十三年五月二十七日」の「午後七時か八時頃……電話……内容は、今から首を吊《つ》って死にます、今から別れた妻の電話を言うので伝えて下さい、一緒に生活していた時が自分は幸せやった、好きやったということを言うといてくれますか、といってきた」。「鼻をずるずるとすするような声……泣いているのが分かりました」。「平成十三年五月二十八日」の「午前十時頃」に話を聞いて欲しいと電話がありT男が勤務する××に来た。「落ち込んでいるような感じに見受けられ」て、「首を吊ったけれど死ねんかった、という……顎《あご》が曲がって……首にも索条痕《さくじょうこん》が赤くついていた……あーすれば良かった、あの時、あのようにしておけば良かった等と後悔をする話をして……〈うどん屋で食事をして〉……宅間は今から××の職安に仕事を探しに行く」と言って別れた。「平成十三年六月三日の午前七時頃……電話……会社に行ってみたけど断られた……××タクシーの方にも行ってみるわと返事」した。「平成十三年六月六日の午後八時ごろ」に電話があり、「仕事がない……仕事が見つかっても前の別れた嫁さんは絶対に殺すんやということを口走る」などであったので「一方的に電話を切った」。「仕事を積極的に探している理由」は「興信所を使いI子〈三番目の妻〉を捜さなければならないから金がいる、だから仕事を探しているということ」であった。「平成十三年六月七日の午前九時頃」に電話をかけると、「明るい口調で」あり、「私は……気長に探そうかと慰め」た、「『すんません』という言葉が、宅間が事件を起こす前に聞いた最後のせりふでした」などである〈調書〉。

平成十二年十一月から本件犯行時まで居住していたマンションオーナー○○は、六月分家賃の入金がないので「六月六日……午後七時三十分ころ……電話を掛けました……当初宅間は、えっ、入ってない等ととぼけて答えていましたが……二十五日には何とかなるからそれまで待って欲しいという意味のことを言いました」と述べている〈調書〉。

セドリックを販売した中古車販売××経営の○○は、残金支払いを催促するために平成十三年六月七日「午後七時ごろに宅間に電話を入れ、店に来るように言った……午後八時ごろに来ました」「顔色が悪く疲れているような感じだったのでどうしたのかと尋ねると、しんどいねん、裁判が上手《うま》く行ってないねんと言って……こんなんやったら、前の時に殺しとったら良かったと答えた」、残金を払えなかったら車を引き上げようかと言うと「目の色を変えて」「今まで私の前では見せたことが無い険しい顔で」「俺の車やのに無断で持っていったら出るとこ出るでと言い放った」、諭すとおとなしくなり七月十五日の支払いを約束した、と述べている〈調書〉。

前記したパーティーで知り合った○○子〈スナック経営者〉は、「六月七日……私から宅ちゃんに電話……『二、三日前に自分で首吊ってんけど、苦しくて自分で紐《ひも》をほどいた』『体調が悪くて、食べられへんねん』と言って」いた、スナックの仕事を終え「日が替わった八日の深夜二時頃自宅に戻り……電話を架《マ》け《マ》ました。宅ちゃんは『ずっと考え事をしていた』『寝てなかった』『食事も取ってない』……前の奥さん〈三番目の妻I子〉の話を始めた……『よりを戻したい』……『でも、俺の子供を殺したことは許せへん』『殺してやりたい』と言った……前の奥さんを殺してやりたいと言ったのは、この日が初めてではありません……『……興信所に頼んでみようと思ってるねん』『興信所に頼む費用を貸して欲しいんやけど』」と言われたが断った、「『……私が一緒に付いて行ってあげるから……』……宅ちゃんの声からは落胆した様子が伝わってきました」などと述べている〈調書〉。

## 2——本件犯行

本件犯行直前に宅間守が出刃包丁を買った××刃物店の経営者の○○は、「接客した時の印象はごく普通の人という感じ……落ち着いた態度で、声も小さ目で」あった、と述べている〈調書〉。

大阪教育大学教育学部附属池田小学校の教諭たちは、本件犯行のそれぞれ一部を目撃している。内線電話を掛けようとした○○の調書、椅子を投げた○○の調書、取り押さえようとして逆に刺された○○の調書、本件犯行直前に宅間守とすれ違いまた最後に宅間守を後ろから取り押さえた○○の調書、最後に包丁を取り上げた○○の調書がある。

これらの供述調書と宅間守の供述調書や鑑定時に述べたこととの間には、特に矛盾点や疑問点はない。

## 第二節　本件犯行――鑑定時に述べたこと

宅間守の供述調書、証人尋問と鑑定時に述べたことには、大きな食い違いはない。

まず鑑定時の平成十三年五月中旬から本件犯行まで、本件犯行とその直後に関する問診を記す。何回かにわたる問診をまとめ直し重複は省略したものである。

### 1――平成十三年五月中旬から本件犯行直前まで

（五月中にエネルギーが落ちて沈んだ感じがしたとき、周りの音だとか何とか、それはどうなの？）

「もうどうでもよくなる。そんなの余裕がないですわ」

「部屋で布団に横になっているか、ボーッと椅子に座ってる」

（そしたら外から見られてるという気分も全然おこらんのか？）

「ええ、全然ないです」

（見合いパーティーは？）

「パーティーに行く元気がない。五月に入ってから一回も行ってないです」

「行ったって、言葉が出てきぃひんです。沈んできたら、引っかける言葉が。難しい顔して座っとったって、医者やいうだけで引っかからへんからね。医者の性格プラスぺらぺらと喋《しゃべ》らなあかん」

（五月に接触した女性は、Ｔ子の母親と言ってたな？　その人とは会《お》うた？）

「五月の終わりくらいだったと思うけど、カロリーメイトを持ってきてくれたのは」

「向こうが会いたくなかったと思う。何でかというたら、普通やったらドアを開けて直接手渡ししたらいいのに、ドアノブかどこかにかけて、ピンポンピンポンピンポンと鳴らして逃げたからね」

「殺してどうのこうのとか言い出してからは、もう来んようになった」

（他に接触した女性は？）

「パーティーで知り合ったスナックの経営者、〇〇子に五月の中ごろに会うたんです。外で飯おごってくれたんです」

「五月の十五日。食欲ないけど、前の日の晩も食べてなかって、そういう状態で何とか食べれた」

（他に、五月になって部屋に女性は来た？）

「パーティーで知り合った〇〇いうＯＬ」

「一回カレーとか作ってきてもろうた」

（そのとき、セックスは？）

「やってない」

「〇〇いうのは泊まったんですよ。五月の半ばくらいに飯持って来たとき。で、やろうとしたけど、もうシャワー浴びたから嫌や、言われたんですよ。元気やったらそれでもやってまうけど、もうそんな」


（T男さんと会ったのは？）

「T男は五月の下旬に会うてる。僕が職場に訪ねに行った。伊丹《いたみ》の××へ」

（どんな話をした？）

「前の日に首吊《つ》る真似事《まねごと》みたいなして、こうやってほら、言うて。跡形みせて」

「電話したんですよ。今からするからって、首吊る前にT男に。荷物全部あげるから。I子には、お前が原因で死ぬんちゃうからと言うとってくれと」

「死ぬような人間が死ぬって電話してくるはずないと思ったから、俺は安心して寝たと」

「もう一回、仕事をしてみんか、とか。興信所で探さなあかんから」

「一緒に食堂行って、おごってもうて。とろろそば食べて」

（えらい弱気や？）

「いや、もう元気ないから死のうと思ったからね。ざまあみろと思われるのが嫌やったんですよ。僕が負けて死んだみたいな。だからお前が関係なくても、俺どうせ死ぬような人間やったと思わせた方が、僕としては楽やったんですよ。どうせ厭世観《えんせいかん》が強くて死ぬような人間やいうことをアピールしたい」

（ネクタイを二本つないで部屋の梁《はり》に掛けた？　その日はどんな気分だった？）

「いや、半信半疑いうか、完全に死ぬ気はなかったんやけど、ついつい、そういう行動をとった。気力がなくなって、I子殺しに行く元気もないし。どこで働いているかも分からんし。何十日間も仕事して、その持久戦に耐えていくあれがなくなって。だからしんどくなってきて。あの状態で生きていこう思ったら、誰か他人でも親戚でもね、僕がその時点でも思っとったんやけど、十二万円の障害年金渡すから、上げ膳据え膳でずっと一つの部屋にかくまってくれるような人間がもしおったら、生きとったと思うけどね。目の前にポンと出されたら食えんことないんやけどね。三十分、二十分ほど歩いたら行きつけの食堂があったんやけど、そこまで行く気力がない」

（一食もせんで暮らした日もあるのか？）

「ええ、ある。あとバナナだけとか」

（バナナは味はしたか？）

「はい」

（首吊ろうとしたときは、本気ではなかった？　それは夜か？）

「ええ、本気な面もあるし。とにかく椅子持ってきて、椅子バーンと蹴《け》ったんですが、つま先立ちしたら立てるところだったから助かったんです」

「もしつま先が立たんような高さやったら、やってないかもわからん。最悪でもつま先立ちしたら立てるわと思ったから蹴ったかもわからん」

「軽くグッと締まったから、クックックッいう感じで。つま先立ちして外した。それでもかなり苦しかった。それで無性に腹が立ってきて、何で俺がこんな思いせにゃあかん、俺だけ死ななあかんねん、いう無性にそのときだけファイトが出てきて、どんなことしてでも探し出してやってもうたると。それでK子〈二番目の妻〉に最後の望みを」

（そのころは薬飲んでたか？　J病院で五月二十四日に十四日分貰《もら》って帰っている）

「いや、全然、ほとんど飲んでなかったです。薬変えられてもうたんです。それが余計効かんかったです。リスパダールと違って、セロクエル〈抗精神病薬〉いう新薬に変えられたんですよ」

（首を吊ろうとしたその晩はどう？　眠れた？）

「ちょっと寝たと思う。次の日、検察庁に出頭したんです。××区検に」

（××区検に行ってからは？）

「ええ。それでK子のとこに行って。金を借りようというて。金を借りよういうか、実際は貰おうと思って」

（先程の首吊ろうとした次の日に、区検も行って、K子さんにも行って、T男さんのところにも行ったと。順序は？）

「区検、K子、T男」

（調書にあるけど、K子さんに金貸してくれと言うたら嫌な顔された？）

「後で電話するから、いうことで」

「もめたわけじゃない」

（それまで食欲は？　区検に出頭する朝とかは食べた？）

「バナナを買い置きしてあったから、バナナをちょっと。区検に出頭する三日前からずっとバナナを食べて生きとったんです」

（その夜は眠れた？　K子さんから電話があったわけか？）

「いや、自分から電話したんです、家に、金貸してくれいうて。そしたら、あかんと」

「貸されへんと。ほんなら僕がおどして、会社に言いに行くぞと」

「僕が××で働いて、K子と結婚してからしばらくしてからね。僕が体調子悪いと言うてるのに、僕に無理矢理行かしとったことあるんですわ。それで無理矢理行ったために気管支炎になって。だから、無理矢理仕事行かされたから気管支炎になったと会社に」

（それは急に思いついたのか？）

「いや、前々から。前三十万とったときにも、それを言うて取ったんです。（平成十三年）一月か二月くらいに」

（電話のやりとりは大分長かった？）

「何回も何回も、次の日の朝も晩もかけて。二、三日後にやっと二十万やったら振り込んだるいう話になって」

「事件直前の話」

「もう困ってね。仕事も失って、気力も失って。最後の望みぃうか、もう殺さな気が済めへんから。その殺すには興信所で五十万円いるから、最後の頼みやから五十万振り込んでくれ、と言うたんです。そんなら、これから人を殺そうとしている人に何で手助けできるんやって言うてきてね」

「二十万やったら何の役にも立てへんな。まあ貰わんよりましやけど。全然嬉《うれ》しくなかったです」

（もう一つ大事なことがある。もう一回、自殺しに行きかけて、雨が降ってるから止めたいう、あれはいつごろの話？）

「あれは、五月の終わりか六月の初めです」

「ええ、もうしんどくて。働く気力がないでしょう、まず。そしたらどっちにしろ、命が危ないということでしょう。月十二万で。もうホームレスするしか生きるすべがないでしょう。働く気力がないから。それやし、飯を上げ膳据え膳してくれる人間もおらんでしょう。どっちみち命が危ないということですよ」

「雨降ってるのは分かっとったけど、どうせ死ぬんやから関係あるかと傘もささんと車の所まで。約三分か五分歩く距離に車停《と》めとって。そやのに、結構降っとったんですよ。本降りで。もろに冷たかったんですよ。何かビビリもあったやろうし。冷たさもあったやろうし。別に今日せんでもええわと思って」

「目的地も決めとったからね。吊る場所も。箕面《みのお》の山奥に。僕がよく女を車で連れ込んどった所やけどね。無理矢理やっとった場所やけどね。あのアームに掛けたらええわぐらいに思とったんです」

（親父《おやじ》に電話してる、何日か前に。いつ電話した？）

「五月の終わりくらい」

（それの内容はもう調書に出てる通りか？　しんどくて助けてくれという気持ちで？）

「はい。もうどないしようもなかったから」

「もうどうのこうの言われて、もう関係ないと」

「やっぱりこんなやつやったかと」

（落ち込んだわけでもない？）

「いや、それはない」

（事件までは、その間は食事どうやった？）

「いや、ブスブス事件〈附属池田小事件〉の前日と前々日は確実に夜食べてるんですよ。弁当屋に頼んだ、××いう。それは何とか食べてるんですよ。ミックス弁当。出されて食べろいうて、まずいものじゃなかったら、食べれんことないんです。ただ歩いて行って、外に出て食べるあれがないんです」

（今回の事件の前の数日間はどんなこと考えてた？　何かした？）

「しんどかった。家でゴロゴロしてた。テレビもつけてない状態。前日、前々日はつけてない」

（隣近所のうるさい音で腹が立ったことはない？）

「全然ない」

（六月になって、元気を取り戻す時期があったというのは？）

「あるとき、急に食欲が出てきて、カレーをチンして温めてから食べたんです」

「何を考えたかというたらね、○○子とかね、無茶苦茶気に入っとったんですよ、別嬪《べっぴん》で。○○子とか、また新たなパーティーに行って、別嬪の女を殺したろうと思って、殺すシーンを想像したんです。I子のところまで到達するのは不可能に近かったんですよ。時間も金もないし。だから手近なところで、○○子か、また新たにパーティーに行って、できるだけ別嬪のに声かけて、山でも連れて行って、殺したろうと思って。それを想像したら、無性に腹がすいて。今まで食うてないもんが、モリモリと」

「それで、警察すぐ出頭してね、別れたくなかったから殺しました、とか言うて、自首しようと思たんですよ。ほんなら、殺すことを想像したらモリモリーと食欲出てきてね」（笑う）

「それとかあのー、車でね、二、三人バカバカーンと人をはねてね、あのー、急に頭フラフラしたから、ブレーキ踏むの間違えたとか言うて主張したら、業務上過失致死でなんぼ三人死のうが、四人死のうが懲役二、三年ですむ。そういうこと想像したら、なんかモリモリーと元気がでてきて」（笑う）

（それは首吊ろうとした前後どっち？）

「ちょっと復活」

「後です」

（事件の前日にI子側の○○弁護士に電話してるね？）

「居留守使われたん」

（事件の前日の夕方からは？）

「ずっとおって、夕方、弁当屋に電話して。弁当屋に電話した前後に、車代二十八万円残金払ってなかった、近くの中古車センターのおっさんから電話がかかってきて、車の支払いのことで話があるから来てくれ、と。鬱陶《うっとう》しいなあと思っとったけど」

「中古屋に行ったときは七時前や」

「いや、来月払うわ、とか。それ自体、頭まわってないんです。ちらっとはもう、ブスブス事件やったろうかぐらい、ちょっとは思とったからね。その時点で」

「中古屋に行って、で自分のマンションの一階に駄菓子屋があるから、そこで自動販売機でコーヒーかコーラか小銭出して買おうと、ジャラジャラ入れとったんですよ。なら五十くらいのおばさんが自分の家の横にしゃがんで、花壇か何かに水やってる光景があったんです。このおばさんをブスブスやってるシーンを、ずっとおばさん見ながら考えとったんです。小綺麗《こぎれい》なおばさんやった。だから余計殺意が出た。殺す価値があるなあと」

(それから？)

「それで三階の自分の部屋に戻って。もうやろうと」

「いや明日行ってもうたろうと思って、池田小学校に」

(このとき、Ｉ子のことは諦めてた？)

「いや、そのとき、○○子〈スナック経営者〉に直接頼んでみようと。金貸してくれと」

(ああ、もう一遍、その五十万で調べようという気も一部は残ってた？)

「ええ、一部はあったんです。そやけど、もう逆転してもうて。小学校に行ってズブズブやる方が」

(ダンプがどうやとかは？)

「ダンプがどうのこうのとかは、もっと何日も前」

(その何日も前のダンプがどうのとか教えてよ)

「いや、それは真剣には考えてなかったんやけど。しんどくてガクンとなっとったのも、こんな状態やったら、もう自分の命が危ない状態やったから。自殺。自分の命が危ないから、もう道連れで。行きがけの駄賃みたいな感じで、滅茶苦茶やったろうと思って。僕の兄貴みたいに首掻《か》きって死ぬ根性もないし。飛び降りたこともあるから、飛び降りるも絶対嫌やし。同じ死ぬのにやり方なんかどうでもええんやけど。首吊る死に方と餓死しか思いつかんようになって。何日か前には、実際に面接に行ったダンプ会社のキーのある場所を聞いて知っとったから、社長に」

「そのダンプを盗んできて、ミナミのえびす橋商店街でブワーンと走って。それもちらっと考えたけどね」

「そやけど、ダンプ盗みに行ってね、日曜日まで待機しとってね。平日やったら人が少ないから、同じやるんやったら、めいっぱい殺したろうと思っとったからね。日曜日まであの近くに隠れとって、で昼ぐらいになってブワーンと行くのも何か嫌になって。何かテンションがあると思うからね、やったろう、やったろういう。そのテンションをキープするのも邪魔くさいと思ってね」

（池田小学校って具体的になったのはどういう？）

「いや、後で智恵《ちえ》ついてエリート校やからどうのこうのと言うてるけどね。実際問題、公立小学校の名前は一校も知らんかったんですよ。池田では。伊丹では知ってるけど、わざわざ伊丹まで殺しに行く必要もないしね。具体的な名前一校も知らんかったんです」

「もうちょっと上のランクの、宝塚《たからづか》に××いうミッション系のエリート小学校、女子校やけど、エリート小学校があるんやけどね。それは知っとったけど、そのときは思いだせんかったんですよ。××小学校の存在をずっとキープしとったら、××小学校に行ってるかも分からん。かなりのお嬢さん学校やから。金持ちの子供が可能性あるからね」

「もう前日は池田一本ですよ。池附ってぱっと浮かんだら、もうそればっかり」

「もうやるしかない、やるしかない」

「エリート校や、頭のええ奴がおる。同じやるんやったら、そこやと」

「もう自分の命が危ないからね。自分が死ぬいうことは、はっきり言って、僕にとったら、人の何十万人の命よりも自分の命の方が重たいからね。生命の価値が。僕にとったらね。自分が一番かわいいから。そのかわいい自分の命が危ないねんから、結局、捕まったら死ぬことはないんやから。そのとき、考えたのは、自分が死ぬことから回避することを考えたんです」

「何もかもが逃れたかったんです。今の苦しさから」

（そのとき、小学生やったら余計やれるとか色んなこと考えたの？　考えたこと教えてよ）

「低学年の子供やったら、逃げ足も、大人《おとな》みたいにブワーッとは。大人やったら一人刺したらブワーッと逃げるでしょう。後で考えたことやけどね、一人でも多く」

「一人でも多く殺したろうと思ってたんですよ。目的は。そしたら何で、用務員やってるときの知識もあるしね。一時間目の始まる十分前か五分前に何で行けへんかったんやと後になったら思うわけです。それやったら教師が職員室におって、教室に大人がおれへん状態やったんですよ。

それやったらブスブスブスブスブスやったら、結果論やけど、三十人以上いわせとったんですよ。一時間目の始まる十分前やったら。そやのに闇雲で時間選ばんと十時すぎに行ってるから、全くの無計画。まだ無計画なわりには数はこなした方です」

（前日のそのころ、I子さんのことについて、あまり考えてない？）

「無念やけど、○○子〈スナック経営者〉に夜中の二時の電話で、金貸さん、と言われたからね」

「かかってきたんですよ。直前の夜は、I子を一緒に追跡しようという話になっとったんですよ」

（調書では、電話の番号調べてカーナビにというのは、事件の前日の晩にやってるわけね？）

「ええ、前の晩に」

「場所は知らんかったです」

（他にしたことは、どんなこと？）

「ずっと椅子に夜中、ボーッと座っとって。ほんで夜中の○○子〈スナック経営者〉の電話が終わって、ちょっと間してから、ちょっと布団に横になった」

（それまで椅子にボーッと座って、考えていたのは池田小学校のこと？）

「はい」

（計画を考えていたのか？）

「計画なんか、別にそれ以上。行って、とにかくブスブス」

（包丁はどう思ってた？）

「包丁は元々持ってる包丁じゃ威力がないから」

「安物やから。明日夜が明けて、十時くらいになったら刃物屋が開くから買いに行こうと思って」

（そのころの気分はどう？　いらいらしてるの、落ち込んでるの？）

「いや、もうこれで終わりやないう」

（夜中の〇〇子からの電話切った。で、横になったということか？）

「ちょっとは寝たと思う」

（薬は、睡眠薬は？）

「飲んでない。うつらうつらやと思うけど。気が付いたら、飛び起きたら七時か八時やったから」

（本件犯行を前日に決めるとき、何か思ったことは？）

「決めるときは、ダメージは受けるやろうなとは思ったけど。このまま自殺するよりは」

「I子と自分の親父」

（他にはダメージ受けてほしい奴《やっ》はおらんかったわけ？）

「ええ、他は全然おらん」

## 2――本件犯行直前から本件犯行

（それで事件当日の朝になるでしょう。七時か八時くらいに目が覚めて、朝飯は？）

「食ってない」

（布団に煙草《たばこ》をおいて出てきた。あれは調書通りか？）

「燃やしてやろうと思って」

「大家が気にくわんのもあるし、もう燃えたら皆不愉快でしょう。どうせ死刑、重大なことやるんやから、関係あるか、と」

（調書に出てるのは、火をつけていったら、後で失敗しても分かるから。煙草やったら火の不始末やと思われるからということか？）

「そうそう、言い逃れのためにね。僕も火をつけたら、何らかのアクシデントで万が一、そのときに思わんかったけどね、到達できひん。交通事故とか起こして現場に行けへんかっても、火つけて来とったら、それだけで十何年、下手したら無期になるようなことでしょう」

（そのとき、思ったのか？）

「ええ。ほんまに燃やそう思ったら、ライターで新聞紙に火をつけるのが確実に燃えるんやけど。それをせんかったのは、確率の薄いことを選んでも過失失火で言い逃れできるから、大した罪にはならん方向を一応念のために考えた」

（それからどうした？）

「刃物屋開くまで、九時半くらいまで家におったです。それからセドリックで出かけて」

（池田小学校、カーナビへはいつ入れたの？）

「刃物屋で包丁買《こ》うた後」

（刃物買ったとき、どういう言い方で？）

「最初、さしみ包丁言うたんです。殺すんやったら、さしみ包丁いう固定観念があったから。頑丈なやつ、言うたら、さしみ包丁は頑丈ちがいまっせ、頑丈な奴はこれでっせ、と言われて、出刃包丁を。ほんで、もろに頑丈そうで先がピシューッと尖《とが》っとったからね。こらあ、ええわと」

（そのときの気持ちいうたら冷静やったか？　例えばすごくドキドキしとるとか、それとも淡々としとったわけか？）

「淡々というか、何とも」

（緊張で声が震えとったわけでもない？）

「ええ、それはない。何というか奇襲攻撃やからね」

（出刃包丁買うとき、札《さつ》出したとき、手が震えたとかいうのは全然ない？）

「それは、全然ない」

（表面的にはえらく冷静だったと思うんやけどね。気持ちはどうやった？）

「気持ちは、心ここにあらずいう感じ」

「やるんや、やるんや。それとちょっと、びびる気持ちもあった。運転して池田小学校に近づくにつれて」

（カーナビに従って行ったわけか。そのときの運転は緊張してた？）

「別にしてないです」

「女とかいたら、自分でテンション高めるためか意図は分からんけど、お前もブスブスやるぞ、みたいな感じに精神状態を持っていっとったんです。はねたろうか、とか思いながら。信号青になってもちょっと発進が遅れた車がおったから、ブワーンと鳴らして、お前もやるぞ、みたいなことを」

（車を運転してるときテンションを高めてたわけか？　それは意図的にか、それとも自然にそうなったか？）

「自然となった」

（池田小学校に着く寸前に思ったのは？）

「よく考えると僕死んどったんじゃないか。たまたま助かっただけやないか、と思ったのを覚えてるんです。飛び降りたときに。あのとき死んどったんや。おまけやないか、と」

（さっき池田小学校に着く寸前には、びびる気持ち、躊躇《ちゅうちょ》する気持ちもあったと言ってたけど？）

「いや、躊躇までは。失言やけど。躊躇とか思ってない。やるしかない、やるんや、やるんや、ばっかり」

「躊躇はほとんどなかった」

（それからは？　調書に書かれているけど話してみて）

「で包丁のビニール袋を持って、門を入って」

「ええ、車を停めて」

（包丁は一本か二本か？）

「二本」

「ビニール袋に入れて、ぶら下げて」

（それから？　運動場の端でも歩いてた？　どんなところ？）

「運動場の端みたいな所を歩いとって、教師とすれ違って。向こう軽く会釈してきて。僕もこういう感じ。会釈したか、せんかくらいの」

（そのときどう思った？）

「別に怪しまれるなんか思わんかった。普通の公立の学校で、カッターシャツ着て小綺麗な格好してるのに、呼び止められるいうことはないし」

（特にドキドキも緊張もしてなかった？）

「ええ。だから、心ここにない状態です。特別ピリピリもしてないし、何か異様に冷めている状態です」

（それから）

「中の構造を知らんから。とりあえず廊下に入りこんで。掛かってるでしょう。一年一組とか。それを目がけて行こうかと思とってんけど、たまたまやけど、そこの学校の構造が廊下から違うて、外から教室に直接入り込める構造になっとって。要するに幼稚園の組みたいな感じ。一階に低学年が教室におる姿がたまたま見えたんです」

（前の勤めていた××小学校のイメージで廊下から探そうと思ってた？）

「ええ、廊下で。一階は職員室いうイメージがあるからね。大体二階か三階に、低学年いうたら大体二階いうイメージがあったから。だから階段上っていってどうのこうのいうイメージがあったんやけど。たまたま見たのが、一階の教室に低学年がおるのが見えたんですよ。ほんで隣の組にも子供がわんさかおるのを見たけど、教師がおったんですよ。なら教師がおらん方が確率高いから、入っていって。買うた方の包丁取り出して」

（あとの一本の包丁はどうした？）

「その場にポンと置いて」

（袋に入れたまま？）

「置いて、ほんでキョトンとしてこっち向いてる女の子からブスブスと」

（顔見てた？）

「何かキョトンとして、この人誰、いうような感じで寄ってきよったんです。寄ってきて、きょとんとじっとしとるんです」

（そのとき、どう？　もうずっと「ブスブス」のことしか頭になかったの？）

「ははっ（笑う）、今やったらようせんのやけどね。何か、もう躊躇もくそもなかったです」

「もう終わりやな、と」

（そのときに感じた気持ち？　「もう終わりやな」と感じたの？）

「感じた。ああ、ちょっと。あの結構苦労したんですよ。包丁ね。そのとき考えたのがね、包丁を出すとき、底が破れたらあかんから、刃を上向きに二本とも入れとったんですよ。それで出すのに結構苦労してね。包丁二本とも取り出してやったら、子供が逃げ出したらあかんから。袋を、逃げんようにゴソゴソゴソゴソ、どっちが買うた方や買うた方や。それで何秒間かロスしてるんですよ。それを気にしたことやから、またひっかかったんですよ。ロスしてる自分を。ほんで、これは後で調書で言わなあかんな、と思って」

（ロスしたなあというイメージと、調書に喋らんといかんなあということをそのときに思ったか？）

「いや、それで何か悔しかったんです。何でこんなゴタゴタもたつかなあかんねん。これからやろうとしてるのにロスしてる自分がね」

「誰かに聞いてほしい。なら刑事しかおらんでしょう。後々に言うことやなあと」

（ちらっと、このことを言うことやなあと思った？　冷静といえば冷静やな）

「はい。自意識過剰いうか。ロスしてる自分を客観的に見てしまう」

（ものすごい興奮で手が震えたりとか、そんなことはなかったか？　心臓がドキドキしたり？）

「それはない。全然ない。国家の命令で戦争してるような感じ。自分が悪いんと違うて。戦争は国の命令やから、冷静に皆戦ってるでしょう。ああいう。びびってもせえへん。何となく終わりやなあと」

（刃物を持ったときに手がべったり汗かいてたということも？）

「かいてない、と思います。ただ形相だけは分からんからね」

（そのとき、周りの教室の光景はどうやった？）

「光景は、子供が立って、何か、少ない。一桁の人数。立って話をしたり」

（そのことは覚えてる？）

「はっきり覚えてないけど。ただ不思議と音だけは聞こえてないんです。子供のピーピーピーピーいう声があったと思うんやけど、全然音が遮断されてもうて」

（音は全然聞こえていない、記憶に残っていないということか？　その教室で、どうせ騒いだり喋ったりしてるはずやの？）

「ええ。キャーッも何も残ってない」

（最初の子供は女の子やって、きょとんとした顔してて、近寄ってきた？）

「近寄ってきた」

（それで胸を刺した？）

「胸かどこか、腹に」

（どこを刺そうと思った？）

「腹のどこか」

（腹とか胸を刺そうと思った？　最初から。顔とか手とか足じゃなくて）

「ええ、それは殺しに行ってるんやから」

（それからは？）

「ほんで、ブスーッと刺したら、二回刺す必要もないくらいストレートに入ったから。だからもう次、次と」

（次は男の子やった、女の子やった？）

「覚えてない」

（記憶として、今覚えていることでは）

「一桁」

（何人か刺して、そのとき、疲れたなという感じはなかったか？）

「いや、全然感じてない」

（外の光景とか覚えてない？）

「覚えてない。で隣の組に行った」

(その次に行くときに、最初の教室はどんな状態やったか覚えてない？)

「全然見えてないんです。標的がおらんようになったから」

(で隣の組に行ったらどうやった？)

「座っとった。子供が。それで座ってる子供を後ろからプスプスプスプスと」

(何人か？)

「何人か覚えていない」

(子供がどんな声を出したかとか？)

「音はもう遮断されている。あれからもう音はないんです」

(光景としては？　血が出てるとか子供が倒れてるとか？)

「いや、全然見てないです。吹き出した血も、全然」

(教室には先生がおったんでしょう。男？　女？)

「中年の女」

(その先生がどんな行動したかは？)

「電話かけとった」

(それは覚えてる？　女の先生は無視して？)

「自分の使命いうか、次々いう感じ。別にとどめさそうが、そんなの関係ない。重傷でもいいわけです。百パーセント死なんでも。とにかく一人でもダメージいうか」

（一人でも多く殺そうと思った？　一人でも多く刺そうと思った？）

「両方です」

（それから？）

「標的がおらんようになったように見えたから」

（女の先生は？）

「もう全然分からんかった。見てないから」

（それからどうした？）

「また隣の組に」

（そこらで一人誰かに会わんかった？）

「ええ、そこで、隣の組か隣の隣か分からんけど、そこで椅子みたいなものを持って、追いかけられて投げられたんですよ」

（それは大人にか？　男？　女？）

「大人。男やったです。このやろう、みたいな。それは聞こえてる。おらあ、か何か言うとったと思う」

「格闘せんで、僕が逃げたんです」

（それから教室には？）

「教室には入ってない。次廊下で。こうやった男がおったから。格闘するみたいなことをしてきたからね。片手でボーンとやった、ここに」

（刺さったことは覚えてる？）

「ええ、何となく。感触はあまりモロには入ってない。それで向こうもかかってくるのを止めよったからね。それで次、子供めがけて。運動場の方にも子供仰山《ぎょうさん》おるのが見えたけど、距離もあったし。かなりしんどかったんです。それやし、達成感いうのか、かなりやったな、いうあれもあったんです」

（そのときの感じ。達成感を感じてた？）

「達成感いうか、もうかなりやって疲れたないう感じ」

「それから子供おる教室まで探して。で、おったから、また」

（そのとき、大人はおったか？）

「いや、覚えてない」

（合計三つ教室入ったのか？）

「三つや思うけど。四つ」

（その四つ目の教室に入った？）

「それで記憶があるんやけど、しゃがんでる子供をこうやって刺しとったら、後ろからいきなりガバッと持たれたんです」

（そのときの気持ちは？）

「ああ、もう捕まったいう。終わりやいう」

（達成感は？）

「そんなん別に考えてなかった」

「力は抜けた」

（それからどうなった？）

「それから、警察に」

（警察がくるまでに幾つかある？）

「はい。それでもう一人来て。で、包丁取り上げよって、バーッと包丁ほかしよった」

（そのときに、先生だろうという人が何か言ったりしてる声が記憶にあるの？）

「警察来てからかどうか覚えてないけど、二人意識がないんや、みたいな」

（羽交《はが》い絞めにされて、包丁を取り上げられたあたりのときには？）

「羽交い絞めしてる奴が僕に、よしよし、とか言うとった」

（もう一人来た人は男？　女？）

「男」

（包丁を取り上げられたとき、必死に取り上げられんようにしとった？）

「いや、もう暴れる元気もなかった」

（それからどうなった？）

「それから、また違う教師が来て。その教師が、包丁、向こうに持っていけ、と」

（「二人ほど意識がない」とかいうのは、そのあたりの話か？）

「警察が来てからやったけど。なんか前後するけど」

（大体、入ってから捕まるまで時間の感覚はあるか？）

「いや、感覚ないです。非常に短いです。十分くらいに感じる。五分か」

「刺しはじめてから捕まるまで、五分あるかないかと思うんやけどね。自分にとったら」

（それから警察来たとき、どんな気持ちやった？）

「疲れたな。終わったな、いう」

（他、どんなイメージがある？　そのときの心境を言葉で）

「社会とさらばやなあ、いう」

（それ以外には？）

「いや、考えがあまり浮かんでけえへん。もうしんどかったから」

「二人意識ないねん、って言うとるのを聞いたから、あれっ、大したことないんかなあ、思って。二人の子とちゃうやろう、いう気持ちやな」

（それからすぐに警察に連れていかれた？）

「ええ」（笑う）

### 3——本件犯行後

（逮捕後、薬飲んだなど嘘《うそ》をついたのは？）

「池田警察に連れて行かれたね、しんどかった。座ることもでけんぐらいもう息もきれてしんどかったんです。もう寝かしてほしいのにね。もうちょっとでもその場逃れに楽になろうと思うてね、とりあえず思いつきで、薬十錠飲んだとか言うたんです。最初は別に演技して病者をよそろとか、まあ、そういうつもりで言うたんじゃなくて」

「刑事が、カッカカッカ、かまし、追及してきよるしね。駅前で刺したとかね。煙草も吸わしてくれへんし、認めやな」

最後に、鑑定時に述べたことと宅間守の証人尋問や供述調書には大きな違いはない。ただ供述調書と多少異なっているので、その点のみを示す。

本件犯行について記憶の有無について鑑定時に述べたことと供述調書とは幾つか異なっている。一つは、「私の耳には、キャーッと言う子供の声で今も残っています」「耳に残っているのは……キャーという声だけです」「きゃーきゃーという子どもの声が聞こえました」という箇所である。二つは、最初の女の子を「二～三回突き刺した」、最初に刺した女の子は「お腹《なか》を刺した後……逃げようとする女の子の背中や肩付近を二、三回突き刺しました」「子供を刺したとき、血が出てきているのを見ている……真っ赤な血が白い服を染めているのを、鮮明に覚えていたのです」などである。

この二点について鑑定時には「覚えてなかったから、辻褄《つじつま》合わすために勝手に作文しよった」のであって、本当は「覚えてない」と述べている。

# 第四章　現在症

## 第一節　精神所見

初回面接時の第一印象は、やや硬くかつ弛緩《しかん》し活気のない表情であり、声も大きくなく、座る姿勢も猫背気味であり活気に乏しい。終始落ち着いており、協力的であり、拒否的あるいは攻撃的な態度を鑑定人に向けたことは全くない。各面接とも最初はやや硬く活気がないという印象から始まるが、すぐに笑いや身振り手振りを交え話すようになる。慣れてくると鑑定人の個人的なことや精神医学について質問をすることもある。また回を重ねるごとに、自分の言いたいことについては饒舌《じょうぜつ》に語る。本件犯行についての問診時には、顔面のチック（右頬の筋肉が緊張収縮し右口角が上方へ引っ張られるような動き）が強まる。

気分は安定しており、うつ状態や躁《そう》状態などは観察されない。意識は清明である。記憶はよく保たれている。学業成績や知能検査の結果よりはるかに記憶力は良いのではないかと考えられる。

何よりも強い印象を受けたのは、本件犯行を「ブスブス事件」と言い、また本件犯行や過去の犯罪行為などをニヤーと薄ら笑いを浮かべながら語ることである。

また会話ではあまり使わないようなかなり難しい言葉、本人の造語を使う。例えば「イヤキチ」（ひどい嫌がらせ）、「雑民《ざつみん》」（「平民」「借家住まいの奴《やつ》」「百姓の子弟」などを指すために自分で作った言葉）、「列外位置」（中学時代に大人《おとな》しくもなく、悪《わる》仲間との徒党も組めなかったこと）、「打算で考える」「博打《ばくち》人生」「保守的生活」や「文化的生活を営む」（結婚している間のことを指す）、「現実と空想と希望的観測」「固定観念」「女を探索」（見合いパーティーで女性を見つけること）、「緊急避難的」「生け捕り」（自分の現状を指す）、「製造されてきたそのものが間違ってる」（両親から自分が生まれたことを指す）、「建前《たてまえ》的なカテゴリー」などである。

現在の心境を中心に問診内容をまとめる。

睡眠や食欲に問題はない。

現在大阪拘置所に居ても、過去の不愉快なこと、情景を思い浮かべる。例えば、「昨日もずっとひっかかって不愉快やった」ことは、市バスを運転していたときに「何かからんでくるみたいな客がおった」。「腹立ったから、ミラーでずっとこうやって（身振り）見ながら走っとった。なら、後ろのあいつが、睨《にら》んどるなあ、こっち睨んどるなあとか言いよるの聞こえるんです」。その四十歳くらいの男性の乗客は、バスを降りてから、「運転席の前まで来て、傘をこうやって、何遍も僕の方に投げるふりをしよる」。「内心不愉快」であったが、信号が青になったのに「前の車のおばさんが発進しようらへん。普通やったら、このボケ言うて、プワーンと鳴らしてあげたいんやけど、クラクション鳴らしたら、僕が逃げると思えへんかなあと思って。この状況から僕が早く逃げたいと、こいつ、ざまあみろと思いよらへんかなあと思って、戦った。前のおばさんもクラクション鳴らして早く行かせたいし。僕にしたら、このおばさんも憎いし、こいつも。金縛りみたいになってもうた」。「内心、僕ものすごく激高してるんです。それでもう何することもできへん。やったら公ばさんをボコーンと殴りたい気持ちなんですわ。許されるものやったら、おばさんをボコーンと殴りたい気持ちなんですわ。許されるものやったら、お務員首になる。そういうのが打算で分かってるから。結局、何やるかというたら、アンダーミラーで前と距離を測るようなミラーが付いてるから、それキチキチ、イヤキチみたいに前のおばさんの車と付けてね、こんだけ。で、こらあ、こらあ、いうような調子で。で後でそれが何日間も取れへんかって、今でも浮かんでくる。その状況が」と言う。過去の不愉快だった出来事を思い出すかと問えば、その都度様々なことを語る。

過去の人生を振り返って、「その時その時」に嬉《うれ》しかったのは、××工業高校に入ったとき、自衛隊に入れたとき、「I子〈三番目の妻〉と一緒になったとき」、「市バスに合格したとき」、リスパダールで「ものすごく楽」になり「感激したとき」であった。しかし「真の楽しさなんか味わったことがない」、「生まれてきてしんどいだけの繰り返しやった」、女性とのセックスも「そのときだけは気持ちいい」に過ぎなかったという。

そして、大きなショックは「決定的ダメージは、最大は、T病院で大怪我《おおけが》したこと」「それの次はやっぱり、今から考えたら、役所の仕事を首になったこと」「その次にショックなのは、懲役。大怪我してるのに、その上にもう済んだことやのに、三年も実刑くらったこと」をあげる。また、I子とH子〈四番目の妻〉の「二人の女によってたかって滅茶苦茶にされたいう感じや」という。

「社会全体に恨み」がある。二十一歳のときの強姦《ごうかん》の裁判で「疑わしきは罰せずで無罪と言ったって、別に天と地がひっくり返るような判決やない」のに三年の懲役であった。「同じこの世に生を受けて、何で医者や弁護士、どこが違うねんと思った」「国家のピラミッドの頂点の奴にえぇ思いさすために、自分らが犠牲になって。何かそいつらのために利用された人生みたいな。自分の人生じゃなくて。ピラミッドの頂点の奴の快楽のために、自分が利用されてるだけの人生で。それやったら、社会に鼻くその一つでもつけて死んでいきたいとか」思う。

本件犯行について、「一人二人殺して死刑よりはましやった思て」いる。「死刑になるためにやったんじゃない」「道連れが多い方がええからねえ（笑う）」。「自分の命が一番重たいからね。八人殺そうが、僕は（死刑を）納得できへん。割に合わない。八人程度でね。あれが三十人やったら、ちょっと違った。もうええかいう納得が」いく。「もう自分の命を一日一日必死に長らえている状態やったからねえ。もうズタズタやって、相手を殺すか自分が死ぬかの二者択一しかなかった」「何もなしで、あっけらかんと死んでいくのが怖かったし、何か無念」「自分の命は一万人の命より重たい」「自分で自殺することを予防するために緊急避難的にやった」「一番の動機はもう、自殺回避やね」などという。さらに「なんであいつ（I子）が無傷で、こっちが死刑なって、関係ない子供が死んでね、なんであいつが無傷やねん」と悔しがる。

また「今回の事件も僕は悪くない思てる訳、僕は僕を作った親と親戚縁者、取りまく祖父母兄弟親戚縁者の責任と、後は運が作用してる思てる、だからやった本人は悪くない思てる、ブスブスに至った、全部本人は生みつけた親と何もそういう奴が悪い、なんでかいうたら、受験勉強でも、いうた思うけど十時間必死に勉強しても全然疲れを知らんガッツマンと五分間机に向かってもうやめた言う根気の無さと本人が悪いちゃうんです、根気とか全部産み付けられたもんやから、じっくり物事考えて洞察力もって知恵もって乗り切ってほんでも何でもグーッと読んで数学でも何でもパパパと解ける頭と、本人が五分か十分かやってもうやめたこんなんやったらもうええワイ！　いうて投げ出すあれは本人の責任や無いんです、本人が努力したいうても僕は絶対百パーセント否定します、全部親の功績です、親と祖父母の、親戚、あと家族とかね、あと取り巻く環境、幼児教育、育成教育、全部そやと思う、そもそも根本的なＩＱ１４０の子もおれば80の子もおる、こんなん自分の責任ちゃいますよ、親のせい」など長々と語る。

現在の裁判や判決について、「生け捕りされて不愉快な思いさせられる」。「検察のパフォーマンスやね。遺族の証人尋問なんかやってね」「裁判所は三権分立が建前やから、これを無罪にしてもうて措置入院なんかやったら、国家の治安維持が難しくなるでしょう。またブスブスやって、無罪無罪になったら困るからね。治安維持のために、九九・九パーセント死刑言いよるのは分かってる」「裁判長も所詮、公務員やから自分の立場がかわいいからね。世論の大多数に反するような判決は出しようへんと思う」「法務大臣が法律を遵守してくれたら、僕は控訴する気絶対無いから、一審で死刑でて来年（平成十五年）の五月くらいに出ますねん、判決が。ということは、早ければ来年の十一月までには死刑執行されるんですよ」

一方では「そりゃ善悪の弁別能力ないゆうて精神病院送りになって、二、三年の措置入院の後、無罪放免で出れんのかそれはええけど、そうはいかんと思うからね。ゼロパーセントじゃないと思うけど、ま、まあ無理やろ、今の時代」と死刑判決以外の期待も示す。

しばしば「非健康的な精神構造」と自らのことを表現する。何かと問うと、まず「愉快犯的なところ」があるという。「こんな独房におっても、交通事故で六十代、七十代が死んだ聞いてもあまり嬉しくないけど、三十代、二十代の奴が交通事故で死んだとか聞いたら、無性に嬉しい」。「外おってもシャットアウトになる奴、なんぼでもおるやないかと」「ハイになる」。「飛行機が墜《お》ちたとか聞いたら、それとか後進国の奴が死んだって、何とも思わへん。そやけどデンマークとか、先進みたいな、特に西洋人。ブルーアイの。ブルーアイの西洋人が死んだら。日本人よりもずっと上のランクの人間やと思ってるからね。ブルーアイの、ゲルマン系とかアーリアン系とか」。平成十三年九月十一日ニューヨークのビルに飛行機で衝突した自爆テロは、「非常に」「愉快やった」などをあげる。

第二にあげたのは「不愉快なことが頭から色々引っかかって離れへんこと」である。

第三にあげたのは「共感性がない」ことである。「人が悲しんだりするのが、全然悲しくない」。「女とセックスすることは好きやけど、途中のプロセスは全然楽しくない」

他に、視線や音に対する敏感さは、他の人と比べて「過剰」なことである。

そして「単純明快」な「シーン」や「しょうもないことを結構覚えてる」のに、「肝心要の覚えなあかんことは、なかなか覚えられんときがある」。例えばバスの研修中に「字の読み書きもおぼつかんような奴が」「一発でパチッと覚え」るのに、自分は「単純なコースやったら覚えれるけど」、「五回も六回も右曲がって、左曲がっていうようなのは、なかなか」覚えられなかった。

そして自己診断は「幻聴幻覚のない分裂病やと思ってる」と言う。奈良少年刑務所入所時に読んだ精神分裂病に関する本に、「分裂病の特徴は、繊細な反面、鈍麻な所がある」とあり、自分に「当てはまってると思った」という。

長所をあげるように言うと、「闇雲に目標ができたら突っ走るところ」と言う。「司法書士の件も然《しか》り」、「市バスにしろ」「一か八かやったれ」と「××交通局、××交通局、××、片っ端から受け」た。「執念を持って」、「絶対つかみ取る」と思って××市バスに就職できた。また「女にしろ、経歴嘘《うそ》ついて、絶対結婚したいと思ったら、とことんがむしゃらに、つかみ取るまで必死に、なりは構わず、振り絞って突き進む」ところだという。

なおアルコールは、飲み過ぎると「すぐ吐く方」であり、機会的飲酒者である。喫煙は「中学一年くらいから」であり、この数年間は「一日六十本くらい」であったという。また、覚醒《かくせい》剤等の違法薬物は全く経験がないという。

# 第二節　心理検査所見

## 1――知能検査

### ウェクスラー成人知能検査[18]（平成十四年十一月二十一日、同月二十七日実施）

#### ①結果

知能指数84（言語性知能指数92、動作性知能指数78）

下位検査結果（評価点）

| 言語性検査 | | 動作性検査 | |
|---|---|---|---|
| 知識 | 10 | 絵画完成 | 3 |
| 数唱 | 8 | 絵画配列 | 9 |
| 単語 | 10 | 積木模様 | 5 |
| 算数 | 12 | 組み合せ | 9 |
| 理解 | 6 | 符号 | 9 |

類似　6

②検査態度

鑑定人による問診時ほど積極的な態度ではないにしろ、課題に対しては真面目《まじめ》に取り組んでいた印象を受ける。一般的な標準以上の粘り強さも見せなかったが、特に投げやりな態度もなく、淡々と課題に取り組んでいたといえるだろう。

③所見

数値からは、平均の下の知能を有することがわかる。言語性検査、動作性検査ともに下位検査間で得点にばらつきが認められる。また、同一の下位検査内でも課題の難易と回答の正誤の整合性が崩れている箇所がいくつかあり、能力間あるいは能力の発揮に関してのアンバランスが認められる。

言語性検査では、知識、数唱、単語、算数の下位検査で平均水準の力を保持している反面、理解、類似でやや低くなっており、社会的な問題解決や状況判断の力、及び抽象化能力の低下が窺《うかが》える。

動作性検査では絵画完成での得点の低さが目立つが、過去二回の本検査結果（起訴前嘱託鑑定、J病院）でも同じ傾向が認められている。絵画配列、組み合せ、符号の下位検査結果から、手先の巧緻《こうち》性、非言語的な概念構成力は平均水準であると思われるが、一定以上に複雑な問題状況に対しては、全体的把握が出来なくなってしまうところも見受けられた。

**⒆レーヴン色彩マトリックス検査（平成十四年十一月二十七日実施）**

**①結果**

| | | |
|---|---|---|
| セットA | 12点／12 | （所要時間4分10秒） |
| セットAB | 12点／12 | （所要時間4分43秒） |
| セットB | 12点／12 | （所要時間4分30秒） |
| 総計 | 36点／36 | （総所要時間13分23秒） |

**②検査態度**

ウェクスラー成人知能検査施行時と同様に淡々とした態度で、各問題に対して素早くかつ迷いなく回答していた。計三十六問中三十五問で迷うことなく正答し、唯一誤答した一問（セットBの問題9）も後で自ら訂正し、「その時（間違ったと）気付いとったけど、言いそびれた」と述べたため、全問正答とした。

**③所見**

回答の素早さ、正確さから、本検査で測定される〝創造的な新しい洞察を形成する能力あるいは高いレベルの主に非言語的な構成概念——それにより複雑な問題について考察することが容易になる——を形成する能力〟は高いと判断される。

この結果をウェクスラー成人知能検査の結果と照合してみると、些《いささ》か奇異な印象を受ける。特に絵画完成での得点の低さと本検査での得点の高さは、相矛盾する結果ともいえる。この点について考えてみると、絵画完成の課題で求められるのは人の社会的な日常生活、日常動作の文脈に照らした上での欠落部分の察知と指摘——したがってその時点で、何が欠けているかが言語化できていることが前提となる——であるのに対し、本検査では幾何学的な模様の欠落部分を補うものの指摘であり、必ずしも言語化を必要としないという課題の性質の違いが影響しているのではないかと思われる。とすると被験者は、問題場面で解決方法を素早く機械的に導き出すことには比較的長《た》けているものの、その解決方法は人間的あるいは社会的文脈を欠きがちであり、またそのプロセスを言語化したり他者に伝えたりするのも苦手であることが推察される。

**ウィスコンシン・カード・ソーティング・テスト（平成十四年十二月二十五日実施）**

この検査は、抽象的推論能力および変化する環境のもとで認知的戦略を変化させる能力を評価する検査である。「遂行機能」を評価するさまざまな検査のひとつであり、特に臨床神経心理領域では、前頭葉機能障害を鋭敏に反映する検査として広く用いられている。

①結果〈268〜269ページ、表1参照〉

②検査態度

被験者は、教示に対して特に質問することもなく、検査中の振る舞いからも教示内容（この検査のやり方）を一応は理解していたことがわかる。しかし一回目の作業内容があまりに振るわなかったため、時間をおいて再度試行してみた。一回の試行で百二十八枚のカードを使う、かなり根気を要する検査であるが、被験者は投げやりになることなく、最後まであれこれ考えながら取り組んでいた。

③所見

スコアの右端に示すように、〝能力が重度に損なわれている〟と判断される項目が多い。一回目と二回目とで、正解数や基準に対する洞察の割合は相当上昇しているが、固執反応数及び固執・不正解数の多さが著しく目立つ。この〝ひとつの基準への固執〟という傾向が特徴的で、一回目では、ほぼ全ての反応がひとつの基準（この場合は「形」）に基づいて判断されている。二回目では、被験者自身がこの過ちに気づき（「〝色〟でせんとあかんのやね」とコメントあり）成績は幾分上昇しているが、二回目のカテゴリー・シフト以降はほとんど学習の見通しを立てるこ

2回目：13:30～

| | 素点 | 標準得点 | T得点 | パーセンタイル得点 | |
|---|---|---|---|---|---|
| 総試行回数 | 128 | | | | |
| 正解数 | 66 | | | | |
| 不正解数 | 62 | 71 | 31 | 3 | 軽～中度 |
| 不正解% | 48 | 73 | 32 | 4 | |
| 固執反応数 | 55 | < 55 | < 20 | < 1 | 重度 |
| 固執反応% | 43 | < 55 | < 20 | < 1 | |
| 固執・不正解数 | 47 | < 55 | < 20 | < 1 | 重度 |
| 固執・不正解% | 37 | < 55 | < 20 | < 1 | |
| 非固執・不正解数 | 15 | 92 | 45 | 30 | 平均 |
| 非固執・不正解% | 12 | 96 | 47 | 39 | |
| 基準に対する洞察 | 45 | | | | |
| 基準に対する洞察% | 35 | 71 | 31 | 3 | 軽～中度 |

| | 素点 | パーセンタイル階級 |
|---|---|---|
| 完了カテゴリー数 | 3 | 2-5 |
| 第1カテゴリーに要した試行数 | 10 | > 16 |
| セット維持の失敗 | 1 | > 16 |
| 学習方法についての学習 | -19 | ≦ 1 |

**表1．ウィスコンシン・カード・ソーティング・テスト**

1回目：9:30〜

| | 素点 | 標準得点 | T得点 | パーセンタイル得点 | |
|---|---|---|---|---|---|
| 総試行回数 | 128 | | | | |
| 正解数 | 33 | | | | |
| 不正解数 | 95 | ＜55 | ＜20 | ＜1 | 重度 |
| 不正解% | 74 | ＜55 | ＜20 | ＜1 | |
| 固執反応数 | 126 | ＜55 | ＜20 | ＜1 | 重度 |
| 固執反応% | 98 | ＜55 | ＜20 | ＜1 | |
| 固執・不正解数 | 94 | ＜55 | ＜20 | ＜1 | 重度 |
| 固執・不正解% | 73 | ＜55 | ＜20 | ＜1 | |
| 非固執・不正解数 | 1 | 130 | 70 | 98 | 平均上 |
| 非固執・不正解% | 0.8 | 136 | 74 | 99 | |
| 基準に対する洞察 | 6 | | | | |
| 基準に対する洞察% | 5 | ＜55 | ＜20 | ＜1 | 重度 |

| | 素点 | パーセンタイル階級 |
|---|---|---|
| 完了カテゴリー数 | 0 | ≦1 |
| 第1カテゴリーに要した試行数 | 129 | ≦1 |
| セット維持の失敗 | 0 | ＞16 |
| 学習方法についての学習 | 算出不能 | |

とができず、固執反応が続いている。

　被験者は、レーヴン色彩マトリックスの結果にみられるように、抽象的な推論能力はむしろ高いと推察される。このことと、固執の多発という本検査での特徴的な誤りのパターンからは、被験者の低スコアは、変化する環境のもとで認知的戦略を変化させる能力の障害を反映しているものと推察される。被験者は、初めて遭遇する問題や状況に対して、いったん誤った戦略でとりくみはじめてしまうと、他の人ならすでに別の戦略を探しはじめているような時点に至っても、その誤った戦略にとどまって、失敗を繰り返し続けることも予想される。

## 2——その他の神経心理学的な目的での諸検査

　これまでに施行した諸検査では、被験者は平均の下の知能（知能指数＝84）を有することが明らかになったが、ウェクスラー成人知能検査の下位検査間で得点にばらつきがあり、また、ウィスコンシン・カード・ソーティング・テストのように、成績が他の検査と比べて際立って不良なものもあった。このような結果を踏まえ、被験者の神経心理学的プロフィールをより明確にするために、以下の諸検査を追加した。これらには上記の諸検査ほど一般的でないものも含まれる。

### コース立方体組み合わせテスト（平成十五年一月十七日実施）

①結果

MA　14歳7月
CA　16歳0月
知能指数　91

②所見
ウェクスラー成人知能検査の積木模様と同様の検査である。非言語性の知的能力の一側面を評価する検査であるといえる。知能指数は平均の域にあり、ウェクスラー成人知能検査の知能指数と矛盾しない範囲の成績である。

**三宅式記銘力検査**[20]**（平成十五年一月十七日実施）**

①**結果（括弧内は基準値）**

有関係対語
第一回　10（6・6－9・9）以下施行せず

無関係対語
第一回　2（3・2－7・0）
第二回　5（6・6－10・0）
第三回　5（7・7－10・0）

②所見

有関係対語の成績からは、被験者は基本的な言語性記銘力には障害がないと考えられる。これに対して、無関係対語での成績が悪いが、この結果は、例えば、記憶戦略の問題などに基づく可能性がある。

### トレイル・メイキング・テスト[21]（平成十五年一月十七日実施）

①結果（括弧内は基準値）

パートA　123秒（71・5±17・8）
パートB　158秒（91・4±25・4）
TMT比　1・28（1・31±0・35）

②所見

本検査では、パートA、Bを通じて、迅速な視覚性の探索が要求されるが、パートBではこれに加えて、迅速な注意の転換という「遂行機能」の一つが要求される。パートAに比べパートBでの所要時間が目立って遅延する場合には、そのような遂行機能の障害が示唆されることになる。被験者の所要時間は、パートA、パートBの両方で、基準値より長くなっている。このことからは、「迅速な注意の転換」という特異的な遂行機能の障害があるというよりは、非特異的な認知・運動速度の低下の結果であると解釈される。

**修正ストゥループ・テスト**[22]**（平成十五年一月十七日実施）**

①結果

| | | | | | |
|---|---|---|---|---|---|
| パートA | 所要時間 | 17秒 | 誤反応 | 0 |
| パートB | 所要時間 | 18秒 | 誤反応 | 0 |
| パートC | 所要時間 | 28秒 | 誤反応 | 1 |

②所見

本検査のパートCでは、青色で書かれた「赤」という文字を「あか」ではなく「あお」と読むなど、習慣的に確立された反応（ステレオタイプ）を抑制することが要求される。このような「ステレオタイプの抑制」機能も遂行機能の一つとされる。本検査の基準値は正式に公表されていないため、ここには示さなかったが、被験者の成績は健常被験者の結果から大きく外れる結果ではなかった。

### 3――性格検査

まず二つの描画テストを行った（平成十四年十月三十一日実施）。
検査態度は、心のなかにイメージを思い浮かべそれを表現するということ自体、被験者には苦手な作業だったようで、描画後の質問にも「わからへん」との答えが多く、終了時の感想も「邪魔くさい」「面倒くさかった」と述べた。しかしこのような言葉での表現と裏腹に、実際に絵を描く作業には比較的誠実に取り組んでいた。特に風景構成法での彩色は、色を選びながらかなり熱心に行っていた印象を受けた。

**バウムテスト〈374ページ、資料①〉**
バウムテストとは、「実のなる木を描いて下さい」という教示で行う描画検査であり、短時間で人格の全体像、全体状況を把握することができる。

**所見**
紙面に丁度収まるくらいの大きさの木を描く。筆致に特に緩急はなく、平板な印象である。非常に大雑把な大枠としての現実認識、及び、そのなかで自分がどのような振る舞いを求められるのかを表層的に認識することは可能であるが、それらはどこか〝他人事〟のようであり、被験者自身の内実と結びついたものとは言えない。被験者自身、どこが自分自身なのか、どこまでが自分自身なのか、とらえられなくなっている印象も受ける。またこの傾向は、被験者の過去二回のバウムと比較すると次第に強まってきているようでもあり、被験者の自我の崩れが進んでいることが示唆される。

内的衝動は強いので、なにがしかの思いや欲求が被験者のなかに生じはするが、それが自分のどこに根ざしたものであるのか、被験者自身とらえることができず、自分で自分に見通しをつけられないという点が、先述のように一貫して認められる特徴である。さらに、それでもとりあえず外見的には辻褄《つじつま》をあわせておこうとする傾向が過去のバウムからは窺え、特に前回（KAによる起訴前嘱託鑑定）のバウムでは強い内的緊張感も感じられるが、今回のバウムではもはやそれも放棄してしまったような弛緩《しかん》した印象を受ける。この点からも、被験者の自我機能の低下が窺える。

**風景構成法〈374ページ、資料②〉**

風景構成法とは、枠取りした画用紙に「全体でひとつの風景になるように」と教示して、川、山、田、道、家、木、人、花、動物、石の十項目を描いてもらうものである。他の一般的描画検査（バウムテスト、人物画テスト、等）で明らかになる内容に加えて、〝構成〟が入ることで自我強度を、〝彩色〟が入ることで情緒のあり方を、探ることができる。

## 所見

「夏の昼間」の風景を描く。全体としての構成は放棄されており、構成のレベルとしては分裂病圏～非定型精神病を思わせるが、情緒の表出が乏しいながらも自然であることから、病的な印象は随分と柔らげられている。

紙面中央を左右に横切る形で「川」が描かれ、その向こう岸に「山」が置かれている。彩色段階で「川」が手前まで塗り広げられてしまったため、この風景には此岸《しがん》がない。被験者自身も「大きい川」「大きい山」と述べており、強大な無意識衝動に動かされている自分を感じ取っている。この無意識衝動は少なくとも現在、被験者を脅かしてはいないものの、これによって被験者が現実に生きてゆく領域、可能性は奪われてしまったと感じられているようでもある。

向こう岸にそびえる山に、近景群の項目（家、木、人、花、動物）等があまりまとまりなく配され、本来最も個人的で親密であるはずの領域が被験者のなかで充分成り立っていないことがわかる。さらにこの風景の大きな特徴は、本来、遠景群（川、山）と近景群を繋《つな》ぐものとして機能する中景群（田、道）が、構成に全く組み込まれていない点である。したがって被験者は、先述のような強い無意識衝動を抱えながら、それを実際の現実場面でどのようにコントロールしつつ具体的行動へと収斂《しゅうれん》させてゆくかという面で、非常に困難を感じていたと推測される。そのような際に被験者は、行く先のわからない空を飛ぶ「道」や構成を無視して描かれた大きな「田」

が示すような、非現実的でありながら（あるいはそれ故に）万能感に満ちた方法しか対処する術《すべ》を持たないのである。また、「道」＝意識、社会的態度、「田」＝社会的義務、評価を示す項目であることを考えると、これらの項目に小さからぬこだわりを持ちながら、実際には社会との現実的な繋がりをなかなか見いだせない被験者がおかれていた心理的状況の深刻さも窺える。

先にも述べたように近景群の表現には、個人的空間としてのまとまりや親密さが乏しい。個々の項目でも、「人」はほぼ木の棒様の姿形であり、性別・年齢等の連想もない。「家」にも人が住んでいるか等の連想が無く、社会的場面での対人認知の曖昧《あいまい》さや他者への共感能力の弱さが窺える。とはいえ、彩色の自然さに示される乏しいけれども比較的歪《ゆが》みのない情緒性、「家」には窓が描かれ「花」にも色が塗られ、「動物」からはそれなりにエネルギーが感じられ、と微《かす》かで幼い表現ではあるが他者との情緒的関わりを求めるサインも認められる。しかしながら現在の被験者の年齢や状況を考えると、これらの微かなサインをとらえ展開させてゆくことは、非常に難しいと言わざるを得ないだろう。

**ロールシャッハ・テスト**（平成十四年十一月七日実施）

ロールシャッハ・テストとは、被験者にインクのしみのある十枚のカードを見せて、「何に見えるか」を尋ねる心理検査である。被験者の反応から、本人の無意識の部分も含めた人格特徴をとらえることができる。

①検査態度

描画検査と同様、内的なものを投影させて反応する検査は、被験者自身苦手と感じている様子が窺えた。しかし検査に対しては真面目に淡々と取り組み、検査者の問いにも率直に応じていた印象を受ける。

②結果と所見

自由反応段階での反応数＝7、反応拒否＝4、質問段階での付加反応＝4で総反応数＝11と、平均水準からすると少ないが、平均反応時間（＝三十三・五秒）や平均始発反応時間（＝十六・六秒）は平均レベルであった。したがってこの反応数の少なさは、検査に対して非協力的であったというよりも、被験者の知的能力や生産力の問題に起因していると考えられる。反応拒否については、後で詳述する。

反応領域は全体反応が少なく（二七％）、物事を総合的にとらえることが少ない傾向が窺える。反応の継起からも、計画性に乏しく精神の混乱を来しやすいことがわかる。また、小心さゆえに些細《ささい》なことへのこだわりが強く、問題解決に際して本質を見失いがちである。

決定因子では形態反応が多く（八二％）、自分の欲求を充分に認知できず、環境の持つニュアンスを適切にとらえられないため、可塑性を欠いた常同的な考え方、行動をとりやすい。運動反応が出ており（人間運動反応＝1、動物運動反応＝2・5）インクブロットに内界を投影することができているが、その様相は非常に未成熟で自己本位であり、自分の欲求をただちに満たそうとして行動化する可能性も強い。色彩反応の乏しさ（任意色彩形態反応＝1）と併せて考えると、対人場面で被験者のなかに何らかの感情が動いた場合、自分自身のことに気を取られ過ぎただ不快なことを避けようとするあまり、相手に対して手も足も出なくなってしまうか社会規範を無視した行動にはしるか、という極端な二者択一しか選択肢がないといえる。しかしながら形態水準は大きく崩れることなく、平均～平均下で安定しているのが特徴的である。

反応内容は、内容の種類が乏しく（コンテント・レンジ＝4）平凡反応も少ない（1・5）ことから、興味の範囲が狭く自己中心的な考えをとりがちであり、多くの他者とは外界認知にズレが生じがちであると考えられる。反応内容について詳しく見てみると、この傾向はさらに強まる。人間反応＝一八％と平均レベルで一応他者への関心が窺えるものの、その内容は全て人間の頭部であり、他人との関係を維持しながらも自分の感情や欲求を意識できないため、それらを他人との関係で適切に調節してゆけず、日常場面を適切に処理できないと感じているようである。また「横顔」「目」の反応が多く、他人の考えや動機について過敏で猜疑心《さいぎしん》を持ちやすい傾向と、それを解消する手段として空想的・観念的方法をとりやすいことがわかる。先述した頭部へのこだわりと併せると、知性化や強迫性を伴う防衛機制をとりやすいことも示唆される。

動物反応＝五五％と高めで、知的活動の不活発に起因する思考や行動の常同性を示すとともにに、ここでも部分反応（頭部）が多く、外界に対する不安感の強さが窺える。また特徴的な反応として人か動物かが判然としない反応が三つあり、これまでに挙げた他の指標と併せると、他者への関心が部分的・場面的にはありながらも、それを全体的で時間的見通しを伴う人間関係へ繋げてゆくことが、知的能力の弱さや情緒的問題の大きさゆえに困難であったと考えられる。被験者自身、このような自分のあり方になにがしかの不全感を感じていたため、それが知性化や強迫的防衛となって現れていたとも考えられるが、それ以上の洞察に結びつくことは能力的にも困難であり、結果的に外界への不満や敵意を強める一因となっていたようである。

最後に、四つの反応拒否について詳しくみておきたい。自由反応段階で、Ⅱ、Ⅴ、Ⅸ、Ⅹの各カードが拒否された。質問段階で、Ⅴカードで一つの付加反応、Ⅹカードで二つの付加反応がみられた。Ⅱカードでは自発的反応はみられなかったが、検討段階で平凡反応（動物あるいは人）について問うと、「(動物に見える気が）する」「(外から）言われんでも、じっと見とったら（動物という気が）したかも」と応《こた》えている。またⅨカードは、正常成人でも最も拒否の多いカードである。

このなかで、Ⅴカードに対する被験者の反応は奇妙である。被験者は、全カード中で最も長い時間を要してこのカードを拒否した後、質問段階で「二匹のトリの頭がつながっている」と珍しく形態水準の低い反応を出している。また検討段階で平凡反応（チョウあるいはコウモリあるいはガ）を問うても「見えにくい」「見えん」との応えであった。以上のような反応から、ここで被験者に何らかの動揺や混乱が生じていたことは明らかである。

一般にVカードは、平凡反応が極めて多く生じる反応の容易なカードであり、被験者の多くがここで一息ついて気分を落ち着かせる。Vカードに対して反応を拒否することは、かなり異常で特異なことである。この被験者の場合に考えられる可能性は、次の三通りである。

**(イ)平凡反応がみられなかった点から**

先述した通り被験者は、全カード中最も認められやすいVカードで平凡反応を見ることができていない。他のカードも、自由反応段階および検討段階を通じて平凡反応がはっきり拒否されているのはVカードとIカードだけである。この二枚のカードが、全カード中でも平凡反応の生じやすいカードであることを考えると、被験者には、通常多くの人が常識的に身につけている認知様式が充分備わっていない、あるいはそれが容易に崩されてしまう可能性があるだろう。Iカードでは、最初のカードであるが故の緊張からこのように反応したとも考えられるが、Vカードではこの理由では説明がつかない。

**(ロ)Ⅳカードでのショックの影響という点から**

Ⅳカード(Vカードの直前のカード)は、後に被験者が、最も嫌いなカード(理由については「ちょっとわからん」とのこと)として選んだカードである。自由反応段階で「怪獣みたいなの」、質問段階で「ヘビゅうかタツいうか、細長い動物」がみられているが、特に形態水準の低下もなく、反応の崩れは認められない。したがって本検査の通常のとらえ方の範囲で、Ⅳカードで被験者の内界に密《ひそ》かに生じた混乱がⅤカードの反応の乱れにつながったとは考え難いし、逆にもし実際そうであったとしたら、内的混乱の表出のされ方としては、極めて不自然で理解しがたい現れ方であるといわざるを得ない。

補足として、Ⅳカードでのショックが表しやすいとされる解釈内容が、「恐ろしくて厳しい男性の権威像（父親）と適切な関係を持てず、不安感や無力感を有する被験者に生じやすい」とされていることを付け加えておく。

（ハ）Ⅴカードでの黒色ショックという点から

Ⅴカードで被験者に何らかの動揺や混乱が生じていたのは明らかであるが、これを、このカード自体にショックを受けた結果と考えることもできる。Ⅴカードでのショックは、このカードの強い黒色によって引き起こされることが多い。その場合、被験者は自分の環境の暗い面を適切に処理できず、抑うつ感情に耐えられないパーソナリティであることが多い。

全体を通して、ネガティブなサインが多く修正ＢＲＳ＝マイナス四十四点（第四水準：現実喪失状態）、新ＲＳＳ＝マイナス十七・五点といずれも精神分裂病圏の数値であるにもかかわらず、先述したような形態水準の崩れの少なさ、インクブロットに投影される内容に基礎概念の歪みが少ない点が非常に特徴的である。したがって、あからさまな病的反応は表面化していない。感情の動きに乏しく外から情緒刺激を受けても反応が抑えられがちな傾向も、崩れを一見目立たなくさせているだろう。しかし、個々に見ればさほど逸脱しては見えないそれらの部分、部分をどう組み立てるかとなると、一変して被験者の弱さや歪みが露呈する。被験者は、自分自身の感情や欲求をとらえることが困難であると同時に、他者の感情や欲求を的確にとらえることもできず、容易に不安や猜疑心を募らせ、被害的・攻撃的となってしまうようである。

### P－Fスタディ（平成十四年十一月十四日実施）

P－Fスタディとは、日常よく経験するような欲求不満場面が描かれた二十四枚の絵を見せて、被験者の欲求不満に対する反応や欲求不満耐性を査定する検査である。被験者の攻撃性の方向と型（建設的であるか破壊的であるか、等）が明らかになる。

#### 結果と所見

集団一致度＝二九％と非常に低く、欲求不満場面で常識的な対応ができないことを示している。

攻撃性の方向については、他責的反応＝六七％と極めて高く、欲求不満の原因を他者や環境のせいにする傾向が見られる。その背後には、他者からの非難や攻撃、不利なことをされるのではないかという恐れが非常に強い可能性も考えられる。これに対して自責的反応＝〇《ゼロ》％であり、社会での適応に必要とされるある程度の自責感が欠如しており、自己反省が困難である性質が示される。

また攻撃性の型をみると、障害優位型（O－D％＝六三）であり、失望や不平（それも「あっそう」等の投げやり的な態度）を表明するのみで、責任の所在を明らかにする姿勢や、問題解決へ向かおうとする姿勢が見られない。被験者の唯一の問題解決を図ろうとする反応が「金を出せ」であることは、その性質をよく表していると考えられる。また被験者の自責逡巡《しゅんじゅん》反応（「はい」「えっ」）からは、なるべく反応を抑えて欲求不満の存在の否定、あるいは欲求不満の存在を隠そうとする傾向が強いと考えられる。

**ソンディ・テスト（平成十四年十二月二十五日実施）**

ソンディ・テストとは、創始者ソンディの衝動理論に基づいて考案されたテストである。四十八枚の顔写真に対して好・嫌選択をさせることで、被験者の衝動傾向を明らかにすることができる。

**表2．ソンディ・テスト**

［衝動プロフィール］

前景プロフィール（VGP）

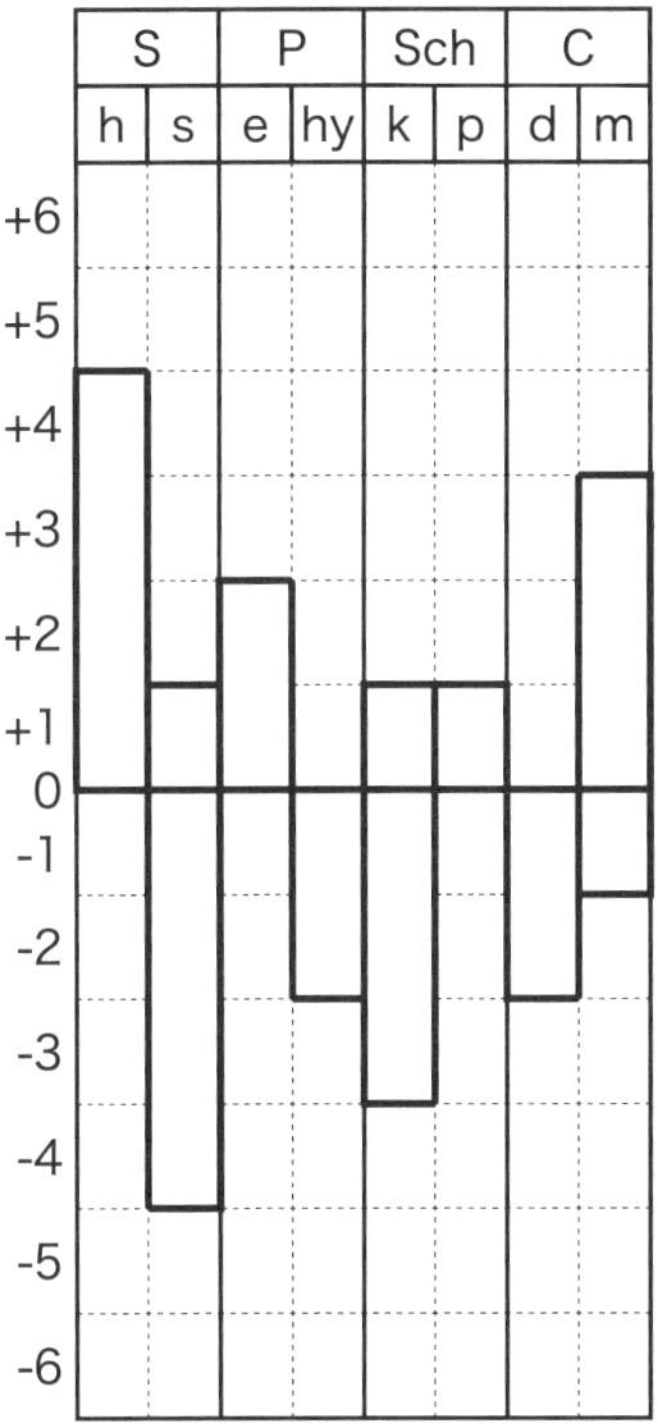


背景プロフィール（EKP）

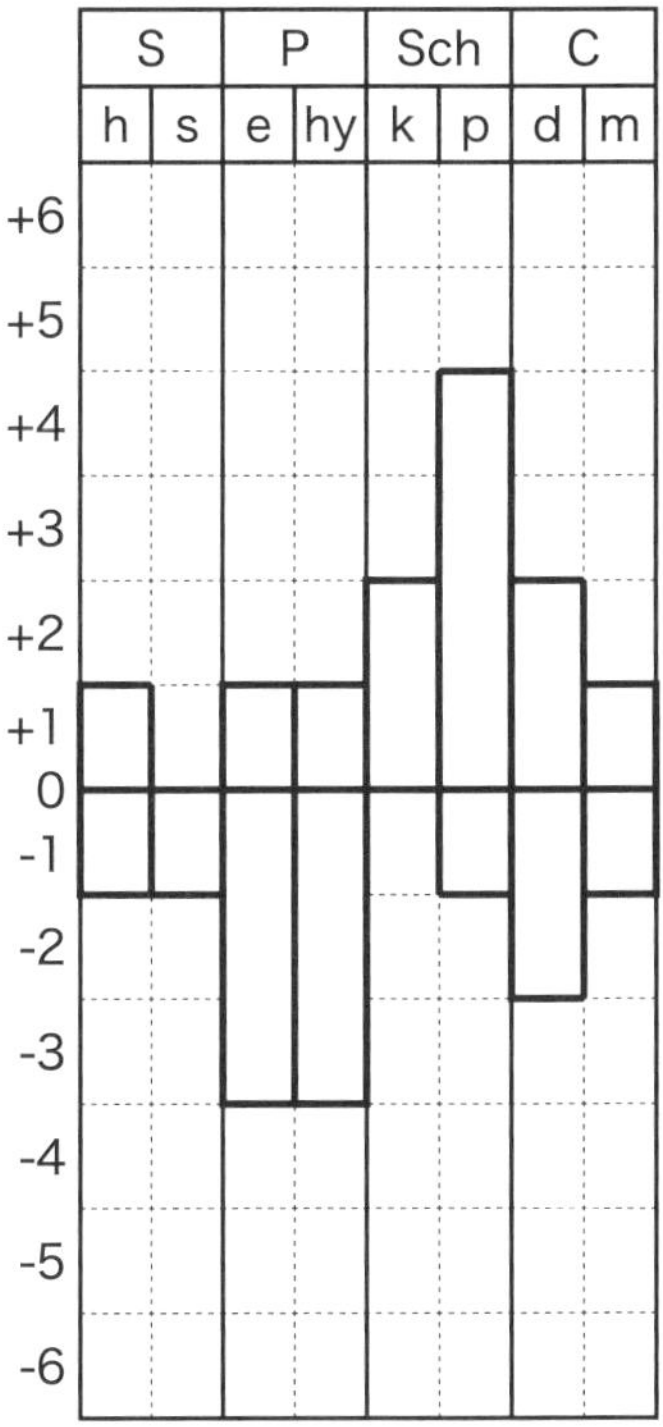


［傾向緊張表］

| | S | | P | | Sch | | C | |
|---|---|---|---|---|---|---|---|---|
| | h | s | e | hy | k | p | d | m |
| VGP | ＋！ | −！ | ＋ | − | − | 0 | − | ＋ |
| ThKP | −！ | ＋！ | − | ＋ | ＋ | ± | ＋ | − |
| EKP | 0 | 0 | − | − | ＋ | ＋！ | ± | 0 |

①結果〈285ページ、表2参照〉

②所見

被験者のプロフィールは、本検査で犯罪者・殺人者に多いとされる典型像（E反応プロフィール）とは異なるが、古い愛、古い価値観への執着が強く、それらを失うことへの偏執的な不安を内在させる分裂病圏の疾患をはじめ、心気症的訴えの多い神経症や精神衰弱に認められやすい特徴を示す。

表面的には抑圧的で控えめな態度が前面に出るが、恒常的抑圧が自己破壊的となりやすい危険性を秘めている。それを緩和するものとして、拒絶症的傾向、心気症的訴え、体感異常といった症状が形成されやすいが、被験者の場合、屈折した自己顕示欲求が破壊的衝動として一気に自我拡大を起こす危険性はかなり強いこともわかる。

## 第三節　身体所見

身長百八十一cm、体重八十kgであり、骨格はがっちりしている。外傷痕《こん》および手術痕として、①顔面眉間《みけん》に五十mmの外傷痕、②おとがいに四十五mmの手術痕、③下顎《かがく》下面に五十mmの手術痕、④右季肋部《きろくぶ》に百十mmの手術痕（下顎骨の欠損部に肋骨《ろっこつ》を移植したときの痕《あと》）がある。いずれも昭和六十年一月四日、T病院での飛び降り事故と関連した外傷痕、手術痕である。性器を含め身体的な奇形はない。

身体理学所見では、血圧１０３／64mmHgと正常。頭頸部《とうけい》では、顎開口時に下顎が右に変位する。また左足関節の軽度の背屈制限を認めるが歩行にはほとんど問題ない。いずれも飛び降り事故の後遺症である。その他、胸部、腹部、四肢の異常はない。

神経学的所見では、脳幹腫瘍《しゅよう》の際に出現するといわれる眼球運動の異常はない。右手第五指の軽度のしびれ感を認めるが、事故後の頸椎《けいつい》症に由来するものと思われる。その他、脳神経、筋力、感覚、深部腱《けん》反射、協調運動に問題はなかった。

血液検査所見は、B型肝炎ウイルス、C型肝炎ウイルス、梅毒の感染は認められない。甲状《こうじょう》腺《せん》機能は正常である。貧血や糖尿も認められない。なお過去の診療録から、肝臓、腎臓などには異常がなかったことから、今回はこれらについては検査しなかった。

本鑑定において、特別な身体的検査として行ったものは以下の検査である。染色体検査、脳波検査（睡眠賦活《ふかつ》）[23]、そしてＭＲＩ、ＳＰＥＣＴ、ＰＥＴの三種の脳画像検査である。

### 1――末梢リンパ球検体による染色体検査

まず、末梢《まつしょう》リンパ球検体による染色体検査を行った。その結果は、核型が46ＸＹの正常男性であり、長身の男性で非行傾向との関連が報告されるＸＹＹなどの染色体異常は認められなかった。

### 2――睡眠賦活による脳波検査（平成十四年十二月二十一日検査）〈375ページ資料③④〉

脳波検査開始前（電極貼り付け開始直前）に睡眠薬ラボナ（50㎎）錠を二錠服用させ、睡眠賦活を試みた。しかし、結果的には軽眠状態までに留まり睡眠状態の記録は得られなかった。記録時間は約六十分であった。

本検査の所見は以下である。

背景活動には特に乱れは認められなかった。安静閉眼時には両側後方優位に分布し、中等度に規則的な波形を持つ約9Hz《ヘルツ》の基礎律動がかなり連続的に出現し、その後頭部における振幅は30～50μV《マイクロボルト》の範囲で増減を繰り返していた。

間歇《かんけつ》性光刺激（3Hz、6Hz、9Hz、12Hz、18Hzの刺激を五秒間ずつ五秒間の休止期間を挟んで与えた）において、どの周波数の刺激に対しても光駆動反応は認められなかったが、9Hz刺激の終了後三秒時に両側前頭部優位で振幅が150μVに達する約5Hzの一過性徐波（高振幅徐波）が一回出現した。

次に過呼吸賦活（一分間に四十回の速さで深呼吸を続けさせる）を施行した。深呼吸の指示にはよく従えていた。開始後、約一分ころには両側前方優位の3～4Hzの高振幅鋭波（約100μV）が出現、約二分ころからは両側前方優位の2～3Hz徐波群発が出現しはじめ、三分ころにはその頻度が増すとともに波形が鋭徐波複合様になってきた。そこでさらに深呼吸を続けさせたところ、2～3Hz徐波群発は後頭部まで及ぶ広汎な分布を示すようになり、持続も三～四秒間に達した。しかし四分半頃にあくびが出現し、五分での終了までの最後の三十秒間ほどはほとんど深呼吸が行われなかった。過呼吸終了直後にも約3Hzの徐波群発が出現し、前方から後方に広がりながら二・五秒間ほど持続した。この点から過呼吸賦活による中程度の影響がみられた。終了後の背景活動の回復は速やかであった。

過呼吸終了後、被験者は眠るよう指示されたが、なかなか入眠できず軽眠状態が続き、睡眠第一段階以上に深まることはなかった。緊張が解けてくるとともに、後方優位の基礎律動とほぼ同じ9Hzの周波数を持つα《アルファ》律動が前方にも強く出現しはじめた。それに続く軽眠状態において、両側前方優位の約3Hzの徐波群発が数回出現した。

以上の結果をまとめる。

背景活動には[24]瀰《び》漫《まん》性脳症や頭部外傷後遺症、あるいは代[25]謝性脳障害を疑わせるような著明な異常は認められず、基礎律動の周波数・分布とも正常である。

全記録を通じて、明確なてんかん性活動は認められない。

過呼吸賦活時および軽眠状態においてのみではあるが、両側前方優位の約3Hzの徐波群発が反復的に出現している。また間歇性光刺激施行中に一回両側前方優位の高振幅徐波が出現している。これらの所見は、成人の正常脳波とはいえず、思春期くらいのやや未熟な脳波所見である。

衝動性と関連するといわれる側頭部[26]棘活動《きょくかつどう》の存在については、今回は睡眠時記録が得られなかったため、睡眠時のみに出現する可能性が否定できないが、軽眠状態でもそれと疑われる波形がまったく認められなかったので、ほぼ否定される。

### 3——MRI（平成十四年十二月二十一日検査）〈376ページ、資料⑤⑥〉

本検査は磁気を用いて脳の形態や構造を画像として撮影するものである。

起訴前嘱託鑑定のMRIで中脳に異常信号域が描出されていたことをふまえ、造影前T1強調画像（矢状断像・横断像）、T2強調画像（横断像・矢状断像・冠状断像）、FLAIR像（横断像）、拡散強調画像（横断像）および造影後T1強調画像（横断像・矢状断像・冠状断像）を撮影。

本検査の所見は以下である。

中脳左外側部に、T1強調画像にて軽度の低信号を呈し、T2強調画像にて比較的著明な高信号を呈する、長径十㎜、短径五㎜の病変を認める。境界は大部分は明瞭だが、後方で一部不明瞭な部分もある。拡散強調画像では周囲の脳実質とほぼ同一の信号強度を呈する。造影剤投与後、明らかな造影効果は見られない。平成十三年九月KAによる起訴前嘱託鑑定で施行されたMRIと比較してわずかに増大しているように見える。冠状断のT2強調画像では、この病変により左皮質脊髄路が内側に軽度圧排[27]・偏位しているように見える。

MRIのみで断定はできないが、以上の所見からは、低悪性度の星細胞腫[28]（二〇〇〇年のWHO脳腫瘍分類における diffuse astrocytoma, grade2 に相当）の可能性が最も高そうである。虚血性病変[29]は、病変が増大し萎縮性変化を伴っていない点から否定的である。多発性硬化症[30]や急性散在性脳脊髄炎[31]といった炎症性脱髄性疾患は、病変が一年の経過で軽度増大している点と他に病変が新たに見られない点から否定的である。ベーチェット病[32]や全身性エリテマトーデス[33]などの膠原《こうげん》病[34]・血管炎症群でも中脳に異常信号域が見られることがあるが、臨床像や画像の経時的変化から否定的である。

以上、MRI所見からは、断定はできないものの、脳腫瘍（低悪性度の星細胞腫）が最も考えられる。現在のところ病変は小さく、皮質脊髄路や動眼神経路から離れているため神経症状がないものと考えられるが、もし腫瘍だとすれば、将来腫瘍がさらに増大し片麻痺《へんまひ》や動眼神経麻痺、あるいは中脳水道の閉塞による神経症状が出現する可能性は否定できない。なお、この病変部位は、意識障害や幻視を主症状とする脳[35]脚幻覚症をきたすとの報告がある。しかし宅間守には意識障害も幻視も認められず、この病変と精神症状を関係づけることはできない。

その他の脳部位に異常所見は認められず、あるいは脳室の拡大や脳溝の開大などの脳萎縮所見も認められない。

## 4――SPECT（平成十四年十二月二十一日検査）〈377～378ページ、資料⑦⑧〉

この検査は$^{123}$Iというアイソトープを用いて、脳のどの部位に血流が増加あるいは低下しているかを判断し、脳機能の異常を推測するものである。

本検査では使用薬剤（$^{123}$I－IMP）を222MBq《メガベクレル》静脈より注入し、Picker社製Prism3000という機種のカメラを用いて、注入五分後から二十分間の静止画像を撮影した。

本検査の所見は以下である。

$^{123}$I－IMPの集積は、[36]基底核および後頭葉では強い増加を示し、これを基準に考えると他の大脳皮質は広範な集積低下があると考えられる。とりわけ、両側前頭葉の集積低下が目立つ。このデータを、蓑島《みのしま》らによって開発された画像処理方法である[37]3D－SSPを用い、健常者の脳血

流と比較してみると、両側前頭葉の先端および下部（眼窩面《がんか》）に有意な取り込み低下が認められる。

ＭＲＩ所見に見られた中脳の病変は、この部位から線条体や大脳皮質に向かう神経線維が存在し、脳に何らかの影響を示す可能性も考えられる。しかし、病変は左側に限局しており、影響があるとすれば左側に偏位するはずであるが、ＳＰＥＣＴの結果は脳血流に左右差は認められない。このことは、中脳の病変が大脳に影響している可能性を否定するものである。

以上の結果をまとめると、まず後頭葉を除く大脳皮質全体の血流量低下が認められる。次いでそのなかでも両側前頭葉の血流低下が目立つと思われる。しかし疾患特異的な変化とまではいえず、標準データと比べて有意の差があるにしても、軽微な所見といえる。

なおＳＰＥＣＴ検査の約三時間前に脳波検査のための睡眠薬ラボナ50㎎が二錠投与されている。このラボナが、今回のＳＰＥＣＴ所見に何らかの影響を与える、つまり全般的に血流が低下することは否定できない。しかし、前頭葉の尖端《せんたん》および下部に特異的に血流が低下することは考えがたい。

## ５――ＰＥＴ（平成十五年一月七日検査）〈379ページ、資料⑨〉

上記のＳＰＥＣＴ所見の結果、さらに詳しい脳機能検査を行う必要があり、$^{18}$Ｆ－ＦＤＧというアイソトープを用いたＰＥＴ検査を行った。

ＰＥＴはＳＰＥＣＴよりも脳の細部が詳しく撮影されるものであり、各種のアイソトープを用いた検査が開発されている。今回の$^{18}$Ｆ－ＦＤＧを用いた検査は、脳の糖代謝の異常、すなわち脳の全般的な機能が確認でき、一般に使用されている検査である。

本検査の所見は以下である。

$^{18}$Ｆ－ＦＤＧの明らかな異常集積は認めない。中枢神経の糖代謝はＦＤＧ－ＰＥＴ画像上は正常と考えられる。ＳＰＥＣＴにおいてＦＤＧ集積の低かった両側前頭葉への集積は、他の皮質と同様であり正常分布を示している。

糖代謝と脳血流量分布は非常に良好な相関がありよく似た分布を示すものである。今回施行したＰＥＴ（糖代謝画像）とＳＰＥＣＴ（脳血流量画像）の間に、結果の相違が生じた原因として、それぞれの装置による解像度の差異の問題や使用するアイソトープの差異の他に、ＳＰＥＣＴ検査施行の約三時間前にラボナ50㎎二錠の投与を受けていたことが考えられる。ラボナ投薬により覚醒《かくせい》レベルが下がり脳代謝抑制が生じたために、脳血流量の低下をきたした可能性はある。しかし、両側前頭葉が他の皮質より特異的に強い低下所見を示した理由を説明することはできない。

核医学的には、ＳＰＥＣＴおよびＰＥＴ所見として、明らかな異常は認められないと判断される。しかし、ＳＰＥＣＴ所見にみられるように前頭葉における何らかの機能低下を否定することはできない。

# 第五章　診断

## 第一節　精神医学的考察

### 1——発達と人格

#### 発達の視点から

宅間守の親類が鑑定人に語った内容と宅間守が述べることから考えると、幼少期から相当に特異な行動をとる子供であった。

二、三歳ころから五、六歳までに、まず過度の落ち着きのなさがあった。繰り返し迷子になり警察に保護されたり、道路の真ん中を三輪車で走ったり、映画館から一人で抜け出し渋滞の道路を横切るなどの向こう見ずで無鉄砲な行動があった。泣くまで男の子の腹に乗った、石を顔めがけて投げた、女の子の顔に唾《つば》をぬったなどのいじめ的な行動もあった。人前で性器を出すといった羞恥心《しゅうちしん》のなさもあった。結局、同年代の子供たちから孤立していった。大人の心配する気持ちは無視していたようであった。手先は不器用であったらしい。

つまり、多動、不注意、無鉄砲、抑制欠如、仲間から孤立などがあった。そして年齢相応に相手の気持ちを理解する能力に問題があるのではないかという疑いが拭えない。

小学時代になる。小学校担任教師と同級生の供述、通知票からも、宅間守が述べることが特に誇張な表現をしているとは考えにくい。

幼少期にみられた問題が、児童期から思春期にかけても持続し、対人関係においてはより大きな問題を生じるようになった。ソワソワし、落ち着きがなく、身体を常にぐにゃぐにゃしていた。授業に集中できなかったり、人の話を聞けなかった。授業中に戦争シーンや飛行機を操縦するパイロットなどのシーンの空想にひたることが多かった。同級生の手に小便をかける、便器に手を突っ込ませる、顔に唾をつけるなどの、過度のいじめや嫌がらせがあった。女の子の胸に手を突っ込む、女性器の俗名を呼ぶ、女の子に性器を見せるなどがあった。一度だけだが動物虐待があった。家の金ばかりでなく他人からの盗みがあった。対等の友達はほとんどいなかった。大人の声を真似《まね》した突飛なイタズラ電話をした。学力に不相応な附属池田中学校の受験願書を一人でもらいに行き内申書を偽造しようとまで考えた。卒業文集に嘘《うそ》を書いた。

しかし激しい器物破損、反抗的・挑発的な態度、ひどいかんしゃくなどはなかった。授業中に騒ぐこともなかった。

つまり、多動、注意と集中力のなさ、空想癖、過度のいじめ、羞恥心のなさ、動物虐待、無鉄砲、仲間から孤立などがあった。ここでも年齢相応に相手の気持ちを理解する能力に問題があるのではないかという疑いが拭えない。

さらに問題が加わってきた。本人歴では精神症状に含めたが、小学高学年から、汚れを気にしたり、不潔と感じるようになった。ときには他人への暴力を伴うこともあった。さらに、ソフトボールの試合中に頭に漢字が浮かび、その文字の形を指で空になぞらなければ、気が済まなかったり、考えていることを声に出さないと安心できなくなった。つまり潔癖性、こだわりが始まったのである。このことについては別に考察する。

中学時代はいわゆる青年期に入る時期であり、これまでの問題がより大きくなってきた。弱い同級生に糞《ふん》や小便、腐ったものを食わせたり、唾をかけた。爆竹を耳の穴に突っ込んで火をつけようとしたり、殴ったりした。在日朝鮮人の同級生を蔑視《べっし》する発言をした。都合の悪いことは他人のせいにした。人前で同級生の女の子の胸を触ったり、女の子の弁当に唾や精液をかけそれを食べるのを見て満足感を覚えた。痴漢行為もした。クロロホルムを嗅《か》がせたり刃物で脅して強姦《ごうかん》するシーンの空想にふけるようになった。本の万引き、自転車や単車の窃盗をした。自宅の飼い猫の首を絞め痙攣《けいれん》を起こさせるという動物虐待を何回かして、面白いと感じた。自分だけ仲間に溶け込めないという自覚もあった。

つまり、過度のいじめ、弱い者への暴力、性的逸脱、性的な内容の空想癖、盗み、動物虐待があった。責任を転嫁する他責・他罰的傾向があり、親密な仲間ができなかった。ここでもまた年齢相応に相手の気持ちを理解する能力に問題があるのではないかという疑いが拭えない。

しかし過度の喧嘩《けんか》やひどい破壊行為はなく、権威この場合は教師に対しては反抗的で挑発的な態度はほとんどなく、担任教師をして非行の少年たちとは全く異質と言わしめたのである。

つまり青年期の入り口までの宅間守は、とても正常の心理発達の範疇《はんちゅう》に入るとはいうことはできない。世界保健機関ＷＨＯの診断基準ＩＣＤ－10のいずれに該当するか検討する。小児期および青年期に発症する障害のなかの多動性障害と行為障害をみる。

多動性障害[38]の診断ガイドラインによれば、注意の障害と多動が基本的特徴である。特徴的な問題行動は早期に発現（六歳以前）する。注意の障害とは、課題を未完成で中止したり、活動が終わらないうちに離れてしまうことである。宅間守は、確かに授業中の注意と集中力はなかったが、席を立って離れるまではいっていない。多動は、特に大人《おとな》しくしていなければならない状況において過度に落ち着きがないことを意味している。宅間守は、授業中に立ち上がったり喋《しゃべ》ったり騒いだりするほどではなく、椅子に座って身体をもぞもぞ、そわそわとさせる程度であった。

随伴する特徴として、社会的関係での抑制欠如、多少危険な状況でも向こうみずであること、社会的規制に対する衝動的な軽視（他人の活動に干渉したり妨げたり、他人が質問を終わらないうちに答えたり、順番を待つことが困難であったりすること）などである。宅間守は対教師、対父といった権威に対しての抑制は一定あったが、一方同年代に対しての抑制は欠如していた。無鉄砲なことを平気で行った。以上から、宅間守は、多動性障害と診断できなくはない。しかし多動性障害に含まれない問題行動が数多くあった。

次に行為障害[39]である。

行為障害とは、反復し持続する反社会的、攻撃的あるいは反抗的な行動パターンを特徴とする。年齢相応に社会から期待されるものを大きく逸脱していなければならない。通常の子供っぽいいたずらや青年期の犯行よりも重篤である。症例によっては非社会性人格障害[40]へと発展することがある。診断ガイドラインでは、小児の発達レベルを考慮に入れる（例えば三歳児のかんしゃく）。過度の喧嘩やいじめ、動物や他人への残虐行為、破壊行為、放火、盗み、繰り返し嘘をつく、学校のずる休みと家出、度重なるひどいかんしゃく、反抗的で挑発的な行動、持続的で激しい反抗などであり、うち一つでも重篤であれば診断するというものである。しかも行為障害は他の障害（多動性障害、情緒障害[41]など）と重なり合う。

宅間守はこの診断に該当しそうである。過度のいじめと残酷な行為、動物虐待、盗みなどは明らかにあった。行為障害の下位分類としては、非社会性（グループ化されない）行為障害であろう。同年齢の仲間にとけこめないという特徴があるからである。しかし、明らかに権威に対する抑制があったこと、小学では女の子に性器を見せたことや、中学では女の子の弁当に精液をかけ、それを食べるのを見て満足感を覚えたなどの突拍子もない性的逸脱、仲間に溶け込めないという自覚など、行為障害に収まりきらないと考えられる。

では何に該当するであろう。

鑑定人として注目していることは、すでに幼少期から、年齢相応に相手の気持ちを理解する能力に問題があるのではないかという疑いが拭えないことである。このことから広汎性発達障害[42]をみてみる。

心理的発達の障害のなかに広汎性発達障害がある。広汎性発達障害の下位分類は、自閉症[43]、非定型自閉症[44]、レット症候群、他の小児期崩壊性障害[45]、精神遅滞および常同運動に関連した過動性障害[46]、アスペルガー症候群、特定不能の広汎性発達障害、に分けられる。

言うまでもなく宅間守は、広汎性発達障害の中核である自閉症とは無縁である。しかし宅間守が、アスペルガー症候群と全く無縁であると言いきれるかどうかである。

アスペルガー症候群とは知能は正常範囲であるが、対人関係の発達の偏りと遅れ、コミュニケーションの発達の偏りと遅れ、想像力の発達の偏りと遅れの三つの特徴がある。対人関係では、人と交わろうとするが顔の表情を含め言葉以外の対人交流のシグナルを理解することが困難である。コミュニケーションでは、流暢《りゅうちょう》に喋るが聞き手の反応にあまり注意を払わない。聞き手の気持ちにお構いなしに次々と喋ったり質問する。言葉を文字どおりに解釈しすぎたり、誇張表現や比喩《ひゆ》、冗談などの社会常識的な言葉が理解しにくい。想像力では、数字などの習得は得意であるが、抽象的な思考は苦手である。なかには趣味や収集活動にほとんど強迫的ともいえる打ち込み方をする人もいる。

一九八〇年ころから、広汎性発達障害のうちのアスペルガー症候群の再評価が始まるなかで、自閉症から、高機能自閉症（知的障害を伴わない自閉症）あるいはアスペルガー症候群（知的障害を伴わない、かつ音声言語表出の発達にはほぼ遅れのない自閉症）までを、自閉症スペクトラムととらえ直そうという考え方が、児童精神医学において徐々に広がっている。この動きに中心的な役割を果たしているイギリスの児童精神医学者[47]ローナ・ウィングは、アスペルガー症候群は正常範囲内の奇人変人や別種の臨床像へと連続的につながっている、基礎病理がもっと明確になるまでは正確な境界線を引くことはできないといわざるを得ないと述べている。つまりアスペルガー症候群あるいは高機能自閉症の定義、明確な輪郭づけが十分であるとはいいがたいばかりでなく、その研究は幼児期から青年期までが主であり、予後を含めた成人後の追跡調査はほとんどない。

ここまでの検討では、宅間守とアスペルガー症候群との共通点はほとんどない。顔の表情を含め言葉以外の対人交流のシグナルを理解することが困難である、聞き手の反応に注意を払わない、言葉を字義どおりに解釈しすぎる、誇張表現や比喩や冗談が通じない、特有のモノトーンな話し方などはない。

ただ類似点として、繰り返しになるが、すでに幼少期から、年齢相応に相手の気持ちを理解する能力に問題があるのではないかという疑いが拭えないことだけがある。この延長線上に、青年期以降にしばしばふれることになる相手の心がわからない、相手の喜怒哀楽を感じとることができないという問題がありそうである。付け加えると、以後しばしばふれることになる空想や過去の記憶が、視覚優位、映像的であるところが、多少似ているといえるかもしれない。


以上から、幼少期から青年期の入り口までの宅間守は、多動性障害、非社会性行為障害という診断だけでは収まりきらない。心理的発達障害の一種であるアスペルガー症候群とは全く異なっているが、相手の気持ちを理解する能力に問題がありそうということに類似点がある。なお心理的発達障害全体の共通点は、発症は常に乳幼児期あるいは小児期であること、中枢神経系の生物学的成熟に深く関連した機能発達の障害あるいは遅滞であること、寛解や再発がみられない安定した経過であることとされている。つまり心理的という言葉を使っているが、それらの障害には生物学的基盤があると想定されている。

どうみても、宅間守は極めて偏った心理的発達の過程を踏んできたというしかない。現在の診断分類ではいずれにも分類できないが、特異な心理的発達障害があったと考えるしかない。なお知能の発達障害とは、精神遅滞である。宅間守は、学業成績や知能検査からみて正常知能の下位であり、知能の発達障害はない。

**青年期以降の人格**

青年期以降の宅間守は、際立った反社会性が特徴であった。犯罪の種類は、粗暴犯、財産犯、性犯罪の同時的かつ多方向にわたった。しかも犯罪行為と認知されるかされないかすれすれの犯罪も多かった。これらの具体的なことについては、犯罪歴あるいは宅間守が述べることとして記してきた。その一部をあげながらその特徴を列記する。

第一は、暴力には、無鉄砲さ、短絡性、衝動性があり、そして多くの場合主観的には不快感・焦燥感の解消が伴っていた。

無鉄砲さ、短絡性、衝動性は宅間守の行動の至るところで見いだせる。しかも青年期までの発達のなかで検討したものと同質であり同一線上にある。

高校の教室で掃除ロッカーに小便をした、高校二年無免許で大型バイクに乗って鹿児島まで家出した、インターチェンジを突破し路上駐車の車にぶつけた、強姦事件を起こし右翼と警察から逃れるためにT病院入院の「話を自分で組み立て」た、見知らぬ他人の車をパンクさせガラスを割りラジエーターの水を抜いた、交通トラブルで相手を殴りしかもキリで車を突き刺した、奈良少年刑務所の作業中に結婚式の引き出物に大便を塗った、御巣鷹《おすたか》山の日本航空機墜落事故では散らばっている死体が見られるかもしれないと思い遺族であると嘘をつき遺族用バスに乗り事故現場で一泊した、カーチェイスのようなことをして二人の相手が事故死した、そして××市バス運転手時代の客とのトラブル、今回本件犯行と併せて起訴された三つの粗暴犯罪など、あげればきりがない。

さらにT病院の五階から飛び降りたことや××小学校薬物混入事件にも、同様のものがあるのではないか。抗精神病薬の副作用であるアカシジア(48)も衝動性を増強した可能性はあるが、燃え盛る火事場から死ぬと分かっていてもその場から逃れたい一心というような衝動から、T病院の五階から飛び降りた。不快感・焦燥感から逃れるために、無鉄砲さ、短絡性、衝動性から発した行動であった。××小学校薬物混入事件では、些細《ささい》なことにより生じた不快感・焦燥感から、思いつき的に、短絡性、衝動性から、そして大したことにはならないであろうという無鉄砲さから、実行した。

ただし、暴力は状況を無視して行われたわけではない。青年期までには、過度のいじめ、性的逸脱などがあったにもかかわらず、何故か学校の授業中は集中していない程度で周りに迷惑をかけたりする子供ではなかった。青年期以降も、自衛隊の隊内では退職を迫られたときを除いて、特に粗暴な暴力的な問題は起こさなかった。T病院では五階から飛び降りたことを除くと、対人暴力はなく、むしろ看護士には土下座して謝った。宅間守は、気にくわない患者を殴ってやろうかと思ったがしなかったし、嫌いな看護婦に唾をかけてやろうと思ったがしなかった。奈良少年刑務所でも特に暴力的、反抗的であったわけではなかったようである。数回入院したJ病院では、何らのトラブルも起こさなかった。現在の拘置所内でも、少なくとも反抗的、挑発的な言動はないようである。

さらに付け加えれば、数々の就職面接の際に比較的好印象を得ていた。多数の精神科医の診察を受けてきたが、反抗的、攻撃的態度を示したことは全くない。

つまり幼少期から粗暴さ、青年期以降は暴力という粗暴犯罪行為が多数にのぼりかつ一貫して続いていた。そして幼少期から一貫して、状況によっては暴力をコントロールできる、無鉄砲さ、短絡性、衝動性をコントロールできるところがあったともいえよう。言い換えれば、特に権力的上下関係の明確な社会的枠組みの場ではむしろ従順であった。このような枠組みのない場での粗暴さ、暴力とは好対照をなしていた。

第二に、金銭を得るためには手段を選ばなかった。

小学低学年から始まった金銭の盗みは、以後も形を変えて手段を選ばない金銭への欲求として一貫して続いている。犯罪行為に該当する手段から、裁判という合法手段まで幅広い方法を使った。

バイクの窃盗、アルバイト先から金を窃盗、いわゆる当たり屋、ともに女性に抗精神病薬をこっそり飲ませた男性を恐喝して金を得たことなどは犯罪に該当するであろう。犯罪すれすれの行為として、返済するつもりもなく巧妙な手段でサラ金から借りまくって、その後破産宣告で返済を逃れようとした。

犯罪とはいえないが、母や養子縁組した養母からは強要も含めて金銭を得た。母に預貯金等を宅間守に相続させるといった内容の「遺言書」を強要し書かせた。宅間守に問題があるにもかかわらず、賃貸マンション退去に当たって強制執行まで居座るとごてて相当の補償金を得た。さらにどうみても宅間守に問題があるにもかかわらず、離婚に際して和解金を得たり、離婚後に相当多額の金銭を無心あるいは恐喝に近い形で得た。知り合った女性から返済するつもりもなく金を借りた。

裁判という手段を選択したことも多かった。母をけしかけて、遺産相続の異議申し立ての訴訟を起こした。奈良少年刑務所出所時に父から勘当されたことから金銭を得ようとして親子関係円満調整の申し立てをした。元養母には三番目の妻との離婚の原因を作ったとして損害賠償請求を起こした。協議離婚後に三番目の妻に対して離婚調停無効確認訴訟を起こし、復縁するか一千万円を払うかを迫ろうとした。離婚後に三番目の妻の素行調査をした興信所に対して、不当利益返還請求を起こそうと準備したが、結局は起こさなかった。門外漢でも宅間守が勝訴する可能性はほとんどないと思われるにもかかわらずこれらの裁判を起こしたのは、宅間守からいわせれば「希望的観測」であるが、客観的にはどうみても無鉄砲な裁判をしているとしか見えない。巧妙に裁判という社会的制度を利用しようとしているように見えるが、社会常識の裏打ちがなく、論理も一方的であり、結局金銭は得ることができなかったのである。

つまり小学低学年から、窃盗、恐喝ないし詐欺に該当するような財産犯罪は一貫して続いてきた。裁判という社会的制度を利用するようになったが、そこには社会常識や論理が欠けていた。

第三には、性欲を満たすために手段を選ばなかった。一方、結婚という社会的制度、枠組みに固執した。

まず性欲を満たすために手段を選ばなかった。

中学のころよく空想したのは、女性にクロロホルムを嗅がせ気絶させ、草むらに引きずり込んで強姦をするシーンであった。高校になると、「空想」と似たようなことを本当に実行しようとした。高校二年夏の性交渉の初体験である中学校同級生を呼びだした上での強姦のときと、その後間もなくの映画館女子便所での強姦未遂のときに、メチルアルコールをハンカチに染みこませ口を塞《ふさ》ぎ失神させようとした。

以後、女性に接近するための手段は実に巧妙であった。他の高校卒業名簿で偽の名前を騙《かた》ったり、文通相手になりすまして女性たちを呼び出した。強姦あるいは未遂に終わった。奈良少年刑務所出所後は、ホテトル、ファッションマッサージなどのいわゆるプロの女性たちや、ラウンジの水商売の女性たちを金で誘って、金を払わなかったり、逆に金を盗《と》ったりした。その後、伝言ダイヤルで多額の金を払うかのように見せかけて金をほしがっている素人の女性たちを誘い、金は払わなかった。そして結婚相談所、見合いパーティーなどで、結婚を考えている女性たちを、精神科医などの虚言を用いて誘い、結婚を口にして性交渉をもった。

いわゆるプロの女性たち、ときに素人の女性に対して、殺すぞと脅迫しながら、性器に木の枝を突っ込んだり、コンタクトレンズをしているホテトル嬢の両目に親指で体重をかけながら性交渉し白目から出血させたり、性器を指の爪で掻《か》き出血させたり、嫌がる肛門《こうもん》性交を強要したなどの極めて残虐な行為をした。性行為中ではないが、ビンの底で歯を折れと命令し女性自身で殴らせたり、背中を煙草《たばこ》の火で焼いた。伝言ダイヤルで誘った主婦との性交渉の声を録音し、その後も会うように脅迫した。見合いパーティーで知り合った女性たちに抗精神病薬をこっそり飲ませフラフラにしてホテルに連れ込み性交渉をしたり、ドライブで山の中に連れて行き放置するぞと脅して性交渉をした。見合いパーティーなどで知り合った女性たちとの性交渉では、前記したプロの女性たちに行った残酷な性交渉を行っていない。性交渉が目的で、結婚しようと言うことはあったが、宅間守は精神科医と嘘をついているのでうまく結婚に至るはずはないと思っていた。

結婚は四回した。すでに記したように、養子縁組を含めると、比較的期間を置かずに次の結婚や養子縁組をしている印象がある。宅間守は、結婚した女性たちに対して、知り合うあるいは性交渉を持つとすぐに結婚したいと口にした。元妻たちの供述にあるように、数々の虚言を用いて接近した。ばれそうになるとまた違う虚言で取り繕おうとしたが、結局は自ら虚言であったと告白するはめになることが多かった。

結婚とは、一番目と二番目のかなり年上の妻の場合は、「生活を楽にする」「飯を作ってもらえる」「安住の地」であった。三番目の妻の場合は、「セックスと外観」であった。四番目の妻の場合は、「緊急避難」であった。そして、入籍すると相手が宅間守を嫌になっても別れにくくなると思っていた。三番目の妻が妊娠したときに、逃げられる可能性がなくなったと思った。

つまり小学高学年から性的逸脱があり、中学のころのクロロホルムを使っての強姦のシーン、空想を、高校になるとメチルアルコールを使って現実に強姦した。このことは強姦という性犯罪であったに止《とど》まらず、空想を現実に実行しようとしたことで注目される。

宅間守は、女性とまともな交際はできないと感じている。一緒に映画を見に行っても、全く楽しくなかった。つまり女性は性欲を満たす手段であって、情緒的交流は持てないのである。強姦についても、嫌がっているのは上辺だけで、本当に女性がダメージをうけていることは理解できない。金にしようと告訴する女性がいるだけだと思っている。強姦だけでなく、ときにみられた残虐に性器などを傷つける行為に対しても何らの反省や後悔もない。女性との間での情緒的な交流は持つことができず、さらに同情心や共感性も全くない。

これらのことと表裏一体の関係にあるのは、虚言や脅迫的あるいは暴力的な言動によってでもとにかく結婚しようとしたことであろう。結婚という社会的制度、枠組み、形式によってのみ安心を得たようにみえる。婚姻届があれば、楽な生活やセックスが得られ続けるとでも考えたかにみえる。社会的常識、社会的文脈とは無縁な考え方である。単に性欲を満たす手段であった女性と全く同じではないが、結婚した女性に対しても情緒的交流、同情心や共感性は極めて乏しいといえよう。

ただし、性的興奮、性的快感をより高めるために、強姦あるいは女性の性器等を傷つけたわけではないようである。

最後に、しかしながら見合いパーティーで知り合った女性たちの一部や、結婚した妻たちは、最初の出会いに関しては、さわやか、好印象、真面目《まじめ》、明るいなどの良い印象を持ったのも事実である。

第四には、空想癖である。

空想癖は小学低学年からあった。中学から高校にかけては、クロロホルムを嗅がせたりバットで殴って気絶させて強姦するシーンの空想であった。

十歳代後半には、独裁者になっている自分をありありと空想した。他にも権力志向の空想があった。空想したヒトラーや金正日《キムジョンイル》などのイメージは、どんな女とでも自由に性交渉ができることだという。しかしヒトラーには、やはり収容所、処刑というイメージがつきまとっていると考えられる。やはり血のイメージは相当早い時期からあったとみなければならない。

最初に殺人あるいは大量殺人のシーンを空想したのは、強姦で逮捕されたときに収容された大阪拘置所のときであった。ダンプで商店街を突っ走り大勢を轢《ひ》き殺す、女子高校生を拳銃で脅し強姦し殺し屋上から飛び降りさせる、伊丹《いたみ》空港でグランドホステスやスチュワーデスを次々と刺し殺す、閑静な住宅街で美人の顔をナイフで傷つけるなどの空想であった。

離婚後、三番目の妻を殺す、顔をズタズタに切るという空想に耽《ふけ》った。

そして現在の拘置所内でも、流れている音楽をきっかけに、その音楽の賞を貰《もら》って豪邸に住んでいるシーンを思い浮かべる。

つまり小学低学年から空想にひたることは、現在まで一貫している。かなり鮮明で、視覚的である。

強姦の空想は、現実に手段も含めて実行された。そして本件犯行前にも、記したような三番目の妻を殺すあるいは顔をズタズタに切る、あるいは大量殺人などのシーンの空想があった。本件犯行は空想の実行という要素があったかもしれない。

その他として、虚言癖がある。自分に有利になるように様々な場面で虚言を弄《ろう》するが、その虚言は長続きせず大抵は間もなくばれてしまった。宅間守も「こしゃな」ペテンであったという。

次に人間関係についてである。幼少期より同年代の仲間はできず、思春期から青年期にかけて親密な同性の友人は全くいなかった。仕事は長続きしなかったし、職場の人間関係も多少の付き合い程度であった。ただ、××市バスの同僚である年上の男性とは、依存的なあるいは保護を求めるかのような付き合いが本件犯行まで続いた。そして二番目の妻について宅間守は「包容力があった」と述べていることから、一時期は依存し保護される関係にあったと考えられる。犯罪記録や宅間守が述べることからも、この二番目の妻と結婚生活を送っていた時期は、粗暴犯罪はごく少なかったという印象がある。

以上の言動や対人関係の背景にあるのは、説明するまでもなく際立った情性欠如であると言わざるを得ない。空想癖や虚言癖がある。共感性もない。自己中心性、攻撃性、衝動性は顕著である。

鑑定時にも情性欠如を強く感じる。本件犯行を「ブスブス事件」と表現し、一言でいえば反省、悔悟、苦悩の念は全く感じられない。

ところが鑑定時に、「非健康的な精神構造」として、「上のランクの人間」が死ぬと「ハイになる」というような「愉快犯的」なところがあることと、「人が悲しんだりするのが、全然悲しくない」などの「共感性がない」ことを自らあげる。あるいは、別の面接中に女性たちへの強姦等について「倫理に反して、道徳的にも道義的にも反してることばっかりやってる人間」だと言う。自らの性格の偏りについての正確な認識に驚かされた。

宅間守自身が自らの性格の偏りに気づいたのは、かなり若いころからであった。高校二年三学期ころに書かれた「反省文」に、「努力が足りない」「悪いことをやった」「いかなる理由でも教師に手を出してはいけない」「最低な人間だった、もっと他人の事を考えられる人間になって行きたい」「クラスの中でも一番思いやりの心がなかったような気がする」「(母を) いたわるぐらいの心構えで接してやらねばならない」などが書かれている。知識としての社会規範はあった。しかしその後の行動をみれば、これらは言葉だけで、全く身についていなかった。

二十歳代前半のころに奈良少年刑務所から父に宛てた手紙のなかで、「不愉快を与えるのが少し楽しく感じ、偏執的なところがあり」「人並な恋愛……人並みな人間交際は出来ないと思う」「思いやりが一カケラもないのだと思う」「平たく言えば性格異常」「精神病者と境界線にいる」「悪いようにばかり解釈」「虚栄心・劣等感・自信過剰の固まりで……現実的なレベルを全く認識しておらず」「非社交性」「知足安分たる人生を歩もうと思っている」などが書かれている。すでに、自らの性格の偏りに対するかなり正確な自覚があった。

親密な同性の友人はまったくなく、社会的に孤立していた。

小学高学年のエリート志向とその挫折、青年期以降の強姦や独裁者や大量殺人の空想、その後の学歴、職歴、「精神科医」などの虚言などから、権力への強い憧《あこが》れがあったと考えられる。また、特に権力的上下関係の明確な社会的枠組みの場ではむしろ従順であった。父、教師、職場の上司、精神科医に対するとき、あるいは自衛隊という階級社会、精神病院や刑務所などの明確な権力構造のなかなどであった。さらに、その場その場の権力関係、力関係をすばやく見て取る能力を身につけていた。そして、二十歳代前半にはすでに「虚栄心」「劣等感」という自覚もあった。つまり青年期以降、権力への強い憧れと現実との落差を感じ続けていたであろう。権力への憧れは、日常的には、男性への暴力、女性への強姦も含めて支配することでかろうじて満たされていたかもしれない。

また、年上の女性に依存し保護されるときなどには、粗暴犯罪はごく少なかった。そして、自らの置かれた枠組みが崩れるときには、極端なほどの弱さ、脆《もろ》さが露呈するようにみえる。例えば、三番目の妻が別居したときには、為《な》すすべを失ったかのごとく呆然《ぼうぜん》としていただけであった。子供が堕《お》ろされたことを知り、常は不信の目を向けていたはずの父に電話し号泣した。地方公務員の職を失ったときに、脅迫や暴力を繰り返していた三番目の妻宛てに謝罪と助けてほしいという内容の手紙を送った。現在でも嫌いその人格を表すのに罵《のの》しりの形容詞を使う四番目の妻に、離婚後一年以上経《た》って、謝罪とこの世からの別れをほのめかすような手紙を送った、そして本件犯行前に自殺を図ったなどである。

この脆さは何に由来すると考えればよいかについては、次項以降にふれる。

## 2——精神症状

### 治療歴の検討

精神科治療歴のなかで、診療録、供述、証人尋問については詳しすぎるほどの抜き書きをしている。これらには、精神科医が精神科治療あるいは治療のための診断は何かという姿勢で宅間守の訴えに耳を傾けたときに、過去に診察した全ての精神科医は程度の差はあれ精神分裂病の可能性があると考えたという事実が記録されている。診療録の診断名は、精神分裂病のみならず、精神神経症、敏感関係妄想、神経症などとなっているが、それは単に暫定診断であり、保険請求のための診断であった。唯一、約二年間にわたって主治医であったJ病院の精神科医YMのみが、本件犯行より以前に精神分裂病から妄想性人格障害へと診断変更をした。

一回だけの診察で精神分裂病と診断しなかったのは、起訴前簡易鑑定に従事した二名の精神科医のみであった。責任能力の有無を診断する場であることから、治療のための診断という視点より人格等を重視したためであったと考えられる。

私たち鑑定人はまず精神症状についての問診から始めた。やや硬くかつ弛緩《しかん》し活気のない表情であり、声も大きくなく、座る姿勢も猫背気味であり活気に乏しいという雰囲気のなかで、次に検討するようなこだわり、被害感、視線への過敏さといった訴えに耳を傾けていると、初回面接時では精神分裂病を否定できないという臨床的な印象あるいは臨床的直感を持ったことをまず明らかにしておきたい。

**こだわり、猜疑心、視線への過敏さ**

私たち鑑定人は、とりあえず、こだわり、猜疑心《さいぎしん》、視線への敏感さを精神症状という項目のなかで検討しようとしている。しかし鑑定に取りかかった最初からその最後まで、逡巡《しゅんじゅん》し議論を重ねたのは、宅間守の示す精神症状は、私たちが日常臨床で経験したどの症例にも該当しないあるいは類似点もないほど、極めて稀《まれ》であったからである。

問題の中心は、まず、個々のあるいは全体としてその精神症状を表すに適切な精神医学の専門用語がどれもぴったりとこないということであり、次に、これらの思春期から青年期にかけて顕在化した精神症状は、人格あるいは性格に含まれるものか、何らかの精神病により生じた精神症状なのか、そのいずれでもないのかということである。さらに、何らかの精神病だとしたら、それは何かということである。最後までこれらについて、迷い続けたということも明らかにしておきたい。

順次検討する。

まず、小学四年ころから始まった汚れを嫌うことは、その後は、大きな日常生活の支障は来してこなかった。後に多少ふれる程度になる。

小学高学年から、ソフトボールの試合中に頭に思い浮かべた漢字を指で空中になぞらなければ、気が済まなくなった。明日の予定を、声に出さなければ気が済まなくなり、頭で思い浮かべるだけでは安心できなくなった。中学になると、テスト中に「不愉快」な母とのトラブルが頭に浮かんで、テスト用紙の隅に忘れないようにそのことを書かなければ気が済まなくなった。高校になると、右手を上げたとするとなぜ右手を上げなければいけないのか、それを他人がみたらどう思うか、など繰り返し考えて追求しないと気が済まなくなり、それに関連した「不愉快」さが残るようになった。中学校の同級生の、確かめないと気が済まず、視線を気にし、悪口を言われたのではないかと疑った様子があったという供述や、高校二年三学期にT病院外来を自ら受診したところに書いた手記からも、中学から高校にかけて、このような本人にとっては精神的に苦痛な体験があったことは間違いない。これらの精神症状は、現在まで続いており、自ら「非健康的な精神構造」の一つとして「不愉快なことが頭から色々引っかかって離れへんこと」をあげている。

こだわりは、その始まった初期から、不愉快さを伴うだけではなかった。他人にどう思われるか、自分はたまたま目があっただけなのにメンチ切った〈睨みつけた〉と思われ襲われないか、自分のたまたまの動作を因縁をつけたと間違われて襲われないか、殺してやろうかと独り言を言ったときに関係ない他人にたまたま聞かれて襲われないか、たまたま目が合った相手にメンチ切ったと思われて自分の車に傷をつけるような復讐《ふくしゅう》をされないか、などの猜疑心、視線が合うことへの過敏さを伴っていた。つまり不愉快さ、猜疑心、視線が合うことへの過敏さを伴い、こだわり続けたのである。

こだわりには、なぜ右手を上げたかといった馬鹿馬鹿しい内容が繰り返し浮かび不愉快さという苦痛を伴っていたこともあった。他方、三番目の妻と別居し離婚した後は、主なこだわりは、あのときこうしておけばああしておけばよかった、妊娠が早ければ離婚されなかった、元養母が妻の実家に行くのを阻止しておけば離婚にならなかった、などを繰り返し思い出したり考え込むようになった。このように過去の出来事を繰り返し思い出しこだわる、つまり反芻《はんすう》するが、ここには考えていること自体やその内容が馬鹿馬鹿しいとは感じているわけではなかった。

これらのこだわりは、精神医学的にはどう名付ければいいのか。

まず強迫症状についてである。

強迫とは、人格にとって無意味、無縁、非合理的と判断される思考、欲動、行為をいう。強迫観念とは、絶えず心を占め、意識して除こうとしても取り除けない観念であり、正常人にもみられるので、精神活動が束縛され苦痛を感じさせるに至れば病的とみなされる。強迫思考とは、内容が無意味であり非合理的であり、あるいは少なくとも根拠なく支配的であり持続的であると自ら判断されるにもかかわらず意志に反して考えずにいられないことをいう。思考内容が自我にとって疎遠である、つまり自我異質性が重要な目印であるが、重い病態ではこの目印が曖昧《あいまい》になる。思考の能動性意識が保たれている点で自生思考とは区別され、内容への不合理さを持つことで妄想と区別され、内容が人格と調和せず苦痛を伴う点で支配観念と区別される。強迫反芻とは、内容が語句よりさらに複雑な場合で、穿鑿《せんさく》癖や疑惑癖が含まれる。穿鑿癖は、自明で解決不能の問題やくだらない哲学的命題などを繰り返し考えずにはいられないこと等をいう。強迫表象とは、あるイメージや場面が繰り返し浮かぶことをいい、視覚表象は不快な場面、災害のイメージ、性的な内容になりやすい。

宅間守には、反芻、穿鑿というレベルのこだわりから、強迫思考といえるレベルのこだわりまである。しかも不愉快さばかりでなく、しばしば猜疑心や視線が合うことへの敏感さまで伴っている。こだわりのほとんどは、本人にとってさほど内容が無意味で非合理的と感じているわけではない。思考すること自体に抵抗しているわけではない。繰り返し思い出すことに伴う不愉快さに困っているのである。強迫思考の中核からはかなり離れて、辺縁部に位置している。強迫思考というだけでは収まりきらない。反芻、穿鑿、疑惑という正常思考範囲内のものから、解決できない過去の出来事を反芻し続けるという穿鑿癖、そして「不愉快なことが頭から色々引っかかって離れへん」という強迫思考までが、連続的に一体となっている。

つまり宅間守は、まず反芻、穿鑿があり、しばしば強迫思考にまでその症状が強まると考えられる。そして、この反芻、穿鑿あるいは穿鑿癖は人格あるいは性格に含まれる傾向だと考えられる。以後、宅間守のこだわりは、人格あるいは性格に含まれるものから強迫症状まであるという意味で、穿鑿癖・強迫思考という言葉を用いる。

視線が合うことへの過敏さ、視線を向けられることへの過敏さは、こだわりと直接的に一体となっていないものもあった。

自分の部屋、人混みや会社で、見られている気配を感じた。トラック運転中にも、横に並んだ車の運転手が自分に「不愉快」な思いをさせようとして、自分を見るのではないかとしばしば思った。団地でも向かいの棟の住人から、見られているような気がした。歩いている人が自分の部屋を見ているような気がした。わざとクラクションを鳴らして、カーテンを開ける自分を見ようとしているのかと思った。市バス運転手のころ、急ブレーキをかけたときに運転席の後ろに立っていた若い女に、その焦った表情を見られ笑いものにされたと感じた。小学校の用務員のころ、女の生徒に、ものすごく不愉快な目つきでじっと見られた。男の生徒にジロッと見られさらに振り返って見られた。これらは漠然と誰かから見られている視線であり、また見られたと同時に、嫌がらせで、不愉快な思いをさせようと悪意で見ていると感じる視線であり、注察妄想と名付けることができそうである。もちろん被害妄想でもある。

しかし、もともと他人の視線はとにかく嫌であり、不愉快であった。自分を見ること自体が許し難いのであった。町中ですれ違ったときに瞬間に合う視線でも、腹が立った。振り返ったり立ち止まって見られると、さらにいっそう腹が立った。他人が自分を見る行為そのものが嫌であり、何かをやり返さないと気が済まなかった。これらは単に視線が合っただけといえるであろうが、「不愉快」と感じた。

そして、見られて嬉《うれ》しかった視線もあった。自衛隊の制服姿が格好いいと思っていたので、外出時に女性からじっと見られると、テレビドラマのヒーローになったような気持ちになり嬉しくなった。さらに、三番目の妻と結婚前にデートして車で送ったときに、近所のおばあさんから、しきりに見られた。彼氏と決まった男が来てますよと思われたかったので、頭を下げて挨拶《あいさつ》した。常は、ジロジロ見やがってと腹が立つのだが、その視線は嬉しかった。

また、自分の部屋、人混みや会社で、見られている気配を感じたことについてである。これは十七歳から二十歳ころまでであった。つまり現実に誰からも見られていないのに視線を感じたということである。しかし、よく問診してみると、百パーセント見られているとは思ってないが、ひょっとしたらと思って、ドアの外に誰かいるかどうかを確かめなければ気が済まなかった。万が一よりも確率が高く、百が一くらいの確率と思った。天井の節穴から見られている気がしたこともあったが、一方では、まさかそんな所には誰もいない、人がいる可能性は薄いとも考えた。念のために確かめたり、万一人が隠れていたらいけないので、ドキッとさせるために独り言をいったりした。見られているという妄想的な確信度は低かった。こうなると視線への過敏さなのか、見られるのではないかという強迫思考なのか、注察妄想なのか曖昧になる。確かめるという行為は、強迫症状である確認行為なのか妄想に基づく行為なのかもまた決めがたい。

二十歳以降になると、現実に誰からも見られない場所ではさほど視線が気にならなかった。一階でも奥まって道路も見えないマンションの部屋、向かいの棟からも見えにくいマンションの最上階の部屋などでは、見られることはあまり気にしなかった。

注察妄想、被害妄想と呼べるような視線でも単に見られただけの視線でも、不愉快さを感じるのは同じであった。この不愉快さを避けたり解消したりするために、運転中は隣に並んだ車から見られないように車をぎりぎりまで寄せるなどの対応をしたり、ときには暴力をふるった。ジロジロと見た市バスの同僚には、いたずら電話をすることで鬱憤《うっぷん》晴らしをした。他にもいろいろな仕返しを数限りなく行った。無言電話、怒鳴る、罵る、睨み返す、唾を吐きかける、キリでタイヤをパンクさせたり、あるいは小学校では生徒を追いかけたりしたなどであった。このような仕返しができなかった場合は、後になって繰り返し思いだし、不愉快さが続いた。こうなると反芻、穿鑿あるいは強迫思考との区別は曖昧になってくる。

これらの視線が合うことへの過敏さ、視線を向けられることへの過敏さは、精神医学的にはどう名付ければいいのか。単なる過敏さのレベルもあった。自分に向けられる視線そのものが不愉快であった。不特定他者からまなざしを向けられるという精神分裂病にみられる注察妄想を疑わせるレベルまであった。しかし、ほぼ同時期に、嫌がらせの視線、単なる視線、嬉しい視線が混在し、そして二十歳以降は現実に見られない場所では視線が気にならなかったことなどは、精神分裂病の注察妄想とはかなり異なっている。また視線に伴う不愉快さは、結局、反芻、穿鑿あるいは強迫思考へとつながってくる。単なる視線への過敏さから、見られるのではないかという強迫思考、そして注察妄想、被害妄想まで、連続し一体となっている。視線への過敏さは、人格あるいは性格の傾向に含まれるものと考えられる。

つまり宅間守は、まず他者の視線そのものへの過敏があり、穿鑿癖・強迫思考に結びつき、ときに注察妄想、被害妄想にまでその症状が強まる。その注察妄想、被害妄想は、ほとんどがその都度その場だけの一過性であり、その妄想対象が漠然とした不特定他者へと拡散することはない。何か不気味なことが起きないかという不安つまり妄想気分を伴うこともない。そして、妄想内容が持続し発展することもない。


敏感さは視線のみではなかった。音、車の割り込み、市バス運転中の乗客の態度などにも敏感であった。

マンションでの音は、単に腹が立つだけのときもあれば、嫌がらせと感じるときもあった。腹が立つ音は、ドンドンと歩く音、戸の開け閉めの音、音楽などであった。上の階の住人がわざとドンドンと音をたてると思って、天井を棒で突いたり、怒鳴り込んだりした。外でガチャと音がしたら、覗《のぞ》かれてないか気になり確かめた。単車の音がうるさいと近所の人と暴力沙汰になった。用務員をしていた小学校では、わざと咳払《せきばら》いしたとして子供を追い掛けた、など音に敏感であり、不愉快さを解消させるために数々の仕返しをした。

運転中に割り込まれると、腹が立った。信号で並んでたまたま目が合った後で割り込まれると、自分がチラッと見たから、復讐されている、やり返されていると感じた。焦って運転しているのにゆっくり走行されると、嫌がらせと感じた。指示器を出さないで曲がったときに、自分を不愉快にさせようとわざと指示器を出さなかったと感じた。暴力に及んだことも多かった。運転中のトラブルは他にも数限りなくあったが、嫌がらせと感じる場合と、ただ単に相手の運転に腹が立つ場合とがあった。

市バス運転中乗客の態度に過敏であった。ドンドンと音をたてられることが嫌であった。運転席の真後ろに立たれるのも、ひどく嫌であった。運賃を、ガチャンと入れられると当て付けと思った。咳払いを嫌がらせと感じた。スプレーを髪にかけている女性に対し腹が立った。発車直前に乗ってきた乗客に腹が立った。そして乗客を罵ったり、怒鳴ったりしたために、何回か注意処分を受けた。

また町中の人混みを余所見《よそみ》しながら歩いている無頓着な奴《やつ》には、当たらないようにこっちが避けてしまうから、損をしたと腹が立った。

このように視線と同様であった。単なる敏感さと不愉快さのレベルもあった。嫌がらせを感じる、つまり被害感を伴い、被害妄想といっていいようなレベルもあった。仕返しなどの方法で不愉快さを解消することができなかった場合には、結局、ここでもまた反芻、穿鑿あるいは強迫思考へとつながってくる。そして視線と同様に、音、他人の態度そのものへの過敏さから被害妄想まで、連続し一体となっている。この過敏さもまた人格あるいは性格の傾向に含まれると考えられる。

つまり視線と同様である。過敏さがあり、穿鑿癖・強迫思考に結びつき、ときに被害妄想にまでその症状が強まった。そのほとんどがその都度その場だけの一過性であり、その妄想対象が漠然とした不特定他者へと拡散したり、妄想気分を伴ったり、妄想内容が持続し発展することはない。

そして穿鑿癖、視線や音への過敏と猜疑心は、ほぼ一体となって、絶えず存在している。性格傾向に存在する猜疑心と考えるしかない。

ここまでにおいて穿鑿癖、猜疑心、視線への過敏さなどは、人格あるいは性格の傾向に含まれるとしてきた。このなかで全体の基調をなしているのは、穿鑿癖・強迫思考であると考えられる。

上記の注察妄想、被害妄想は何に由来するものかである。

過去に宅間守を診察した多くの精神科医は、これらの症状名を診療録に書き記している。私たちもそういうしかないレベルのものを含むと考えている。しかし不特定他者からまなざしを向けられるという精神分裂病の注察妄想、被害妄想とはかなり異質である。ほとんどがその都度その場だけの一過性であり、その妄想対象が漠然とした不特定他者へと拡散したり、妄想気分を伴ったり、妄想内容が持続し発展することはない。

他者の視線そのものへの過敏、あるいは音、他人の態度そのものへの過敏といった人格あるいは性格に含まれるものと、見られるのではないかという強迫思考、そしてときに注察妄想、被害妄想にまで強まるものが、いわば一塊《ひとかたまり》になっている。このような注察妄想、被害妄想は、日常臨床でほとんど経験したことのないタイプの精神症状であると言わざるを得ない。

ここで妄想反応といわれるものを検討する。妄想反応とは、異常体験の一つの形式で、ある体験から了解しうるような妄想様観念が発生することをいう。不安、猜疑、恥辱、嫉妬などに基づいて思い違いや誤った解釈をする。内容的には感情的な背景を規定する方向に従っており、了解可能なものである。被害関係妄想を生じることが多く、多少とも異常な人格構造を基礎にしている、というものである。

宅間守の、ときに生じる、あるいは顕在化、表面化する注察妄想、被害妄想は、穿鑿癖、猜疑心、視線への敏感さという人格あるいは性格やその都度生じる不愉快さの感情と環境の反応と考えられる。つまり宅間守の注察妄想、被害妄想はその生じ方からみれば、妄想反応ということができる。そして、ほとんどがその場その場の一過性であり、精神分裂病あるいは精神病的体験とはかなり異なっている。

この項で最後にふれなければならないことは、穿鑿癖、猜疑心、視線や音への過敏さなどが、何故、思春期から青年期にかけて人格あるいは性格の一部として顕在化したかということである。小学低学年から、これらの萌芽《ほうが》的な体験があったかなかったかは確かめるすべがない。思春期から青年期にかけて初めて顕在化したならば、これについては、一定の思考能力が得られ、性を意識しはじめ、自己と他者という問題を明瞭に意識しはじめる年代にさしかかったからである、というしかない。

## 三番目の妻への執着と嫉妬

別居するまでに、幾つかの出来事をきっかけに妻の浮気を疑っていたと思われる。歯医者からまた会社に戻ったので帰宅が遅くなったということが、おかしいと思った。おばさんが、何度も振り返ってベランダにいる自分を見たことがあった。見られたことに無性に腹が立ったが、その何日か後に浮気を少し疑った。妻から一緒に風呂に入ろうと言われたが、その一週間くらい後になって、男の臭いを消すために言いだしたのかなと疑った、などであった。いずれもその出来事のときではなく、何日か後に、考え、思い出しているうちに、浮気を疑ったのである。ここにも穿鑿癖・強迫思考が明らかに関連している。

別居当日、宅間守の親類宅に呼び出された。妻から別れる、子供は堕ろすと言われ、妻の両親から離婚歴や仕事内容などの嘘を興信所で調べたと言われ、親類からは別れるように言われた。このときの態度は、呆気《あっけ》にとられ、呆然としていた。

この日に、妻の主な荷物を持って帰られると、帰って来なくなると考え、少ししか持って帰らせなかった。ブランドの洋服がなかったら、次の恋愛ができにくいはずだから、帰って来る可能性があると思って、数日後に妻の衣類のほとんどを捨てた。ブランドの衣類があるかないかで、別居が解消されたりされなかったり、新たな恋愛ができたりできなかったりするという論理は、現実的あるいは社会的文脈からは相当にずれたものと言わざるを得ない。

妻が堕胎手術を受けた後は、電話で妻に戻るように哀願するかと思えば、殺す、顔をズタズタにするなどの脅迫を続けた。さらに夜中に扉を叩《たた》いたり、ガラスを割ったりした。

別居以降、妻の浮気相手と疑った人物は何人かいた。

別居中に妻の会社で妻と話している最中に通りかかった男がいた。後々ずっと考えて、その男が妻と関係があったかもしれないと思った。

妻の会社の女性事務員から、昔上司と怪しいという噂《うわさ》がたっていたと聞いた。その上司が浮気相手と疑ったが、話すと食事に行ったことを認めた。浮気の相手がこの上司なら、食事に行ったことも否定するはずであるから、浮気相手ではないと思った。

妻の父とのやりとりのなかで、妻の父がヤクザに知り合いがいると言ったので、場合によっては、ヤクザを使って殺しに来る可能性があると思った。

離婚調停中に、自分のマンションを妻が男と一緒に偵察に来ていると想像した。その根拠は、実際に部屋に入られた形跡はなかったが、ブランドの衣類がどれくらい捨てられたかを確かめたいはずであり、男とデートの帰りに宅間守がマンションに帰っているかどうかを確認してから、妻は家に送ってもらう必要があるはずということであった。そして、音がすると、走って逃げる音だと思ったり、すれ違う車が気になりＵターンして追いかけたこともあった。

浮気相手がいるという疑いを持ち続けていた。

嫉妬妄想とは、配偶者や性的なパートナーが不貞をはたらいていると妄想的に確信することをいう。欺かれていると思い、根拠とされる事柄をあげ、監視したり、あるいは白状を迫ったりなどの行為がみられる。実子否認を伴うこともある、とされる。

この嫉妬妄想の定義からすれば、宅間守には間違いなく嫉妬妄想が生じた。しかし疑った人物の一言で、その疑いがなくなるというのは、一般にみられる嫉妬妄想とは様相を異にする。嫉妬妄想の生じ方には、穿鑿癖・強迫思考が明らかに関連している。

付け加えれば、ヤクザに殺されるというのは被害妄想と名付けることも可能であろう。ただ妻の父のヤクザという一言で可能性があると考えたことは、やはり穿鑿癖・強迫思考との関連を窺《うかが》わせるものである。

別居して約七ヵ月で、二百万円の和解金を得て離婚に応じた。応じた理由は、弁護士の意見と、他に結婚を考えた女性がいたからという。

離婚の数日後に「ソアラの事件」が起きた。帰宅途中に、男性からじっと見られて文句を言った。自分のマンションを知られると、車に復讐されるかもしれないと考え、猛スピードでその場を離れようとした。そのときにソアラが、窺うかのごとく一時停止して、そしてゆっくりと通り過ぎた。そのときには、何かおかしいと感じただけだが、その光景が頭から離れなくなった。乗っている人物を確認しとけばよかったと繰り返し繰り返し考えた。そして、急に、あのソアラは妻の義兄の車だと思った。何故かといえば、妻が義兄の悪口を言っていたのは、浮気をカムフラージュするためではないかとふと気がついた。ソアラに妻の浮気相手が乗っていたことは、「ほぼ断定した」が、その人物が妻の義兄であることは「半信半疑」であった。

ここにも視線への過敏さをきっかけに、穿鑿癖・強迫思考から嫉妬妄想の妄想対象を特定しつつある過程がみてとれる。

離婚して三ヵ月後、××職業安定所で三番目の元妻を殴った。もう一回やり直してほしいと頼んだのに、ハンコを投げられ、衝動的に殺してやると思った。警察では、殺意は否定した。状況によって攻撃性、衝動性が急激に高まることが窺われる。

四番目の妻と結婚した。

「ソアラの事件」から四ヵ月を経過したころに、興信所に行った。そこで、妻の義兄はおかしいと言われ、浮気の相手であるということが確信に近いものになり、「百パーセントに近く断定」

した。何日かして、浮気は結婚前からであり子供もその浮気相手の子供の可能性があると考えるようになった。しかし素行調査では何の証拠も見つからなかった。別の興信所に行った。そこで、妻の義兄の線は常識的に確率が薄いと言われたことから、段々と可能性が薄いと考えるようになった。ここでも言葉一つで、確信あるいは妄想的確信が高まったり低くなったりする。

××小学校薬物混入事件を起こし、J病院に措置入院となった。入院中に、それまでその都度生じる攻撃性や衝動性を宅間守なりに我慢してでも、何としても失いたくないと思っていた地方公務員の仕事を失った。そして四番目の妻から離婚された。地方公務員という社会的評価を失い、あるいは地方公務員であるという社会的枠組みから離れたということは、以後の行動に一定の影響を与えた可能性がある。

このJ病院入院中にも、三番目の妻との「復縁」を考えていた。「百パーセント殺したろうという気持ちが、この気迫が、向こうに伝わったら、復縁できるんちゃうかなと考えた」。これは奇妙な論理である。殺されるか復縁か二者択一しかなければ成り立つ論理だが、社会的文脈、常識的考えとはかけ離れている。

復縁を考える一方で、三番目の妻の家、親戚の家などに押しかけて怒鳴ったり、夜中に石を投げたり、脅迫的な電話をかけたり、妻の妹の職場に押しかけたり、妻の父の車にぶつけたりなどを繰り返し続けた。元養母のせいで離婚になったと考え、元養母の家のガラスを割ったり、電話で金を要求したりした。

「バイパス」で車間の空け方がおかしい車に出会ったが、三番目の妻が運転し、男が隠れていたかもしれないと疑った。車に乗ったアベックを見かけると三番目の妻ではないかといちいち見て確かめないと気が済まないことが続いた。

元妻の顔をズタズタに切るとか、指二、三本を切り落とすことなどを考えた。

復縁、殺す、顔を切るなどの考えが同時に存在し、かつ復縁とはほど遠い攻撃的な言動を続けたことは、ここでもまた社会的文脈、常識的考えとはかけ離れている。

離婚から一年六ヵ月を経過したころに、離婚調停無効確認訴訟を起こした。離婚成立当時には訴訟能力がなかったという理屈づけは、司法書士の提案によるものであり本人自ら考えついたものではなかった。本件犯行まで月一回くらい審理が開かれた。

この裁判の期間に書かれたと思われるノートがある。「二〇％でも三〇％でも、他の男の子供の可能性」があったら、子供を堕ろしたことは「非常に辻褄《つじつま》が、あう」。妻の義兄や会社の男を疑う文章がある。そして「ソアラをなぜ追跡しなかった」とソアラにこだわっている。これらからは、出来事を繰り返し穿鑿している様子が窺える。そして鑑定人に語ったことと同じことが書かれている。

勤めていた運送会社から鉈《なた》とカッターナイフを盗み車に積んでおくようになった。別のときに、百円均一の包丁を買った。三番目の妻を殺すことが、少し具体的になったと考えられる。

裁判中は、殺す、復縁より金、金一千万円がとれそう、最後まで復縁の可能性がある、などと揺れていた。復縁の可能性はあると考えていた理由は、以前と同じ殺されるくらいなら帰ってくるはずというものであった。

すれ違う車に三番目の妻がアベックで乗っていないかなどと、相変わらず「ピリピリ」していた。しかし運転中にパーティーで知り合った女性と携帯電話をしているときなどは、すれ違った車でも、気にならなかったときもあった。

ここで何故これほどまでに三番目の妻に執着したのか、嫉妬妄想はそれにどう関係していたのか、嫉妬妄想の形成過程の特徴等について検討する。

宅間守は執着した理由をいくつかあげる。まず第一に、強姦や水商売の女性などは別として、三番目の妻に出会うまでは、年相応の女性にもてたことがなかった。一時的にしろ相手に好感を持たれたので、絶対逃したら駄目という気持ちがあった。都会の百姓は金持ちというイメージも持っていた。第二に、「セックスと外観」であった。第三には、離婚後は、妻だけが全く品行方正で、一方的に自分が悪いとされた。自分だけ興信所で過去を暴かれた。逆に、妻もこんな奴だと暴きたい気持ちがあった。非常にくやしい気持ち、裏切られた気持ち、嘘をつかれたことは許せない気持ちなどから、暴いて、追及して、謝罪させ、賠償金を得たかった。「好き」と「憎しみ」とが、ミックスしていた。

宅間守の三番目の妻に対して現実に行ってきた言動のほとんどは、情性欠如故に行われたものであり、自己中心性、攻撃性、衝動性に駆られて行われたものであるといえよう。

次に嫉妬妄想である。嫉妬妄想を抱いたのは三番目の妻に対してのみであった。二番目の妻、三番目の妻と協議離婚中に結婚を考えた女性、四番目の妻のいずれに対しても、浮気を疑ったことはないし、それぞれの過去の男性関係を嫉妬したこともないという。

では何故であろう。最初から「セックスと外観」に惹《ひ》かれ、執着し、何としてでも入籍という形式を整え自分のものとしたかった様子が窺える。他の三人の妻たちとは異なって、結婚中から嫉妬の感情はあった。ヨーロッパ、香港《ホンコン》への新婚旅行中には、妻を見た、あるいは妻をビデオに撮ったと感じた宅間守は、その男たちへ激しい怒り、攻撃性、衝動性を向けた。一番目、二番目、四番目の妻に求めたものは、生活を楽にする、飯を作ってもらえる、安住の地、あるいは緊急避難であった。三番目の妻は彼女たちとは、相当異なっていた。宅間守にとって入籍することは、別れにくくすること、あるいは妊娠そして子供は、逃げられる可能性がなくなることと思っていた。そして妊娠した。安心したであろう。ところが突然、妻の側から離婚歴や仕事内容の虚言を指摘され、その上で離婚、堕胎を宣言されたのである。子供は別居後すぐに堕ろされた。失ったものは大きく、日常の枠組みは壊れた。哀願し、脅迫し、嫌がらせし、攻撃し、暴力を繰り返した。そのなかで嫉妬は妄想となった。

ここで嫉妬妄想の成立過程を理解するために、ドイツの精神医学者クレッチマー[49]の敏感妄想症（一九一八年）を紹介する。敏感性格者（ひかえ目で内気で、対人関係や相手の気持ちに非常に過敏な性格の持ち主）とは逆に、強力性特徴（自意識、名誉欲）が前景にあり、高揚した自我感情、外向的闘争性が認められ、一方過敏な傷つきやすさ、克服しがたい怨恨《えんこん》、恥辱コンプレックスなどが鋭い対照をなして、いわば、強力性性格素質に無力性素質の棘《とげ》が刺さったような形となっている人たちがいる。このような性格構造と一定の体験、環境との動的関係において、敏感妄想症あるいは闘争妄想症が生じる、とした。そして妄想の成立には、活発な精神内部の活動性があって伝導能力（表象に結びついた感動を発散し、強い緊張状態から平静状態にもどる能力）を欠く場合における、強い感情を伴った表象群の意識的保持が関連している、などを提唱した。妄想反応である。

宅間守の嫉妬妄想の成立過程には、クレッチマーの敏感妄想症と部分的に共通性があると考えられる。際立った反社会性が強力性特徴であり、穿鑿癖、猜疑心、視線や音への過敏さなどの弱さが棘のように刺さっているという組み合わせで理解することが可能になる。この嫉妬妄想は、穿鑿癖、猜疑心、視線や音への過敏さなどの弱い部分をもつ宅間守に、思いもしなかった不意打ちの離婚、堕胎という出来事が生じて、妄想反応を起こしたものと考えられる。そしてこの妄想反応である嫉妬妄想は、他のその場だけの一過性の注察妄想、被害妄想と異なって、持続し、発展し、変化していった。その持続の大きな要因は、すでにあげた執着、愛、憎しみなどの激しい感情であった。その発展、変化には、穿鑿癖・強迫思考が明らかに強く関連している。視線への過敏さ、猜疑心、宅間守にとってのいくつかの不審な出来事、他人の一言などをきっかけに、穿鑿癖・強迫思考が続き、嫉妬妄想を強めたり弱めたり、またその嫉妬の対象人物を特定したり、その確信度が強まったり弱まったりしている過程がみてとれる。その経過中に地方公務員であるという社会的枠組みを失い、職業や収入が不安定となったことなども、相当の影響を与えたと考えられる。

つまり宅間守は三番目の妻に対する嫉妬妄想を抱いている。その生じ方から妄想反応であるといえる。その成立過程、発展、変化において、精神分裂病やパラノイアの嫉妬妄想、あるいは妄想性人格障害が配偶者や性的パートナーの性的貞操をしばしば疑うということとは相当に異なっている。

この嫉妬妄想が、三番目の妻に対する執拗《しつよう》な行動化に、ある程度の影響を与えたと考えられる。繰り返しになるが、主には、宅間守の情性欠如等の人格によるものである。

**気分の波**

宅間守は「うつ」と「ハイ」があったという。客観的にも、H医科大学口腔《こうくう》外科の診療録、J

病院の診療録に、躁《そう》状態、抑うつ状態を窺わせる記載がある。

　宅間守によれば、最初のうつは、T病院で飛び降りる前であった。すでに記したように、このときのイライラなどは抗精神病薬の副作用アカシジアであった可能性が高い。

　最初のハイは、H医大口腔外科への入院前くらいに始まった。市会議員に立候補しようと思った。自分は特別な人間、頭はきれ何でもできると感じた。強姦事件で逮捕されたにもかかわらず、不起訴になり、市会議員に当選し、事業を起こすなどと思っていた。起訴されて大阪拘置所に移されて、そのハイな状態は終わった。

　二回目のうつは、平成十年秋からであった。厭世観《えんせいかん》があり、四番目の妻との結婚と妊娠を後悔するばかりであった。興信所に金をだまし取られたと思いこみ、さらに落ち込んだ。二、三時間で途中覚醒《かくせい》するようになり、食欲も落ちた。仕事中は、小学生の声がうっとうしくて、用務員室にこもっていた。平成十一年一月か二月ころがピークだった。飛び降りや首吊《くび》り自殺を考えた。子供を堕ろせと殴ったことから妻は何回か実家に帰った。しかし、家出されると、帰ってきて、帰ってきてと電話した。飯の世話をする人間がほしかった。妻のお腹《なか》が大きくなってくると出産費用を考え、困った。嫌々ながら、仕事はしていた。しかし「性欲」だけはあり、見かけた女性を思い浮かべ用務員室でマスターベーションにふけっていた。こういう状態のなかで、平成十一年三月の××小学校薬物混入事件を起こした。

　二回目のハイは、平成十二年暮れから十三年はじめに始まった。元気になったのは、裁判で、女性の裁判官が相手の弁護士に、主張を真摯《しんし》に受け止めて考慮してあげて下さいねと勧告のようなことを言ってくれた、あるいは宅間守が思い込んだためであった。一千万円の金が得られそうで、その金でダンプを買って働こうと思った。見合いパーティーでは、医者らしく堂々と振るまうように心がけて、つまらないお喋りは自重していた。J病院のケースワーカーから障害年金が認められそうだと言われ、年金とダンプの仕事で公務員の給料分くらいになりそうだと思った。抗精神病薬リスパダールを服用していると、合理的に物事を考えられるようになり、「ピリピリ」がなくなり、勉強に適した頭になったように感じたので、司法書士になろうと思った。睡眠薬で眠れていた。平成十三年三月くらいまでハイであった。

三回目のうつは、平成十三年五月の半ばくらいから完全にガクンとなった。司法書士の学校でも、勉強は頭に入らなかった。宅建に変えたが駄目だった。五月の裁判で、三番目の妻から金はとれそうにないと思った。頭の回転も悪くなり、気分は落ち込み、考えがまとまらなくなった。金を取ることはもう百パーセントできないと思ったので、三番目の妻を殺すしかないと決心した。決心したのは五月下旬であった。興信所で調べさせた会社に下見に行ったり、待ち伏せ場所を確かめたりした。ところが電話したら、会社を辞めたと言われた。会社の場所が分からなければ、殺すことができないと思った。気力がなくなって、しんどくなった。興信所に頼むには五十万円が必要であったが、働いてためる気力もなくなった。五月二十三日J病院に入院したが楽にならなかった。入院翌日の入浴では、頭を洗う気力もなかったので、入院していても変わらないと思って退院した。退院後、空腹感はあり、バナナとか女性の持ってきてくれた栄養剤とかカロリーメイトなどを食べていた。

典型的な躁、うつではない。

うつ状態でも性欲は低下していない。空腹感はある。平成十三年五月下旬に、自殺を図ろうとしたことは事実である。しかしその前後には、訴訟の場でも自分の言い分を長時間にわたって主張した。しきりに、知人への電話、金の無心を含めての女性たちへの電話、三番目の妻の会社を探そうとする様々な努力を続けた。何人かの女性や知人に、三番目の妻を殺してやりたいと話した。典型的なうつ病でみられるような思考や行動の抑制、早朝覚醒、気分の日内変動、味覚の低下、性欲低下などはなかった。状況が思わしくなくなり意気消沈した、つまり反応性うつ状態であったと考えられる。

躁状態でも睡眠はとれていた。典型的な躁病でみられるような短時間睡眠、あらゆる場での多弁、観念奔逸《ほんいつ》、浪費などはなかった。多額の金が得られる、頭が良くなったなどと思い込んだことをきっかけにして、活気と意欲がわいた、つまり反応性躁状態であったと考えられる。

もちろん通常人よりもうつ状態や躁状態が目立った。ここでもまた穿鑿癖・強迫思考が関連している可能性がある。暴力だけではその不愉快さや被害感を解消しきれない事態、つまり四番目の妻の妊娠、無駄だった興信所の費用については、繰り返しあれこれと穿鑿を続けた。さらにうつ状態を深めることにつながっただけであろう。逆に、多額の金が得られる、司法書士になれそうだなどと感じた場面や状況は、繰り返し浮かんだり思い出したであろう。そうなれば現実に直面するまでは、半ば空想と希望的観測を繰り返し、さらに躁状態を強めることにつながったであろう。

**その他の精神症状**

潔癖性がある。

小学高学年から汚れを気にするようになり、十代の終わりぐらいからより潔癖になった。共同便所の下駄には履き替えなかった。大便後、必ず石鹸《せっけん》で手を洗うようになった。外出後も、必ず石鹸で手を洗うようになった。公衆便所では、水しぶきがかかるかもしれないので大便を流さずに出たり、大便がついているかもしれないので水道の蛇口は閉めなかった。結婚していた時期は、電車の椅子にも大便が付着している可能性があると考え、ズボンを脱いでから家の座布団に座った。一人暮らしになると、少々の部屋の汚れは平気であったが、布団、枕は清潔にしておきたかった。拘置所や精神病院では、潔癖感や衛生感はあまり気にならなかった。この潔癖性は、不潔恐怖といえる段階に至っていない。やはりこの背景には、大便が付着している可能性があるというこだわり、つまり穿鑿癖・強迫思考がありそうである。そして、臭いに対して生理的、知覚的な過敏さがあるという印象も受ける。

その他のいくつかの精神症状の有無を確認しなければならない。

鑑定時に、自分の思考が相手に伝わるという(50)考想伝播《こうそうでんぱ》らしきことを述べることがある。中学くらいから、自分の考えが見透かされていると感じたことがあった。十七歳ころのT病院への最初の通院の時期が特に強く感じた。自分の考えていることが、電車の向かいの席の人に見通されているように感じた。自転車に乗って、すれ違った人に、見透かされたように感じた。考えの内容は、電車では女を襲う、女を呼び出して草むらで強姦しようなどであった。自転車のときは、家に帰って母親に言い返してやろう、問いつめてやろうなどであった。見透かされていると感じたのは、馬鹿にされたような目で見られたり、ジロッと見られたりしたからであった。考えが、例えばテレパシーみたいな形で相手に筒抜けになったということではなかった。これらは「見透かされる」と表現するので、精神分裂病の考想伝播が疑われるわけであるが、穿鑿癖・強迫思考、猜疑心に関連しているものと考えられる。

次に幻聴についてである。様々な問診の仕方で幻聴の体験の有無を確かめたが、今まで一度も聞こえたことがないと幻聴を否定する。起訴前嘱託鑑定時に大阪拘置所内で、おばさんの声が聞こえたという体験は、聞こえてくるのではなく、何回も思い出したことだという。拘置所内で、本件犯行前におばさんと喋っている場面を「想像」していると、〝だから言ったじゃないの、そんな甘くないって〟〝すぐに死刑にしてくれるとも限らないじゃないの〟という言葉が聞こえたような気がした。おばさん以外の声は聞こえなかった。これは真の幻覚、真の幻聴ではなく、偽[51]幻覚に該当すると考えられる。穿鑿癖と空想癖に関連しているものと考えられる。

最後に、被毒妄想についてである。母や自分の身近な人によって食べ物に毒が混ぜられているような気がしたことがあった。母を罵倒した後に、チラッと毒が混ぜられるんじゃないかと考えた。元養母は、養子縁組の解消に応じなかったので、「毒殺される可能性がある」と思った。実際に食事の味がおかしいとか、体調が悪いと感じたことなどはなかった。食べたときの直感ではなく、可能性として考えただけである。被毒妄想とはいえず、穿鑿癖や猜疑心に関連しているものと考えられる。

**コミュニケーションに関して**

面接を重ねてもどう理解してよいか迷い続ける問題があった。

慣れてくれば宅間守はむしろ饒舌《じょうぜつ》である。抑揚もあり、奇妙な話し方とは感じない。コミュニケーションに問題があるとは感じない。ところが、会話では普通使わないようなかなり難しい言葉や、本人の造語を話す。造語といっても精神分裂病にみられる言語新作のような言語機能の解体ではない。現在症の精神所見に記した「イヤキチ」「雑民《ざつみん》」「列外位置」「打算で考える」「博《ばく》打《ち》人生」「保守的生活」「文化的生活を営む」「現実と空想と希望的観測」「固定観念」「女を探索」「緊急避難的」「生け捕り」「製造されてきたそのものが間違ってる」「建前《たてまえ》的なカテゴリー」

などである。ほんの少しのずれである。

また、社会的文脈で現実的な人間関係を読みとること自体ができないのではないかということがある。婚姻届という形式さえあれば、楽な生活やセックスが得られ続けるとでも考えたかにみえる。ブランドの衣類があるかないかで、別居が解消されたりされなかったり、新たな恋愛ができたりできなかったりするという論理がある。あるいは、殺すという気持ちが相手に分かったならば、復縁できるのではという論理がある。また、復縁すること、殺すこと、賠償金を得ることの三つが同時に混在しているという不可思議さがある。このような論理は、奇妙に形式的で対人関係、社会的関係を理解する能力に欠けていると考えざるをえない。穿鑿癖・強迫思考、嫉妬妄想などは直接的には影響していないし、知能水準とも不釣り合いである。

これらは、コミュニケーションの独特の偏りといえるのではないか。何に由来するものであろうか。後に検討をする。

**抗精神病薬の効果**

抗精神病薬リスパダール（一般名リスペリドン）が、ある程度の効果があった。しかしこのことは、精神分裂病か否か、人格障害か否かについて何らの決め手にはならない。

### 3――心理検査の心理学的総合所見（臨床心理士）

知能検査、性格検査を通じて感じられるのは、バランスの悪さ、バラバラさという特徴である。例えば、全般的知能のレベルでいえば平均下であり、一見して明らかに理解力や判断能力が劣っているとの印象は与えない。独特の〝カンの良さ〟のようなものもあり、その場その場を場当たり的にこなしてゆくことには案外長《た》けているところがあるかもしれない。しかし、下位項目間でのバラツキや他種類の知能検査結果との食い違いなどは、平均下レベルの知能をバランスよく備えた状態とは言い難く、様々な適応上の問題が生じていたことが予想される。特に、学習における柔軟性の低さ、全体的状況把握の困難さ、見通しのたてられなさは顕著であり、一般成人の日常生活で最も必要とされる新しい状況への適応や対応の柔軟さにおいて、支障を来していたことが容易に推測される。

同様に情緒面でも、独特の偏りを持つ人格であることがわかる。乏しいながらも他者への関心があり、基本的な情緒のあり方にも大きな歪《ゆが》みが無く、さらに、情緒反応が抑圧されやすい傾向から、ごく一時的、部分的な関わりのなかではあからさまな病的反応は目立たない。しかし状況の複雑化に伴って、程なく被験者の自我は破綻に陥ってしまう。被験者が使い得る防衛手段は抑制的（ただ表出を抑える）になることしかなく、抑制したものを神経症的に処理しようとする試み（知性化、強迫性）はなされるものの、それで処理しきれるだけの自我強度を備えていないため、程なく、被験者本来の未成熟で自己本位な衝動性が一気に発散されてしまう。先に述べた知的面での特徴と同様、新しい状況、予期していなかった状況に柔軟かつ適応的に対応することが、被験者には最もストレスを高める困難な課題であるといえよう。

知的にも情緒的にもこのような特徴を持つ被験者が、一般的な社会生活を送る上で様々な困難を抱え、トラブルが生じていたことは必然のことであろう。人の心を構成する最小単位のようなものを想定していうなら、被験者は、その最小単位レベルでの歪みは比較的少ないといえる。しかし、それらがどのように繋《つな》がれ、組み立てられ、ひとつの人格として統合されているかという点で、まずそのような組み立て・統合自体が非常に不十分であり、またかろうじて被験者のなかに作られている組み立ても非常に自己中心的で、被験者流の〝紋切り型〟なものであるがゆえに社会的に通用するものではないという点が、最大の特徴といえるだろう。これは具体的にいえば、一般的ルールとして〝Aという行為をしてはならない〟とか、〝Bをすると悪い〟といったことを知り、理解さえしていても、それが〝自分がAという行為をしてはならない〟とか、〝自分がBをすると悪い〟といった具体的に自己の行動をコントロールする認識に繋がっていかないということである。

以上のような心理検査上の特徴は、一般的に認められるものではなく、また神経症や定型的な精神疾患に認められやすい特徴とも異なり、情緒面での偏りと知的面での偏りとが絡み合った、非常に特異な人格像を浮かび上がらせている。

次に、神経心理学検査を通じての総合的な解釈は、被験者は全般的知能、記銘力に粗大な障害は認めない。しかし、諸検査を通じて、課題の成績にばらつきが目立つ。とりわけ低成績が目立つのが、ウィスコンシン・カード・ソーティング・テストと、ウェクスラー成人知能検査の「絵画完成」である。前者は「遂行機能」、前頭葉の機能を反映する検査であるといわれている。しかし被験者では、遂行機能を反映するとされるそれ以外の検査で正常範囲の結果が得られたものもある。したがって、検査しえた範囲からは、被験者の「遂行機能」ないしは「前頭葉機能」は、そのすべての側面ではなく、その一部の側面、すなわち「変化する環境のもとで認知的戦略を変化させてゆく能力」が比較的特異的に障害されているものと推察される。後者の「絵画完成」の低成績は解釈が難しいが、先に述べたように、社会的文脈での何らかの認知の障害を反映している可能性がある。被験者は、固定してパターン化された解決法が適応できるような状況では問題が生じないが、社会的な認知・判断に代表されるような、周囲の状況や反応に応じて柔軟に対処法を変更してゆかなければならないような場面で、失敗から学習することができず、行動に破綻が生じうることが推察される。

## 4——前頭葉機能の検討

明白で粗大な脳の損傷は認められないものの、今回施行した身体医学的検査および神経心理学的検査は、前頭葉の機能に何らかの障害がある可能性を窺わせるものである。もちろん、今回施行した全ての検査にそのような障害を窺わせる所見が認められるわけでなく、かつその所見も軽微で、疾患特異的なものとはいえない。

前頭葉機能について現在までの知見を紹介する。

まず、前頭葉の損傷と精神症状についてである。

前頭葉障害と精神症状との関係を考えるきっかけとなった症例は、十九世紀半ばのハーロウの報告（症例フィネアス・ゲイジ）に遡《さかのぼ》ることができる。この症例は、爆発事故で鉄の棒が左側の顎《あご》に突き刺さり、前頭部を貫いて頭頂部に突出したものである。彼はその後十二年間生存したが、事故後の性格はすっかり変わってしまい、事故前は有能で習熟した指導者であったのが、礼容をなくしてがさつとなり、他人の忠告に耳を傾けることがなくなり、頑固でむらっ気で、将来の計画を立ててもすぐ放棄するようになってしまった。この症例の発表以降、前頭葉損傷者の観察を中心として、前頭葉に関係する症状が注目されるようになった。この前頭葉の症状は、前額脳と眼窩《がんか》脳とに区別され、前者の主症状は発動性欠乏とし、後者の主症状は情動障害ないしさまざまな人格障害であるとされる。(52) そして、眼窩脳症状群として、人間らしい品性やこまやかな道徳的な感情、さらに他人に対する思いやりや美的感情がないこと、利己的衝動に支配される反社会的行動、病感が少なく、感情の抑制ができず、行儀や遠慮や心遣いなどのデリカシーがなく、道徳性がなくなることがあげられている。重症例では、横領、虚言、盗みといった道徳的な抑制の欠如を示すに至るとされている。

今日では、画像診断などの検査技術の進歩から粗大な病変部位の特定は容易となったため、多くの研究者が前頭葉機能と精神症状に注目するようになり、様々な知見が蓄積されてきている。最近では、従前から報告がある性格変化と絡めて、犯罪や暴力との関係に注目が集まり、PETなどの画像診断を用いた研究が少なからず報告されている。また、成人発症の前頭葉障害の患者と比べて、生後早期に前頭葉の損傷をきたした場合には、社会的・道徳的な理性の欠落が見られ、複雑な社会的な慣習と道徳というルールの受け入れが障害されるとの報告もある。これらは、発症が早ければ早いほど、社会生活上の困難が増すことになることを示している。

なお、SPECTやPETによる研究が盛んに行われてきたのは、内因性精神病に関するものであり、その代表的な疾患である精神分裂病では、前頭葉の機能低下所見が多くの研究者によって追認されてきた。しかしながら、これらの所見は分裂病に特異的な所見とはいえず、感情障害などの他の疾患においても報告されていることから、非特異的な所見に過ぎない。また、宅間守においてみられたSPECTの所見は、精神分裂病において一般に認められている所見とも異なるようである。

次に、現在、前頭葉症状とされている症状のうち、宅間守の精神症状と類似しているものをあげる。主に『臨床精神医学講座（第二十一巻）脳と行動』（中山書店、一九九九年）から引用する。

①「前頭葉症状として最もよくみられる症状として、概念ないし〝セット〟の転換の障害がある。これはいったん、抱かれたり、操作されたりした一定の概念や心の構え（セット）から他の概念や心の構えに移ることができなくなったり、移ることが困難になったりするという症状である。より高次の水準での保続とも考えうるもので、発想や視点の転換が困難で、一つの考えや視点にこだわり、柔軟な思考ができなくなるといった症状である」

宅間守には、一つのことにこだわれば、それが頭から離れずに、四六時中そのことを考え続けるという症状が認められる。穿鑿癖・強迫思考としたが、これは、「認知的柔軟性、概念形成、セットの転換」という前頭葉機能の障害、低下との関連から説明できなくはない。

②「前頭葉損傷による重要な障害の形式として、複数の情報の組織化の障害というべきものがある。一般に前頭葉損傷、特に前頭前野の損傷では認知や記憶における個々の情報の受容、処理、操作などは保たれるとされるが、それらの情報が複数となり情報の組織化が必要とされるような場面では問題が生じる。前頭葉損傷者では、内容は複雑でも一つの情報や視点から処理できるような事態の判断や処理は可能であっても、他の情報や視点を含めた対処、処理が必要な事態ではしばしば困難が生じる。つまり、数学のごとく一定の明確な条件下で処理しうるものであれば、かなり複雑な課題であっても解決しうるが、社会生活などの複数の不確定な情報を柔軟に処理しなければならない場合には対処が難しくなる」

宅間守は、社会的文脈で現実的な人間関係を読みとること自体ができないようである。心理学的所見でも新しい状況への対応に失敗し、状況が複雑になれば自我の破綻に至る可能性などが示されている。これらは、前頭葉機能との関連を疑わせるものである。

③行動面に関しても、前頭葉機能と遂行機能との関連が指摘されている。遂行機能とは「目的をもった一連の活動を有効に行うのに必要な機能」であり、「目標の設定、計画の立案、目標に向かっての計画の実行、行動の効果的遂行」という四つの構成要素からなる。遂行機能の障害としては、「情動不安定を伴う情動平板化、気配りの欠落、刺激性と衝動性、態度・行動の変換困難、自己管理と自己統制の障害、身だしなみの障害などが前景に現れる。社会的行動の面では、自発性減退、動機づけの減弱、合目的的な計画および遂行の障害などが認められる」とされている。

宅間守の行動上の特徴とある程度一致していることだけはいえる。

宅間守に、SPECTによる両側前頭葉の先端および眼窩面の脳血流低下所見、睡眠賦活《ふかつ》の脳波所見、神経心理学検査で前頭葉機能の遂行機能のうちの一部の「変化する環境のもとで認知的戦略を変化させてゆく能力」が比較的特異的に障害されていると推察されたことなどは、精神医学的には注目すべきである。しかしその所見そのものが疾患特異的でもなく、脳に粗大な器質性あるいは機能的損傷がみつかったわけではなく、宅間守の精神症状と前頭葉機能の何らかの障害とを結びつけるには問題点が多すぎることはいうまでもない。近年、種々の精神疾患と前頭葉機能の関連が議論されることが多くなったとはいえ、いまだ仮説の域をでていない。

したがって、宅間守には前頭葉機能に何らかの障害がある可能性を示唆する所見はあるものの、本鑑定においては、その所見と人格あるいは精神症状との因果関係に関して決定的なことは何もいえない。今後の精神医学と脳画像検査の飛躍的な発展を待たねばならない。

## 5——精神医学的診断

これまでの検討を振り返りながら精神医学的診断を行う。

まず、宅間守の心理的発達をみると、多動性障害、非社会性行為障害には収まりきらず、相手の気持ちを理解する能力に問題があり、現在の診断分類ではいずれにも分類できない特異な心理的発達障害があったと考えられる。なお、学業成績や知能検査からみて正常知能の下位であり、知能の発達障害はない。


次に人格の診断である。

人格の中核を占めるのは情性欠如である。空想癖や虚言癖もある。共感性はなく、自己中心性、攻撃性、衝動性は顕著である。いずれの問題行動、犯罪に類する行為も、幼少期あるいは思春期から始まり、質的には一貫したものであり、年齢や経験に相応する形態に変化していったに過ぎない。つまり、いずれにも分類できない特異な心理的発達障害の延長線上に青年期以降の人格があるともいえる。事実、ＩＣＤ-10において、特定の人格障害に適用される全般的な診断ガイドラインの一項目に、症状発現は、常に小児期あるいは青年期に始まり、成人期に入っても持続する、とされている。宅間守においても、これに矛盾するものではない。

この人格はどう診断されるであろうか。ＩＣＤ-10の次のほとんどの項目が該当することからも、非社会性人格障害であることは明らかである。非社会性人格障害の特徴は、（a）他人の感情への冷淡な無関心　（b）社会的規範、規則、責務への著しい持続的な無責任と無視の態度（c）人間関係をきずくことに困難はないにもかかわらず、持続的な人間関係を維持できないこと　（d）フラストレーションに対する耐性が非常に低いこと、および暴力を含む攻撃性の発散に対する閾値《いきち》が低いこと　（e）罪悪感を感じることができないこと、あるいは体験、とくに刑罰から学ぶことができないこと　（f）他人を非難する傾向、あるいは社会と衝突を引き起こす行動をもっともらしく合理化したりする傾向が著しいこと、である。

しかし鑑定人としてはドイツの精神医学者クルト・シュナイダー[53]が一九二三年に提唱した情性欠如者という精神病質人格類型の一つがよりぴったりくる。同情心、羞恥心、反省、悔悟、名誉感情、良心、自他の運命に対する想像力などの高等な人間的感情を情性と呼ぶが、情性欠如者とは、この情性の欠如した者と定義される。他者と親密で温かな関係を持つことができない。他者に対して冷淡、残忍、冷酷であり、殺人、放火、強盗、強姦などの重大、凶悪な犯罪者となる。

犯罪学的には、早発－持続－多種方向犯罪者に情性欠如者が多い、とした。

つまりかなり幅のある広い概念である非社会性人格障害よりも、情性欠如者という診断がより正確に宅間守の人格障害の中核部分を言い表すことができると考えている。

しかし情性欠如のみで人格全体を言い表すことはできるはずがない。

宅間守は、権力への強い憧れを抱くと同時に、権力的上下関係の明確な社会的枠組みの場ではむしろ従順であり、劣等感を自覚し、年上の女性に依存し保護される関係にあった時期には粗暴犯罪などはごく少ない。そして、自らの置かれた枠組みが崩れるときには、極端なほどの弱さ、脆さが露呈する。穿鑿癖、猜疑心、視線や音への過敏さといった人格あるいは性格の傾向があり、さらに強迫思考、あるいは注察妄想、被害妄想、嫉妬妄想といった妄想反応までが顕在化、表面化するという脆さがある。

心理検査所見でもほぼ同様のことが示されている。新しい状況への適応や対応の柔軟さが乏しいこと、状況の複雑さに伴って自我の破綻に陥ること、未成熟で自己本位な衝動性の発散、人格の統合自体が非常に不十分で自己中心的で紋切り型であり社会的に通用しないことなどである。さらに定型的な精神疾患に認められる特徴とは異なり、情緒面の偏りと知的面の偏りが絡み合った非常に特異な人物像であるという結果である。これは宅間守の示す臨床像と重なり合うものである。

すなわち宅間守は情性欠如者である。空想癖や虚言癖があり、共感性はなく、自己中心性、攻撃性、衝動性は顕著であるが、一方で、権力への強い憧れ、権力的上下関係への従順さ、劣等感、保護された場での安らぎなども併せ持っている。そして強迫思考、あるいは注察妄想、被害妄想、嫉妬妄想といった妄想反応を生じるような穿鑿癖、猜疑心、視線や音への過敏さといった脆さといえるような人格あるいは性格の傾向も併せ持っている。

精神症状に関する精神医学的診断である。

第一には、まず穿鑿癖・強迫思考がみられることから、ＩＣＤ－10の[54]強迫性障害あるいは強迫性人格障害に該当するか否かである。

強迫性障害はどうであろう。宅間守には、反芻、穿鑿から強迫思考まである。不愉快さばかりでなく、しばしば猜疑心や視線が合うことへの敏感さを伴う。逆にそれらの猜疑心や過敏さは、ほとんどが穿鑿につながる。こだわり、反芻、穿鑿のほとんどは、本人にとってさほど内容が無意味で非合理的と感じているわけではない。自ら考える、想像することもあれば、頭にこびりついて困ることもある。穿鑿すること、思考すること自体に抵抗しているのは、ごく一部に過ぎない。主に、繰り返し思い出すことに伴う不愉快さに困っているのである。確認行為や儀式行為などの強迫行為はほとんど伴っていない。外から見られていないかとカーテンを開けて確かめる行為は、確認行為なのか穿鑿や被害妄想に基づく行為なのか判然とは決めがたい。つまり、猜疑心、視線や音への過敏さなどを含め、全体の基調をなしているのは穿鑿癖・強迫思考であることは間違いない。しかし、日常臨床で出会う強迫性障害とは相当にかけ離れており、その疾患概念には収まりきらない。

強迫性人格障害はどうであろう。細部や規則や秩序へのこだわり、完全癖、過度の誠実さや几帳面《きちょうめん》さ、社会的習慣に過度に杓子定規《しゃくしじょうぎ》であるなどの特徴は、全く有していない。つまり、強迫性人格障害には該当しない。

第二に、注察妄想、被害妄想、嫉妬妄想がある。これらはその生じ方からみれば妄想反応であることはすでに記した。しかし宅間守の有する精神症状には、どのような精神科医でも数回以内の治療的面接では精神分裂病の疑いを否定できなかったという特徴がある。

現在でもなお精神分裂病の診断に重視されているドイツの精神医学者シュナイダーの一級症状（一九五〇年）である考想化声《こうそうかせい》[55]、問答形式の幻声《げんせい》[56]、自己の行為に口出しする形の幻声、身体への影響体験[57]、考想奪取[58]やその他の思考領域での影響体験、考想伝播、妄想知覚[59]、感情・衝動・意志の領域に現れるその他の作為・影響体験を検討する。

宅間守はすでに記したように考想伝播、幻聴、被毒妄想はない。他の一級症状も認められない。宅間守は自ら「繊細な反面、鈍麻」であり「幻聴幻覚のない分裂病」と自己診断する。しかしある時期から人格が変化したという事実はなく、面接時においても精神分裂病の陰性症状である感情鈍麻、思考貧困、意欲や自発性欠如などは認めない。

三番目の妻に対して嫉妬妄想を抱いている。ただし嫉妬妄想を抱いたのは三番目の妻のみである。精神分裂病やパラノイアの嫉妬妄想、あるいは妄想性人格障害が配偶者や性的パートナーの性的貞操をしばしば疑うということとは相当に異なっている。嫉妬妄想が持続している大きな要因は、執着、愛、憎しみなどの激しい感情であろう。その妄想が発展し、変化してきたことには、穿鑿癖・強迫思考が明らかに強く関連している。

したがって宅間守は精神分裂病に罹患《りかん》していない。穿鑿癖・強迫思考があり、ときに妄想反応としての注察妄想、被害妄想が一過性にみられ、また妄想反応としての嫉妬妄想が持続している。

第三に、気分の波があったようにみえるが、躁うつ病ではなく、反応性うつ状態、反応性躁状態である。

コミュニケーションの独特の偏りについて検討する。

明らかなコミュニケーションの障害はない。しかしほんの少しずれた言葉、社会的文脈を欠く、奇妙に形式的な論理がある。

幼少期より、相手の気持ちを理解する能力に問題があり、現在の診断分類ではいずれにも分類できない特異な心理的発達障害があったと考えるしかない。情性欠如がある。穿鑿癖・強迫思考、妄想反応などは、現在の精神医学の疾患概念には当てはめることのできないほど、バラバラな症状と非定型的な症状である。心理学的所見でも、人間的あるいは社会的文脈に照らした問題解決は困難、人格の統合が非常に不十分で自己中心的で紋切り型であり社会的に通用しないなどが示されている。さらに、神経心理学的検査、脳波、脳画像検査のＳＰＥＣＴにおいて、前頭葉機能に何らかの障害がある可能性を示唆する所見はある。もちろん、現在の精神医学では、相反するデータも多く、因果関係や疾患特異性については仮説に過ぎないことはすでにふれた。

しかし現在の精神医学の限界を十分にふまえた上で、なおこれらのことは相互に関連しているかもしれないというのが臨床精神科医の直感である。

ここで精神医学的診断をまとめなければならない。

すでにふれたように、宅間守の示す精神症状は、日常臨床で経験したどの症例にも該当しないほど極めて稀であり、検討を重ねても、現在の精神医学の疾患概念には当てはめることのできないほど、バラバラな症状と非定型的な症状である。

このため国際的診断基準ＩＣＤ－10を使用すれば、操作的診断基準[60]であることから、青年期までは多動性障害、非社会性行為障害、青年期以降は非社会性人格障害、情緒不安定性人格障害、妄想性人格障害あるいは持続性妄想性障害、強迫性障害、気分障害と多数の診断名を並べる結果になり、一言でいえばさらにわけが分からない診断になってしまう。

もちろん従来診断でも該当する疾患概念はない。

したがって、最も中核になる診断をあげながら、バラバラでかつ非定型的な症状群を付記し、さらに将来の可能性まで言及する形とならざるを得ない。おそらくこのことは鑑定人の力量の問題もあろうが、精神医学の限界でもあると考えている。そして宅間守が極めて稀な人格と精神症状の持ち主であることも示している。

精神医学的診断は、

①宅間守には、いずれにも分類できない特異な心理的発達障害があったと考えられる。この延長線上に青年期以降の人格がある。

②人格障害の診断は、クルト・シュナイダーのいうところの情性欠如者である。空想癖や虚言癖があり、共感性はなく、自己中心性、攻撃性、衝動性は顕著であるが、一方で穿鑿癖、猜疑心、視線や音への過敏さ、そして権力への強い憧れと劣等感などの人格あるいは性格の傾向も併せ持っている。

③精神障害の診断は、穿鑿癖・強迫思考等を基盤にした妄想反応である。穿鑿癖・強迫思考、そして猜疑心、視線や音への過敏さなどを基盤に、一過性の妄想反応としての注察妄想と被害妄想、持続性の妄想反応としての嫉妬妄想がある。さらに反応性うつ状態、反応性躁状態を呈したこともある。

④前頭葉機能に何らかの障害がある可能性を示唆する所見はある。人格や精神症状との関連については今後の精神医学的研究に期待したい。

⑤知能は正常知能の下位である。

## 第二節　本件犯行とその心理

本件犯行の事実については疑問をはさむ余地は全くない。

宅間守が述べることに従って本件犯行とその心理を辿《たど》ってみる。

### 1――本件犯行前の数週間

この時期の現実の生活では、司法書士や宅建の資格は取れそうにないと諦めた。障害年金はもらえる見通しだったが、気に入るような仕事も見つからず、状況は徐々に悪くなっていった。

そして、Ｊ病院に入院して休みたいという一応現実的といえるような考えから、大量殺人の空想、殺人シーンの想像まで混在していた。

①この時期に始まったわけではないが、大量殺人の空想にふけることがあった。ダンプで人混みの商店街を突っ走り轢《ひ》き殺すことであり、女子高校を襲い強姦《ごうかん》し拳銃で射殺し屋上から飛び降りさせることであり、空港でスチュワーデスやグランドホステスを次々と刺し殺すことであり、母の実家を襲い皆殺しにすることなどであった。

それまでは空想であったが、本件犯行の数週間前ころには、より現実的に実行したらどうなるかを考えはじめていた。

②三番目の元妻に対して別居以来の三年半近い年月にわたり、復縁したい、一千万円の賠償金をとりたい、どちらもできないなら殺したいと考え続け、そして哀願や謝罪、脅迫や暴力、興信所の調査、訴訟などの、執拗《しつよう》な行動を取り続けた。鉈《なた》、カッターナイフ、包丁を車に積むようになった。本件犯行の半年前ころからは、賠償金をとりたいという考えが強くなってきたが、しかしなお、殺すという気持ちが伝われば復縁があるという期待も捨てていなかった。本件犯行の十六日前の裁判で、一千万円の賠償金はとうてい得られそうにないと思った。そして、もう殺すしかないと決心した。

具体的に準備を始めた。興信所で調べさせた会社の下見や、待ち伏せ場所の確認をしたが、元妻はその会社を辞めていた。新たな勤め先を興信所で探させるのに必要な五十万円を得るために、何人かの女性に借金を頼んだり脅したりした。五十万円を貯めようとしてタクシー会社の面接も受けてみたが、どれも思わしくなかった。会社の場所が分からなければ、殺すことができないと思いこんだ。

本件犯行の十二日前に首を吊《つ》ろうとした。首が絞まり相当苦しかった。俺だけ何故死なないといけないのかと無性に腹が立つと同時に、元妻をどんなことをしてでも捜し出して殺そうとファイトが湧いた。

③首を吊ろうとした後に、今までとは違った殺人を想像した。付き合ったことのある美人など

を、山に連れて行って殺すシーンを想像した。別れたくなかったから殺しましたと自首することも想像した。また、車で何人かを轢くことを想像した。ブレーキを踏み間違えたと主張し、業務上過失致死の懲役二、三年で済むと想像した。このような想像をしていると、食欲がでて、元気がでてきた。

④J病院に入院して休むかどうか迷っていた。

## 2――本件犯行前日から当日の朝にかけて

本件犯行前日、J病院へ入院するかどうか迷っていると電話をかけたり、女性たちや知人からの電話にでた。元妻の代理人である弁護士事務所に電話を入れたが、弁護士とは話せなかった。夕方に、中古車センターから車の残金を払うようにと電話があり、鬱陶《うっとう》しいと思ったが、その中古車センターに出かけ、そこで、裁判が上手くいっていないことと、元妻を殺しておけば良かったなどを話した。

殺意や方法が具体的になっていった。

①中古車センターからの帰りに、花壇に水をやっている小綺麗《こぎれい》なおばさんを見ながら、その人をブスブスやっているシーンを考えた。小綺麗だったから、余計殺意が出た。

②中古車センターから部屋に戻ったころから、明日、「池田小学校」に行ってやってやろうと思うようになった。夜中に電話がある予定の女性にもう一度五十万円を貸してくれと頼み、元妻

を殺すという考えも、一部にはあった。しかし小学校に行って「ブスブス」やる方に、考えが逆転していた。エリート校で頭の良い子供がいるので、同じやるのだったら池田小学校だとなった。もうやるしかない、やるしかないと思った。事件を起こせば、元妻と宅間守の父は、ダメージを受けるだろうと思った。

③そのころに何を考えていたかは、本件犯行後に考えたことなどが含まれている可能性があり、なかなか確認しにくい。そのとき、考えたのは、次のようなことだという。「自分が死ぬことから回避することを考えた」「何十万人の命よりも自分の命の方が重たい」「今の苦しさ」や何もかもから「逃れたかった」「低学年の子供」だと逃げ足も早くないので「一人でも多く殺しただろうと思ってた」などであった。

④前日の夜、附属池田小学校の場所を知らなかったので、NTT番号案内で電話番号を調べた。

⑤日が替わり本件犯行当日になった。夜中の二時ころの女性からの電話で金が借りられないことがはっきりして、元妻を殺せないことが無念だと思った。

椅子に座っていた。計画は特になく、とにかく「ブスブス」しようと考えた。持っている包丁では威力がないので、朝十時くらいになったら刃物屋が開くから買いに行こうと思った。「もうこれで終わり」という気持ちになった。布団で横になり少し眠った。睡眠薬は飲まなかった。気が付いたら朝の七時か八時であった。

3――本件犯行直前から本件犯行にかけて

終始、冷静に振る舞っていたようにみえる。

朝食は食べなかった。

①大家が気にくわないこととアパートが燃えたら皆が不愉快になるはずだから、燃やしてやろうと思って、吸いかけの煙草《たばこ》を布団の上に置いて部屋を出た。新聞紙に火をつけるなどの確実な方法をとらなかったのは、万一交通事故とかで附属池田小学校に到達できなかった場合に、煙草の不始末と言い逃れるためであった。

②午前九時半くらいに部屋を出て車に乗った。刃物店でさしみ包丁と言ったが、出刃包丁が頑丈と言われ買った。動悸《どうき》や声のふるえもなく、淡々としていた。

刃物を買った後で、車のカーナビに電話番号を入れて、附属池田小学校に向かった。途中で女性を見かけると、「ブスブス」と刺してやるぞとか、車ではねてやるぞとか考えた。発進が遅れた車に、大きく警笛を鳴らして、お前も刺してやるぞと思った。意図的にテンションを高めようとしていたわけではなく、自然とそうなった。

附属池田小学校に到着する直前には、T病院で飛び降りたときに死んでたじゃないか、たまたま助かっただけじゃないか、後の人生はおまけじゃないか、とか思ったのを覚えている。躊躇《ちゅうちょ》はなかった。

③附属池田小学校に着いた。二本の包丁を入れたビニール袋を持って門を入った。

運動場の端みたいな所で教師とすれ違った。普通の公立学校で、カッターシャツを着て小綺麗な格好をしていたら、呼び止められることはないし、別に怪しまれるとは思わなかった。教師が軽く会釈してきたので、会釈したかしないかくらいの挨拶《あいさつ》を返した。心ここにない状態であり、何か異様に冷めている状態であった。

一年、二年の低学年の教室は多くの小学校では二階か三階にあるので、まず廊下に入り階段上ってというイメージがあった。ところが、外から教室に直接入り込める構造になっており、一階の教室に低学年の子供たちの姿が見えた。隣の組にも子供が多くいるのが見えたが、教師がいた。教師のいない方が確率が高いと思い、最初の教室に入った。

④教室に入って包丁を取り出そうとした。二本とも刃を上向きに入れていたので、取り出すのに結構苦労した。買った包丁を確かめるのに何秒間かロスをした。悔しかった。ロスして悔しかったことを、後で調書で言わないといけないと思った。残りの包丁はビニール袋に入れたままその場に置いた。「もう終わりやな」と思った。

⑤キョトンとしてこっち向いて、この人誰というような感じで寄ってきた女の子の胸か腹を刺した。ブスーッと刺したら、二回刺す必要もないくらいストレートに入った。次、次と刺した。国家の命令で戦争してるような感じで、冷静で、びびってもなく、何となく終わりやなあと思った。動悸や興奮はなかった。手に汗もかいていなかった。一桁の人数の子供が立っていた光景を覚えている。「音が遮断され」たように不思議と音だけは聞こえず、キャーッという声も記憶に

残っていない。疲れは全然感じなかった。

その教室に子供が見えなくなった。隣の組に行ったら、子供が座っていた。後ろから「ブスブス」と刺した。何人刺したか覚えていない。音は遮断されたままであった。倒れている子供、血の光景は、全然見ていない。中年の女の先生が、電話をかけていたのは覚えている。次々という感じで刺した。とどめをさそうとは思わなかった。子供がいなくなった。

隣の組に行った。隣の組のときかその次かは分からないが、大人の男が椅子を持って追いかけてきた。椅子を投げられた。その男は、おらあ、とか言っていたように思う。逃げた。

次に、廊下で、男と格闘になり、片手で刺した。相手はかかってくるのを止《や》めた。

次に、運動場の方にも子供がたくさんいるのが見えた。距離もあったし、かなりやったなという「達成感」もあったし、疲れたと感じたので運動場には行かなかった。

そして子供のいる教室を探した。また刺した。

最後の教室で、しゃがんでいる子供を刺していたら、後ろからいきなりガバッと持たれたという記憶がある。そのとき、「ああ、もう捕まった」「終わりや」という気持ちがあった。もう一人の男が来て包丁取り上げて捨てた。羽交《はが》い締めしてる男が、よしよし、とか言っていた。達成感とかは感じなかった。力は抜けた。暴れる元気もなかった。「疲れたな。終わったな」「社会とさらばやなあ」などと思った。二人意識ないと言っているのを聞いたときに、「あれっ、大したことないんか」「二人の子とちゃうやろう」と思った。

本件犯行の時間は「刺しはじめてから捕まるまで、五分あるかないかと思う」。

警察が来たとき、「社会とさらばやなあ」と思った。警察に逮捕された後は、「座ることもでけんぐらいもう息もきれてしんどかった」ので、「ちょっとでもその場逃れに楽になろうと思うて」「とりあえず思いつきで、薬十錠飲んだとか言うた」。「最初は別に演技して病者をよそたろとか」というつもりで言ったのではなかった。刑事が追及してくるし、煙草を吸わしてくれるから、「駅前で刺した」とか言った。

### 4――本件犯行直後

以上のことから、第一に、宅間守をめぐる社会的・経済的状況は徐々に悪い方向に向かっていた。なお、元妻を殺そうと考え具体的に行動を始めてからは、もはや反応性うつ状態とはいうことはできない。第二に、本件犯行前の宅間守にとって、殺人、大量殺人を想像することは、興奮を引き起こし、気分を高揚させ、エネルギーを奮い立たせるものであることが明らかである。第三に、本件犯行前日までは、殺意は元妻に向けられ、しかも具体的に実行に向けて行動がなされていた。本件犯行の約八時間前まで、その実現に向けてかすかな希望を抱いていた。第四に、元妻を殺すことを諦めるのと引き替えに、突然にエリートの子供たちのいる附属池田小学校を襲うことを思いついた。突然に思いついたとはいえ、それまでの様々な大量殺人や殺人の空想の延長線上にある。かつて強姦の空想を、その手段も含め実行に移したこととも共通性がありそうである。権力への強い憧《あこが》れと劣等感、社会的地位への憧れと激しい敵意がある。第五に、本件犯行を思いついたことについて、穿鑿《せんさく》癖・強迫思考、視線や音への過敏さ、あるいは元妻への嫉妬妄想は、直接的な影響を与えてはいない。嫉妬妄想が元妻への殺意を介して間接的に本件犯行に影響を与えたとしても、全体からみれば、極めて小さなものに過ぎない。第六に、本件犯行の経過中に、幻覚、妄想などの精神病性の精神症状は全くなかった。第七に、本件犯行は、ある程度の計画性を持って、極めて冷静に実行に移されようとした。布団に火のついた煙草を置き、前日電話番号を調べてカーナビを使用し、頑丈な包丁を購入した。しかし本件犯行を始めてからは、激しい興奮、激しい情動から、一部の記憶は脱落し不鮮明となり、聴覚領域の感覚が遮断された如《ごと》き状態となった。本件犯行後は激しい疲労を感じたが、興奮、情動は収まり以後の記憶は鮮明である。聴覚領域の感覚も元に戻った。第八に、本件犯行の包丁で刺すという行為そのものに最後に踏み切らせた決定的なものは、情性欠如であり、著しい自己中心性、攻撃性、衝動性である。第九に、本件犯行前、その直前・直後にも、本件犯行が極めて重大な犯罪であるという認識があったことは明らかである。第十に、本件犯行、現在症の章に記したように、現在宅間守は、被害者やその家族に対する反省、悔悟の念は全くといっていいほどない。自責の念も全くなく、元妻たちを責め、親を責め、検察や裁判所を非難し、さらには被害者の家族たちの証人尋問での発言に対しても不快の念を口にする。このことを表す言葉は、情性欠如しかない。

## 第三節　精神能力

本件犯行は、ある程度の計画性を持ち、何らの意識障害もなく、精神病性の精神症状も全くないなかで行われた。知能は正常範囲である。宅間守を悩ませていた穿鑿《せんさく》癖・強迫思考、視線や音への過敏さ、嫉妬妄想は、本件犯行へ直接的な影響を与えてはいない。本件犯行そのものに最後に踏み切らせた決定的なものは、情性欠如であり、著しい自己中心性、攻撃性、衝動性である。本件犯行が極めて重大な犯罪であるという認識は、その直前、直後そして現在もある。

つまり、本件犯行当時、宅間守の是非善悪を弁識する能力およびその能力に従って行動を制御する能力は、相当に低下していたと判断する。なぜならば、是非善悪を弁識する能力は十分に保たれていたが、しかし弁識に従って行為する能力は、主に情性欠如故に、相当に低下していたからである。なお、鑑定人は責任能力について意見を述べる立場にないが、人格障害者あるいは精神病質者の制御能力低下は責任能力を減免するものではないという見解であることを付記する。

# 第六章　鑑定主文

一　被告人宅間守には、いずれにも分類できない特異な心理的発達障害があったと考えられる。この延長線上に青年期以降の人格がある。

人格障害の診断は、クルト・シュナイダーのいうところの情性欠如者である。空想癖や虚言癖があり、共感性はなく、自己中心性、攻撃性、衝動性は顕著であるが、一方で穿鑿《せんさく》癖、猜疑《さいぎ》心《しん》、視線や音への過敏さ、そして権力への強い憧《あこが》れと劣等感などの人格あるいは性格の傾向も併せ持っている。

精神障害の診断は、穿鑿癖・強迫思考等を基盤にした妄想反応である。穿鑿癖・強迫思考、そして猜疑心、視線や音への過敏さなどを基盤に、一過性の妄想反応としての注察妄想と被害妄想、持続性の妄想反応としての嫉妬妄想がある。反応性うつ状態、反応性躁《そう》状態を呈したこともある。

前頭葉機能に何らかの障害がある可能性を示唆する所見はある。人格や精神症状との関連については今後の精神医学的研究に期待したい。

そして、知能は正常知能の下位である。

二　本件犯行当時、被告人宅間守は情性欠如者であり、穿鑿癖・強迫思考等を基盤にした妄想反応である嫉妬妄想が存在していた。一過性の妄想反応としての注察妄想と被害妄想は認められなかった。

三　本件犯行当時の精神状態は、何らの意識障害もなく、精神病性の精神症状も全くなかった。被告人宅間守を悩ませていた穿鑿癖・強迫思考、視線や音への過敏さ、嫉妬妄想は、本件犯行へ直接的な影響を与えてはいない。本件犯行が極めて重大な犯罪であるという認識は、その直前、直後そして現在もある。

本件犯行そのものに踏み切らせた決定的なものは、情性欠如であり、著しい自己中心性、攻撃性、衝動性である。

四　頭部ＭＲＩ検査により、中脳左外側部に低悪性度の星細胞腫《せいさいぼうしゅ》の可能性が最も高い病変が認められた。約一年三ヵ月前の起訴前嘱託鑑定時のMRIと比較してわずかに増大している可能性がある。しかし、現在、病変は小さく、皮質脊髄路《ひしつせきずいろ》や動眼神経核から離れているため神経症状はない。将来腫瘍《しゅよう》がさらに増大し片麻痺《へんまひ》や動眼神経麻痺、あるいは中脳水道の閉塞による神経症状が出現する可能性は否定できない。

なおこの病変による人格あるいは精神症状への影響は考えられない。

以上のように鑑定する。

平成十五年一月三十一日

鑑定人　H・T

鑑定人　岡江晃《おかえあきら》

大阪地方裁判所裁判官　川合昌幸《かわいまさゆき》殿

# 資料

ここに収めた資料のうち①～⑨は
鑑定時に行った検査の一部です。

①バウムテスト（274ページ）

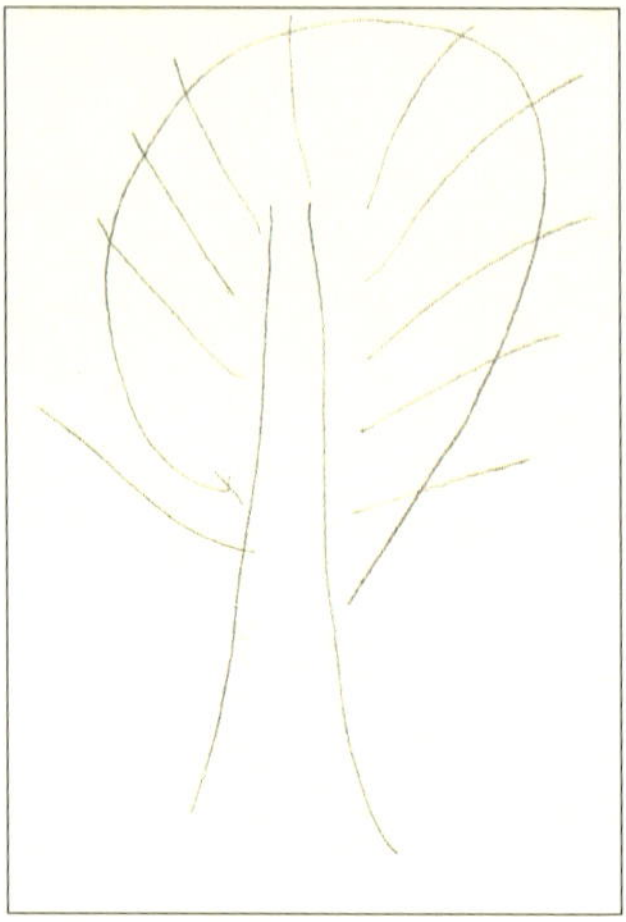

②風景構成法（275ページ）

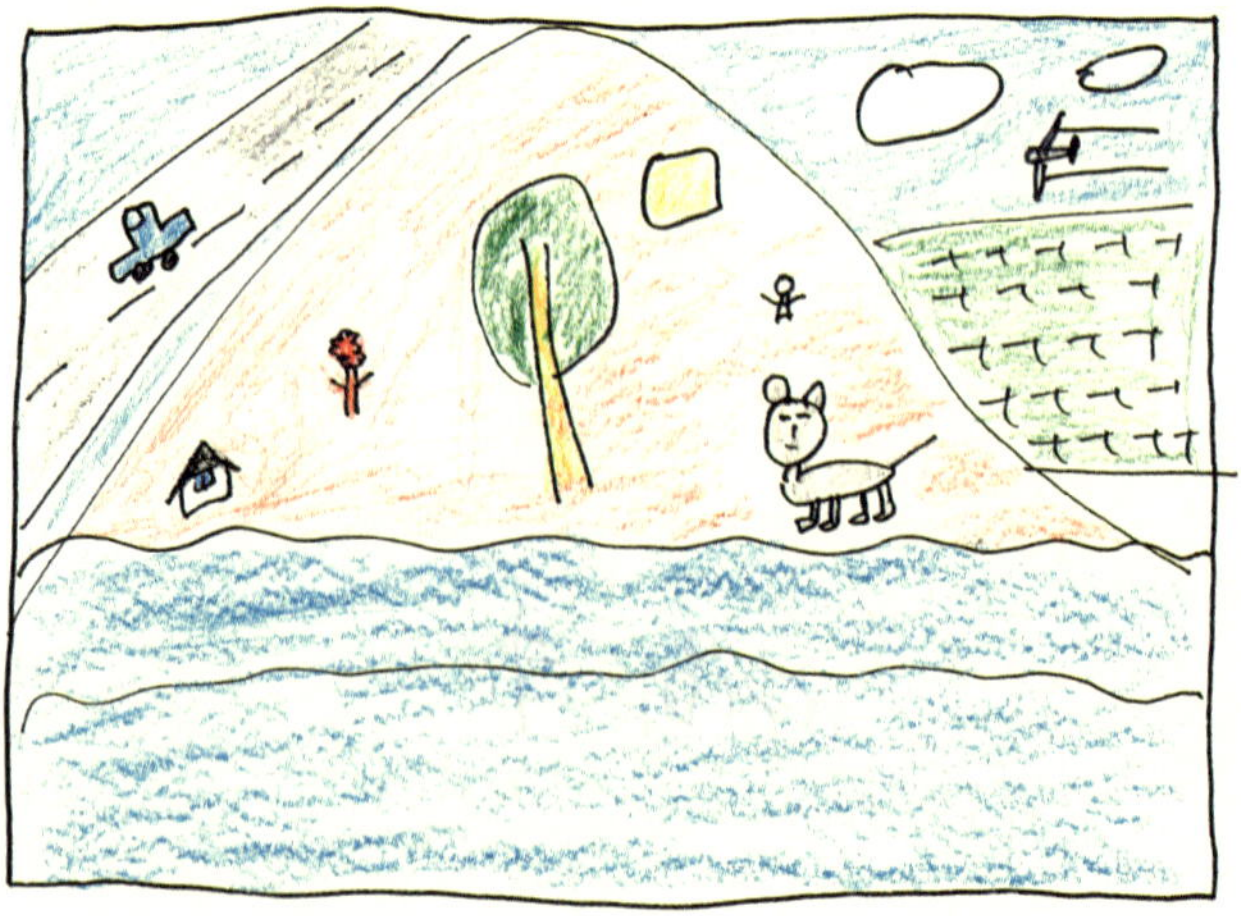

### ③脳波――光刺激によって誘発される両側前方優位一過性徐波（288ページ）

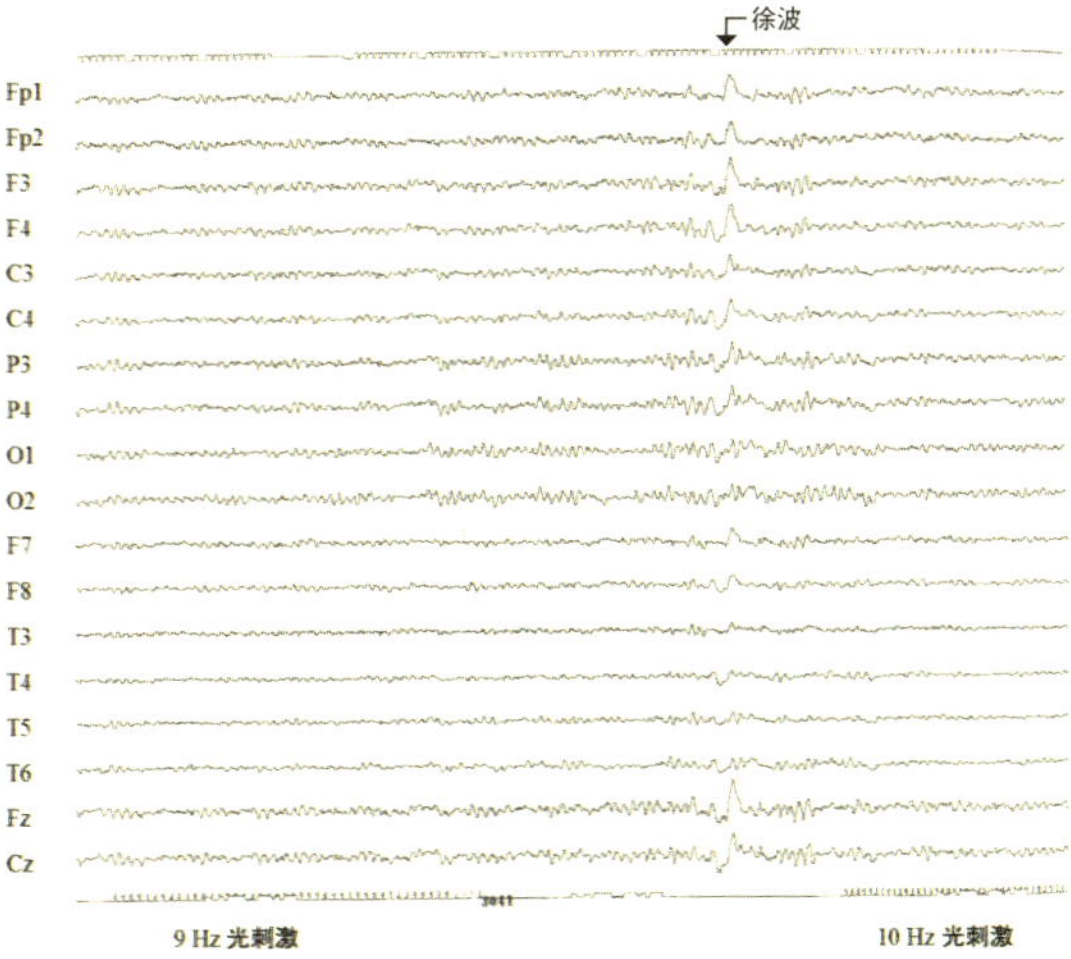


### ④脳波――過換気負荷によって誘発される両側前方優位徐波群発（288ページ）

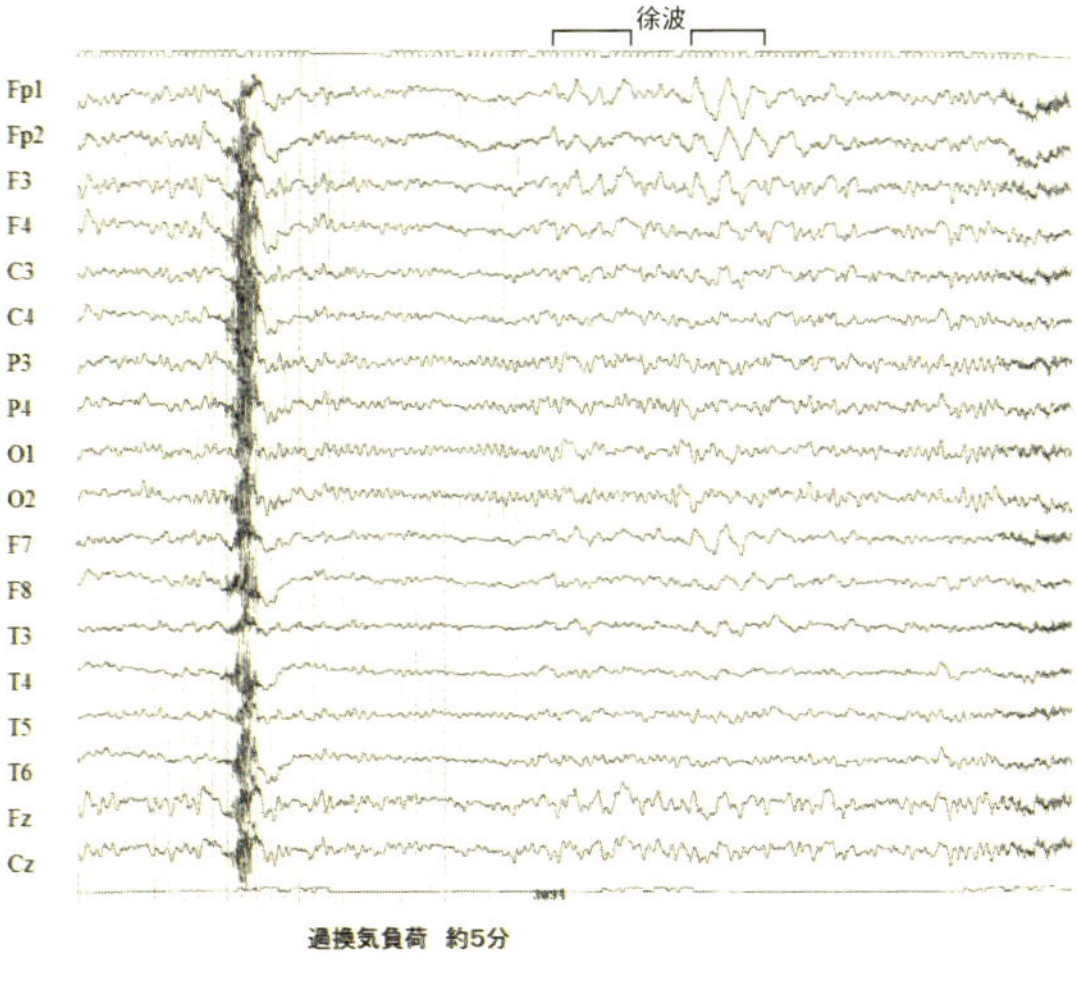

⑤MRI（290ページ）

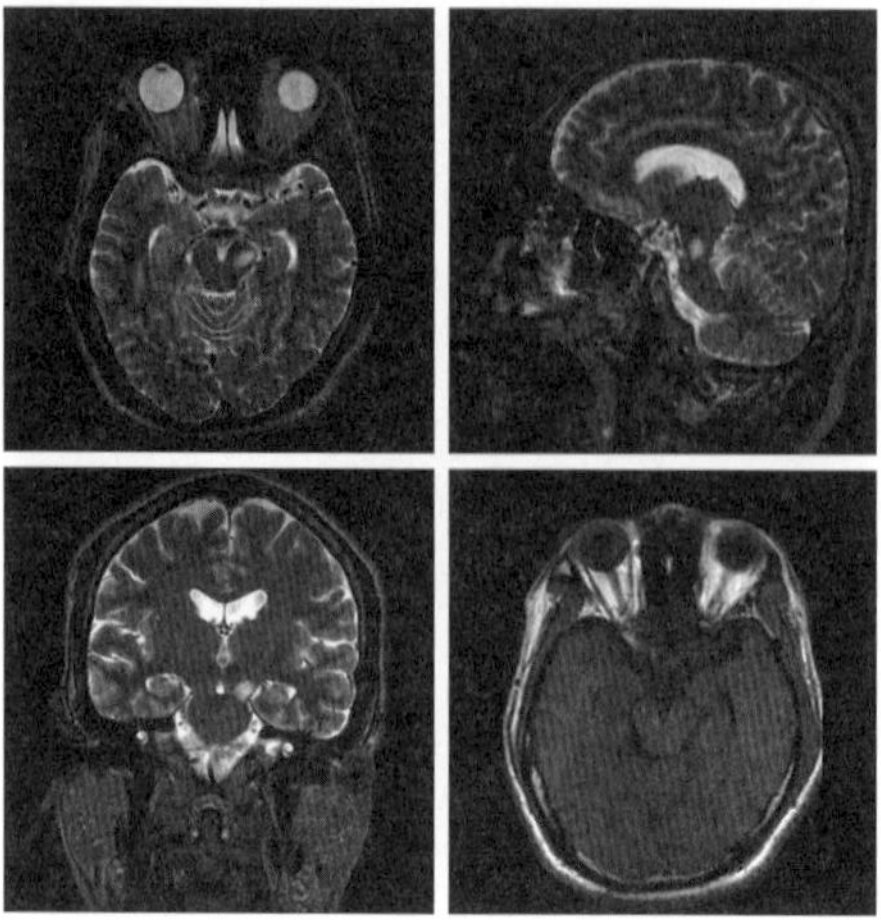

| | |
|---|---|
| T2強調画像<br>横断像 | T2強調画像<br>矢状断像 |
| T2強調画像<br>冠状断像 | T1強調画像<br>横断像 |

⑥MRI（⑤の拡大像）

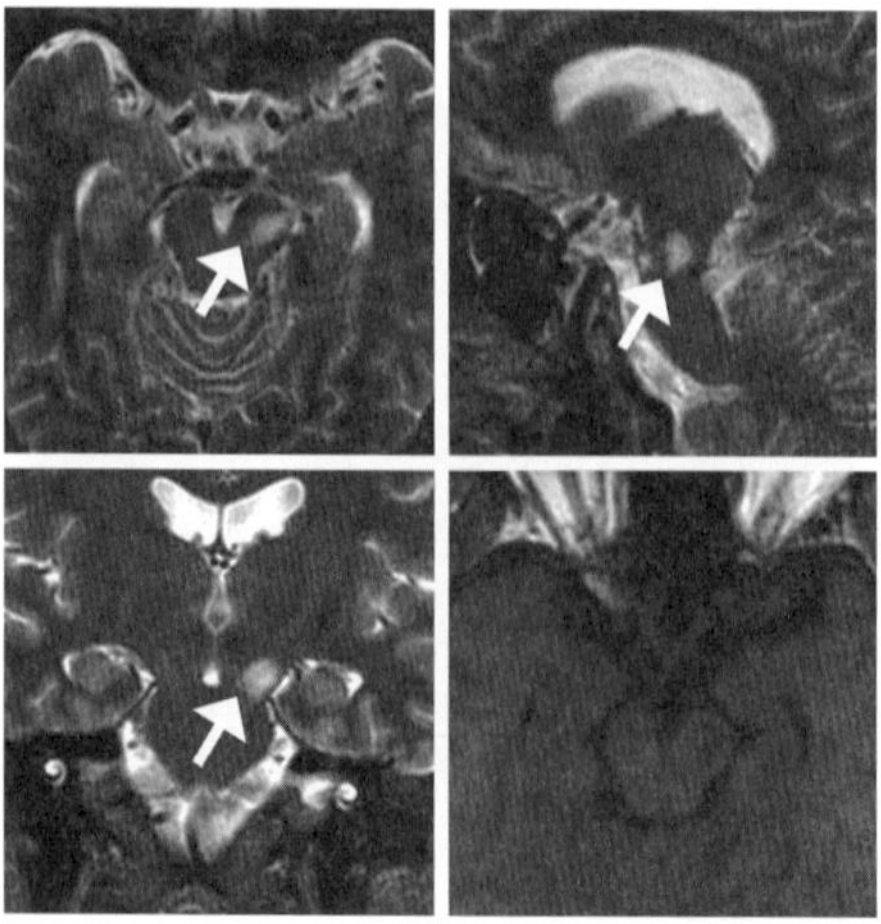

| | |
|---|---|
| T2強調画像<br>横断像 | T2強調画像<br>矢状断像 |
| T2強調画像<br>冠状断像 | T1強調画像<br>横断像 |

## ⑦SPECT――前頭葉の血流低下（292ページ）

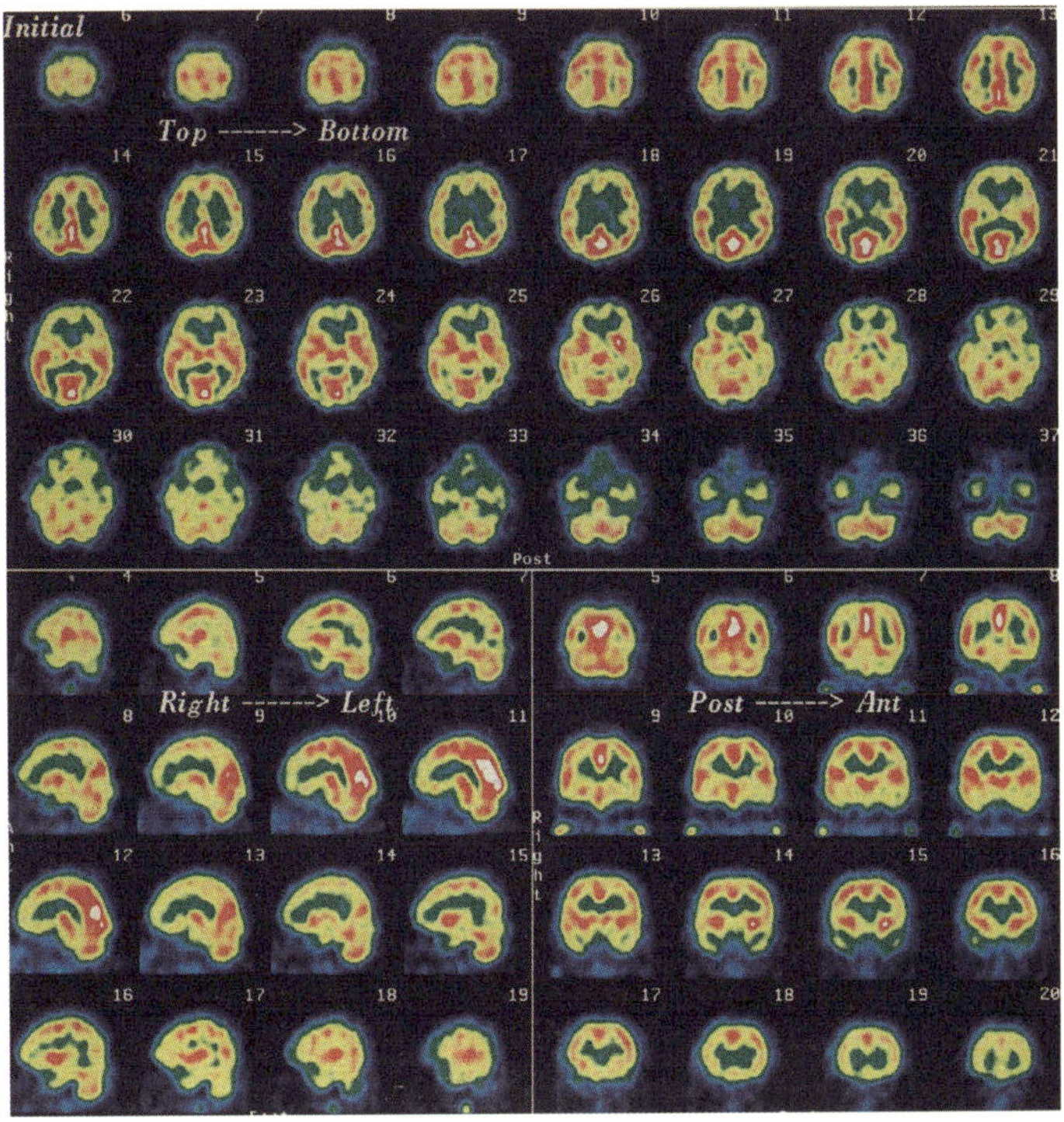


上の画像群は、脳を水平に切った横断像です。脳の頂点から底辺へと順に示し、かつ画面の上方が脳の前方にあたります。下左の画像群は、横から見た脳を垂直に切った矢状断像です。画面の左が脳の前方にあたります。下右の画像群は、前から見た脳を垂直に切った冠状断像です。脳の後ろから前へと順に示しています。
各画像で、赤い部分は血流量が十分であることを示しています。大脳の前部（前頭葉）が他の大脳の部分と比して、赤い部分がほとんどない、つまり血流量が低下していることを示しています。

## ⑧SPECT2――画像処理による健常者との脳血流量比較（292ページ）

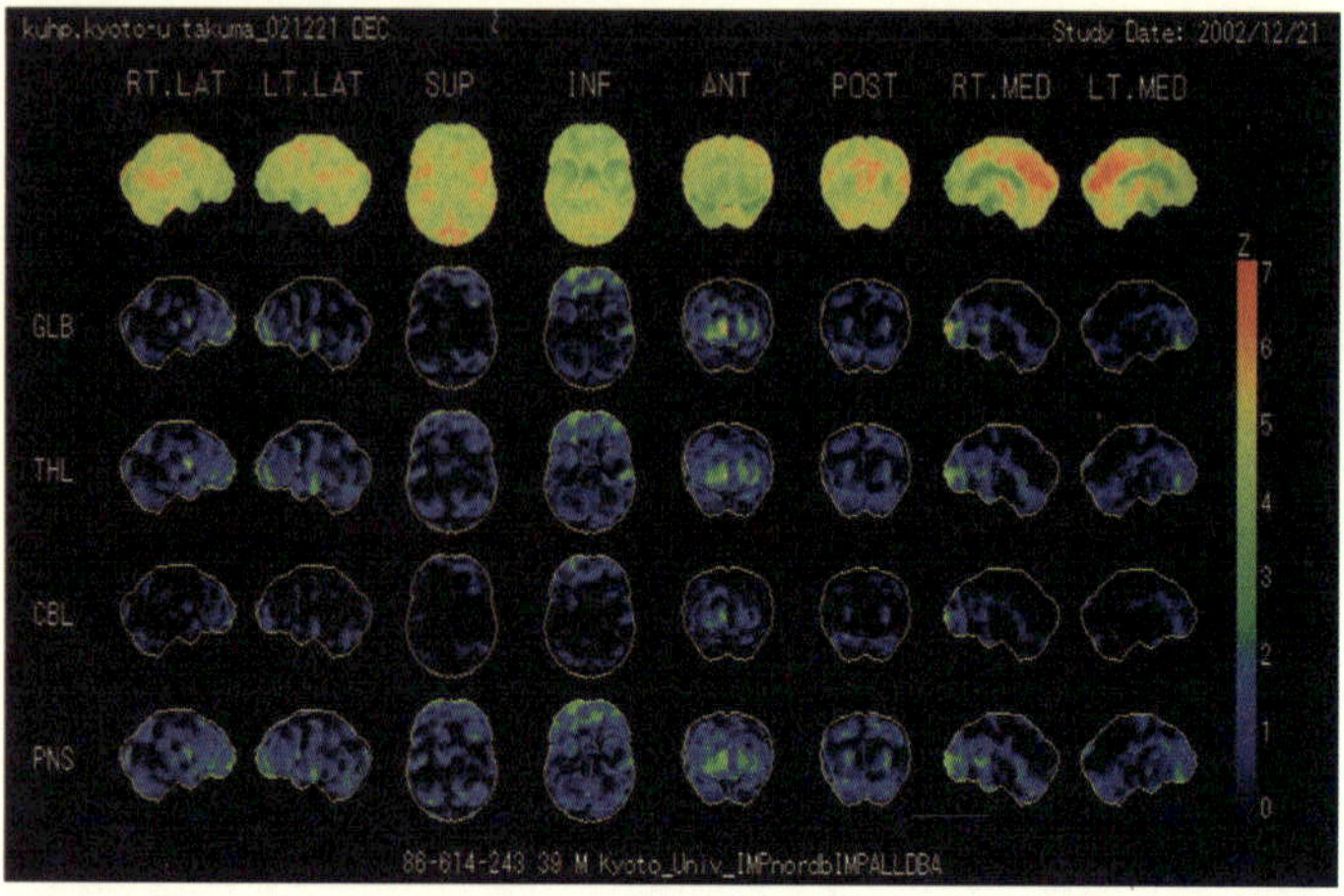


健常者との脳血流量を比較し、その差を強調するような画像上の処理を行ったものです。左から縦に1、2列は矢状断像、3、4列は横断像、5、6列は冠状断像、7、8列は矢状断像です。

下4段の画像で、薄緑色をした部分（前頭葉の先端部、前頭葉の下部に該当する）において、血流量が低下していることを示しています。

## ⑨PET――前頭葉の糖代謝低下はない（293ページ）

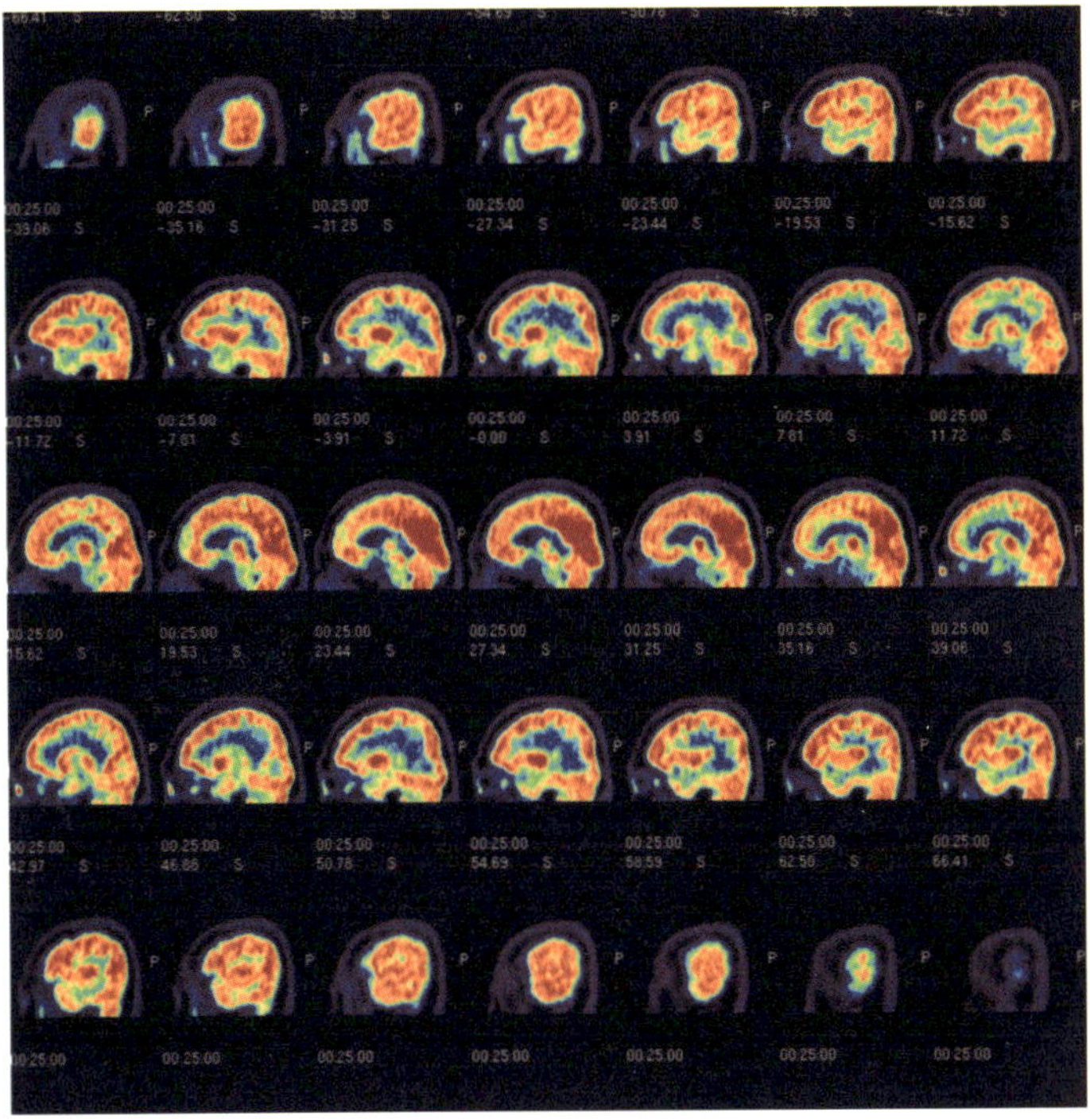

矢状断像です。画面の左が脳の前方にあたります。赤い部分は糖代謝が十分であること、つまり脳が十分働いていることを示しています。SPECTでは血流量の低下が示された大脳の前部（前頭葉）でも、PETでは赤い部分は減少しておらず、前頭葉の糖代謝は十分であることを示しています。

## ⑩判決要旨

大阪地裁が二十八日、宅間守被告に言い渡した判決の要旨は次の通り。

【主文】

被告を死刑に処する。

【罪となるべき事実】

大阪教育大付属池田小学校に包丁二本を携帯して侵入し子ども八人を殺害し、子ども十三人と教諭二人を負傷させた。

【責任能力】

本件は常軌を逸した極めて異常な犯行である。精神科受診歴も考えると被告が精神疾患の影響などによって十分な責任能力を有していなかったのではないかとの疑問が生じるのは、もっともなことである。

しかし本件は被告の自己中心的で他人の痛みを顧みない著しく偏った人格傾向の発露であり、精神疾患の影響はなく、本件犯行当時被告は刑事責任を問うのに十分な責任能力を備えていたとの判断に至った。

【犯行に至る経緯】

被告は、一九九七年末ごろ、妊娠中の元妻から突然離婚話をきりだされ、元妻が自宅を出て、被告に無断で堕胎したことを深く恨むようになった。

九八年六月には離婚調停が成立したが、その後も元妻に対する傷害事件を起こしたり、信用調査会社に素行調査を依頼した。被告は、勤務先の小学校で薬物混入事件を起こして免職処分を受け、いくつかの職に就いたがどれも長続きせず、二〇〇一年二月ごろからは無職となった。

被告は気にくわない近隣住民の自動車をパンクさせる嫌がらせをして憂さ晴らしをするなどしていた。経済的にも精神的にも行き詰まり、自殺を試みもした。次第に食欲も衰え睡眠も満足にとれない状態に陥り、かねて嫌っていて音信も途絶えていた父親に電話をして窮状を訴えたが相手にされず、自暴自棄となり、以前から空想していた大量殺人を実行して多くの人間に自分と同じ苦しみを味わわせてやろうなどと考え始めた。

そして、犯行前日の同年六月七日、幼い子どもであれば抵抗されずに大勢を殺害できるなどと考え、かつて入学を希望してかなわなかった池田小の子どもたちを無差別に大勢、殺害しようと決意するに至った。

犯行当日、自宅付近の刃物店で事件に使った出刃包丁を購入し、車のカーナビに電話番号を入力して行き先を池田小に設定し、同校に赴いた。被告は敷地内部へと歩き、子どもたちしかいなかった二年南組教室に押し入り、次々に本件凶行に及んだ。

【善悪判断と行動制御の能力】

被告は、自宅を出発するにあたり、かねて不快に思っていた家主に復しゅうをするため自宅アパートに放火しようと考え、他方、池田小に赴く途中で交通事故を起こすなどして殺害計画を実行できなかった場合に放火罪だけで処罰されることは避けようと、たばこの火の不始末を装うため、布団の上に火のついたたばこを置いて自宅を出た。

被告が当時、本件犯行前夜に思い描いた大量殺人計画を遂行するため、目的にかなった行動をとっていたこと、目的に即応する合理的、合目的的行動をとる能力があったことが明らかであるとともに、ただひとつの目的に意識が集中して他のすべてが眼中からなくなるようなこともなく、並行して種々の事柄を考えることができたことも明らかである。

被告がなんらかの妄想などに支配されて本件犯行を決意したものでないことは明らかで、犯行前の合理的、合目的的行動などは、被告の「物事の善悪を判断し、それに従って行動を制御する能力」の存在を推認させる有力な事情となる。

被告は、二丁携帯していた包丁のうち頑丈な方を用いて凶行に及んでおり、被害にあった子どもたち、とりわけ死亡した子どもたちの傷はいずれも身体の枢要部位に集中していて、多くは一撃で致命傷を与えており、被告と子どもたちとの身長差も考えれば、被告はやみくもに包丁を振り回したのではないことが明らかである。

このような方法は、できる限り多くの子どもたちを殺害しようという被告のもくろみには極めてかなった方法であり、目的の実現のため合理的、合目的的行動をとる能力があったことを示すもので、被告の物事の善悪を判断しそれに従って行動を制御する能力の存在を推認させる有力な事情となる。

本件犯行直前及び犯行当時の状況から、その当時、被告にこうした能力があったことが強く推認され、本件が殺人という著しく人倫に反する自然犯の典型たる犯行を中核とするものであること、被告は社会倫理規範を自己の行動基準とする姿勢に欠けた人物ではあるものの、社会倫理規範の存在自体を認識、理解できないとは認められないことなどから、被告の善悪を判断する能力は、物事の一般的な是非あるいは当否の判断能力にとどまるものではなく、違法性も認識できる能力であったことは明らかだ。

被告は、教諭らに取り押さえられて逮捕されたが、直後、「薬を十錠ほど飲んだ」「包丁を持ち出して近くにいた人間を片っ端から切りつけた」などと、薬物や精神障害の影響で本件犯行を行ったかのような供述をした。逮捕直後には精神障害を装っていたことを認め「以前薬物混入事件を起こした際に、薬物の影響での犯行との主張が受け入れられて措置入院となり、起訴を免れたことを思い出し、薬物乱用や精神疾患のふりをすれば刑事責任を免れることができるかもしれないと思った」などと供述している。

このような供述経緯は、被告が池田小事件直後の時期に処罰を免れようとの意図を持っていたこと、すなわち、犯行の違法性と重大さを十分に認識していたことを示すものであるとともに、被告がその意図にかなった行動をする能力を持っていたことも示すものである。

被告は、本件犯行直後、目的とする犯行を遂げた上で処罰も免れるという、狡猾（こうかつ）な、しかし、保身のためには極めて合理的な判断に沿った行動をとっていた。この点もまた、被告の善悪の判断に従って行動を制御する能力の存在を推認させる有力な事情となる。

被告は公判では犯行状況などについて詳細な供述を拒む態度をとっているが、捜査段階においては、犯行動機を含め犯行状況やそれに至る経緯などについて、被告でなければ知り得ない事情についてまで具体的な供述をしており、供述によれば、被告の犯行時の意識は清明で、見当識になんの障害もなく、少なくとも捜査段階においては記憶もよく保持されていたと認められる。

犯行そのものや前後の状況、犯行後の供述状況、内容などをみた限りでは、池田小事件当時の被告の善悪判断と行動制御の能力に疑問を抱かせる事情は特に見当たらず、むしろ被告はこうした能力を十分に備えた上で犯行に臨んだものと推認される。

【精神疾患の有無】

犯行動機について、被告は捜査公判を通じほぼ一貫した供述をしている。三番目の元妻に対する恨みが社会全体に対する恨みに転化し、自分の苦しい思いを多くの人々に分からせてやろう、事件を起こす以上ありふれた事件ではなく大量殺人をやろう、小学生なら逃げ足も遅く大勢を殺せるだろう、どうせやるなら名門の小学校を襲った方が社会の反響が大きい、それがひいては父親や元妻に対する復しゅうにもなる、などである。

このほかに被告が殺害を決意するに至る直接の動機は見当たらない。妄想や幻覚、幻聴などに支配された事情もうかがわれず、この供述内容が犯行動機と認めるのが相当である。

憤まんのはけ口を三番目の元妻から広く社会一般に求め、被告独自の論理により犯行を企図するに至った動機形成過程は、被告に関する限り、その生活史からうかがえる責任転嫁、他罰的な思考傾向や粗暴な行動傾向の延長上にあるものといえ、その人格から逸脱した了解不可能な思考、行動だとは到底認められない。

しかし、常人には理不尽でとっぴな犯行動機、あるいは動機形成過程を経て凶悪、重大かつ残虐な犯罪を決意すること自体が、凶行の決意が被告の日ごろの思考傾向や行動傾向の延長上にあると認められること自体が、被告に何らかの精神疾患があったのではないかとの疑問を生じさせる面も否定できない。犯行動機も病的要因によって形成されたとの評価を受ける可能性もある。

そこで、まず被告の性格も含めた精神状況全般につき検討し、その上であらためて犯行動機につき再検討する。

【人格・性格・行動の傾向】

被告は、幼少のころから落ち着きがなく、無鉄砲で抑制を欠く行動に出ることが多く、小中学校時代には同級生に対するいじめや動物虐待、女性に対する性的逸脱行動などの問題行動が見られた。長じて、ささいなことで不愉快な気分を募らせ、他人に対し攻撃的になって短絡的、衝動的に粗暴行為に出る傾向がますます強まった。

被害意識やひがみ根性が異様に強く、極端なまでに自己中心的、独善的で、なにかにつけて他に責任を転嫁し、他罰的、攻撃的で、とりわけ苦境に陥ったり欲求不満の状況になると八つ当たり的に他者を攻撃することがしばしばあった。

他方、強い者に対しては反抗的、挑発的行動に出ることはなく、婚姻関係の破たんや公務員の職を失うなど被告自身が望む生活の枠組みが崩れると、なりふり構わず哀願し、助けを求めるなど、極端なほどに弱くもろい面をさらけ出すこともあった。

被告は、八一年ごろ自ら精神科を受診したのを最初に、本件犯行前までの間、断続的に精神科医の診察や治療を受け、統合失調症ないしその疑いと診断されたこともある。

八四年に強姦（ごうかん）事件を起こし、精神疾患を装って入院したが入院生活に耐えられず、病院から逃走しようとして屋上から飛び降り、大けがをした。九九年、当時の勤務先の小学校で薬物を混入した茶を教員らに飲ませる傷害事件を起こし、統合失調症との診断を受け、措置入院となった。

【精神鑑定】略

【人格・性格の傾向】

被告は妄想性・非社会性・情緒不安定性（衝動型）の複合的人格障害者、あるいは他者に対して冷淡、残忍、冷酷な情性欠如を中核とする人格障害者であって、しかも他罰性、自己中心性、攻撃性、衝動性が顕著で、その人格障害の程度は非常に大きいと認められるが、それ自体を精神疾患とはいい難い。人格の偏りは疾患を原因とするものではなく、責任能力に直ちに影響を及ぼすものではない。

【犯行動機】

被告は当時、そのプライドを支える唯一のよりどころともいうべき公務員の職を失い、元妻との復縁はもとより、元妻から金銭を得ることすらかなわぬことが次第に明らかとなり、経済的にも社会的にも行き詰まりを感じた。何もかも自分の思惑どおりにならないなどと憤まんを募らせ、そもそも公務員の職を失ったのも元妻のせいだなどと筋違いの怒りをたぎらせて元妻の殺害を企図した。

しかし、確実に殺害できる自信がなかったために、その怒りの矛先をこれまで自分に不愉快な思いをさせ続けてきたとして社会一般に向け、以前から空想していた無差別大量殺人を実行して多くの人に自分と同じ苦しみを味わわせたいなどと考えるようになった。あれこれ殺害計画を考えた揚げ句、被告の目から見た社会の象徴ともいえるエリートの子弟が集い、自らもかつて入学を希望したがかなわなかった池田小の子どもたちに狙いを定めた。

そのような理不尽でとっぴとしか考えようのない動機あるいはその形成過程も、被告の人格傾向を前提とし、被告なりの独自の論理を前提とすれば、やはり被告の人格の延長上にあるものと位置付けることができる。極端な人格の偏りのある情性欠如者たる被告がそのような動機から犯行を決意・実行したとしても、それが被告の本来の人格からさえも逸脱したまったく了解不可能なものとは、到底認められない。

結局、本件凶行は統合失調症などの精神疾患がもたらしたものではない。常人にとっては異常としか考えようのない犯行動機も、被告に限っては、その刑事責任能力の存在に疑いを抱かせるに足るとは認められない。

これまで検討したとおり、犯行状況や供述状況などは被告が物事の善悪を判断し、それに従って行動を制御する能力を備えていたことを示し、捜査、公判両段階における鑑定は、被告が統合失調症などでないことを明らかにしている。人格の偏りや動機の非尋常性を検討しても、被告に十分な責任能力があったことにはいささかの疑念も生じない。

結局のところ、本件は自己中心的で他人を顧みることのできない著しく偏った人格の持ち主である被告が、そのような人格傾向の発露として行った犯行である。犯行当時、被告が刑事責任を問うのに十分な責任能力を備えていたことには疑問の余地がなく、弁護人らの主張は採用できない。


【量刑理由】

池田小事件は、多くの子どもたちが集い学んでいる時間帯の小学校で、八人の子どものなにものにも替え難い尊い生命を奪い、止めに入った教諭も含め十五人を負傷させるというわが国犯罪史上例を見ない、空前の、そして願わくは絶後の、凶悪、重大事犯である。この一点で既に、未曽有の残虐非道な凶行に及んだ被告の刑事責任がこの上なく重いことは極めて明らかだ。

子どもたち八人の死亡というその事実はあまりにも重大で悲惨である。殺害された子どもたちは皆、平穏で愛情に満ちあふれた家庭に育ち、将来の夢をあれこれと思い描き、自ら希望して池田小に入学を果たし、始まったばかりの人生をおう歌しようとしたその矢先に、理不尽極まりない暴力によって、一瞬のうちに短すぎる生を絶たれてしまった。

その無念さに思いを致すとき、深い哀惜の念を禁じ得ない。

慈しまれ保護され成長を見守られるべき幼い子どもたちが、最も安全な場所と思われていた学舎で悪夢のような被害に遭った。まさか凶器を携えた者が平然と教室内に侵入し子どもたちに凶刃を振るうなどとは想像もできず、子どもたちにそのような危険を察知し回避することを期待できるはずもない。

年端もいかない子どもたちが受けた痛み、苦しみ、恐怖はどれほどであったか。それを思うとき、誰しも自らの身をさいなまれる思いを禁じ得ない。

幸いにも生命までは奪われずに済んだ十三人の子どもたちだけでなく、池田小のすべての子どもたちが、自分たちの学舎での惨事に深刻な衝撃を受けている。

この子どもたちが被害に遭う理由は何もない。被告の責任は限りなく重いと言わなければならない。

遺族は、深い愛情をもって大切に慈しみ育ててきたわが子を突如として理不尽にも奪われた。わが子の変わり果てた姿との対面を余儀なくされた悲しみ、苦しみ、そして怒りは、深く、重く、余人の安易な想像を許さない。

本来憎むべきは被告とその理不尽な蛮行であるはずなのに、自らを責め続けている。遺族の心情は、言葉で語られたところに尽きるものではなく、それをはるかに超える深く重いものがある。

被告の責任があまりにも重大であることは、改めて言うまでもない。遺族をはじめ、殺人未遂の被害者、その家族、学校関係者らが皆、被告に対する極刑を強く望んでいるのは、当然と言わなければならない。

池田小事件が、社会全般に与えた影響の大きさは計り知れない。

被告の刑事責任は極めて重大で、いかなる事情があっても、刑事責任が大幅に減殺されることはない。全証拠を精査し、被告の公判段階における供述等を子細に検討しても、被告に有利な、あるいは斟酌（しんしゃく）すべき事情は一片たりとも見出せない。

被告は、自身の生活態度の当然の帰結ともいうべき経済的、社会的行き詰まりに理不尽な憤まんを募らせ、反省することなく責任をすべて社会に転嫁し、八つ当たりとして犯行に及んだ。酌量すべき点など少しもない。

被告は、遺族ら被害者に対し何ら慰謝の措置を講じようともしない。公判においてさえ、責任を他者に転嫁して自らの犯行を正当化する供述に終始し、拘置所での生活に対する不平不満をもらし、わが子の最期を被告自身の口から聞きたいという遺族らの切なる願いにもまじめに応えようとせず、遺族らの証言や意見陳述に対する不快の念まで口にし、一年半にわたる審理の過程において、ひと言の謝罪すら発していない。

被告は、公判段階では責任能力の点も含め犯行自体を争う姿勢は見せず、第一回公判では「生命をもって償いたい」などと述べ、記録では、再現検証の際に亡くなった子どもたちのために合掌したという記載もあり、捜査段階において弁護人にあてた手紙の中にも申し訳ないことをしたと述懐する記載があるなど、被告なりに反省の態度を示したと解釈できる場面もあるが、公判廷での供述や態度からは、本心からの反省ないし謝罪であるなどとは到底考えられない。

被告は捜査段階でも公判でも、死刑を甘受するかのような言辞をろうしているが、自己の所業に対する慚愧（ざんき）の念からでないことは極めて明らかだ。被告はかたくなに反省や謝罪を拒否しているとすら認められる。要するに、被告はこの期に及んでも自分のことしか考えておらず、真摯（しんし）な反省、悔悟の情などまったくない。

鑑定によると、被告は人格障害の影響で犯行時の行動制御能力が相当低下していた。また、公判における被告のふそんな言動にもこの影響がないとは言い切れない。

しかし、被告の人格障害は疾病と同一視し得ず、被告の人格形成の過程をみると、知的能力などには特段の問題がない上、生育環境がことさら劣悪だったとも認められない。家庭教育や学校教育、刑務所での矯正教育も受け、転職を繰り返しながらも就労は続け、強引ではあっても結婚するなど、人並みの社会生活や家庭生活も送っていた。しかも被告は自己の人格の偏りに気づいていたとも認められ、人格をいくらかでも矯正し、せめて社会に害をなさずに生きていくように心掛ける機会はあったと思われるのに、その努力すらせず、凝り固まり、偏りを強め、被告自身が主体的に今日ある人格を築いてきたと認めるほかはない。

そして、そのような人格の発露として犯罪行為を重ね、ついには犯罪史上未曽有の凶行である池田小事件に至った。

人格障害が責任能力に影響するものでなく、被告に限って言えば、情状として有利に斟酌すべきとも言い難い。

被告は刑務所での矯正教育を経たが、その後一層人格の偏りを強め、その偏りは類例を見ないほどに極端かつ強固になっていると認められ、もはやいかなる矯正教育によってもその改善は到底期待できない。

以上の通り、あらゆる事情が、被告の刑事責任がこの上なく重大であると示しており、罪刑の均衡、一般予防、特別予防などいかなる見地からも、法が定める最も重い刑をもって処断する以外の選択肢はない。

裁判所は慎重に検討を尽くし、被告に科すべき刑は死刑以外にはあり得ないとの結論に達した。

異例ではあるが、最後に裁判所の所感を述べたい。

池田小事件の刑事上の責任はすべて被告人が負うべきだが、裁判所は、子どもたちの被害が不可避であったはずはないとの思いを禁じ得なかった。二度とこのような悲しい出来事が起きないよう、再発防止のための真剣な取り組みが社会全体でなされることを願ってやまない。

（共同通信配信）

# 注

## ●第二章

(1) **精神神経症** 身体的原因や性的障害など現実的な基礎の上に発症する現実神経症に対し、純粋に精神的要因によって発症するもの。この診断名は現在ではほとんど用いられない。

(2) **注察妄想** 周囲から、あるいは街中などで他人から、注目され観察されているという妄想。

(3) **関係妄想** 周囲のささいな出来事や他人のなんでもない言動を自己に関係づける妄想。

(4) **心臓神経症** 心臓および心血管系に器質的異常が認められないのに、動悸、頻脈、胸痛、四肢のしびれ感、めまい感などの症状と強い不安感や恐怖感を訴えるもの。この診断名は現在ではほとんど用いられない。

(5) **不安神経症** 不安発作、浮動性不安（対象が明確でない不安）、予期不安（過去の苦しかった状況を考えただけで強い不安が生じる）などの不安を主症状とする神経症。不安発作とは、突如として、動悸、呼吸困難、胸内苦悶、めまい感などが出現し、しばしば死の恐怖感を体験するもの。現在では、不安発作が主なものはパニック障害、浮動性不安が主なものは全般性不安障害などの診断名が用いられる。

（6）**情動障害**　わずかの刺激で泣いたり笑ったりと、情動（急激に起こり一過性に経過する強い感情）の調節がうまくいかなくなる障害。

（7）**強迫神経症**　強迫観念（無意味、あるいは非合理だと判断しているのに追い払うことができない観念）や強迫行為（ばからしい、あるいは非合理だと判断しているのにどうしてもある行為を繰り返すこと）などの症状があり、自らもこれに悩む。現在では、強迫性障害という診断名が用いられる。

（8）**前駆症状**　ある疾患が発症する前に現れる症状のこと。

（9）**被害念慮**　他人から嫌がらせをされる、危害を加えられると誤って思い込む妄想を被害妄想というが、「念慮」とはその確信度が強くない、あるいは不合理性の自覚が多少でもある状態をいう。

（10）**ＩＣＤ-10**　世界保健機関（ＷＨＯ）が定めた国際疾病分類。

（11）**人格障害**　病気ではないのに、その人の行動、態度、対人関係、思考の様式などが普通の人と比べて著しく偏っていて、そのために自分が悩んだり、あるいは周囲の人々を悩ませるもの。現在、人格障害に代わってパーソナリティ障害という診断名が用いられている。

（12）**精神保健福祉法二十五条**　精神保健福祉法第二十五条には「検察官は、精神障害者又はその疑いのある被疑者又は被告人について、不起訴処分をしたとき、又は裁判（懲役、禁錮又は拘留の刑を言い渡し執行猶予の言渡しをしない裁判を除く。）が確定したときは、速やかに、その旨を都道府県知事に通報しなければならない」とある。

（13）**思考奪取**　自分の考えが他人によって抜きとられる、盗まれるという病的な体験。考想奪取ともいう。

（14）**妄想気分**　周囲のすべてが新しい意味を帯び、不気味で、何か大変なことが起きようとしているという病的な体験。

（15）**和歌山のカレー**　一九九八（平成十）年七月、和歌山県和歌山市で行われた夏祭りにおいて提供されたカレーに毒物が混入していた事件。六十七人が病院に搬送され、四人が死亡した。

（16）**妄想性人格障害**　人格障害の一つのタイプで、過度に敏感、恨みを抱き続ける、疑い深い、体験を歪曲する、配偶者の性的不貞を疑う、などの特徴をもつ。

（17）**御巣鷹山日本航空機墜落事故**　一九八五（昭和六十）年八月十二日、日本航空一二三便（東京発大阪行き）が群馬県の山中に墜落し、乗員乗客五百二十四人中五百二十人が犠牲になった事故。

## ●第四章

（18）**ウェクスラー成人知能検査**　成人用の代表的な知能検査。一九三九年、米国の心理学者ウエクスラーにより作成されたが、その後何度か改訂され今日に至っている。

(19) **レーヴン色彩マトリックス検査** カラーの図案をみて、欠如部分に入るピースを選択する、非言語性の知能検査。

(20) **三宅式記銘力検査** 対になった二つの言葉を覚える検査。聴覚性記憶を評価する。

(21) **トレイル・メイキング・テスト** ランダムに配置された数字やひらがなを順に繋いでいく課題。注意の分配、制御機能が関与する。

(22) **修正ストゥループ・テスト** 実際の色とは一致しないインクで印刷された色名(黄色で印刷された「あか」という字など)を提示し、文字ではなく色を速く正確に答えるテスト。日常的、習慣的な行為や認知傾向を抑制できるか否かを調べる。

(23) **睡眠賦活** 自然睡眠、あるいは薬物による誘発睡眠中にてんかん性発作波が出やすいため、睡眠時の脳波記録は重要とされている。

(24) **瀰漫性脳症** 「瀰漫性」とは「局所性」と対になる表現で「一面に」「広範に」「全体的に」という意味をあらわす。

(25) **代謝性脳障害** 脳以外の代謝障害により二次的に脳が侵されること。脳機能維持に必要な物質の欠乏や、脳に有害な物質の蓄積によって起こる。

(26) **棘活動** トゲのように尖った突発的な波をいい、てんかんに特徴的な異常な脳波型の一つ。

(27) **圧排・偏位**　圧迫され本来の位置からずれること。
(28) **星細胞腫**　脳腫瘍の一種。全脳腫瘍の一〇％を占める。
(29) **虚血性病変**　動脈が狭窄あるいは閉塞することにより、組織や臓器への動脈血供給が減少あるいは途絶した結果生じる病変。
(30) **多発性硬化症**　多中枢神経系の脱髄（神経線維を覆う髄鞘が壊れること）により生じる疾患。原因は不明で寛解と再発を繰り返す難病。
(31) **急性散在性脳脊髄炎**　ウイルス感染後やワクチン接種後に生じるアレルギー性の脳脊髄炎。
(32) **ベーチェット病**　口腔粘膜の再発性アフタ性潰瘍（二～十㎜大の円形または類円形の有痛性の潰瘍）、外陰部潰瘍、皮膚症状、眼症状の四つの症状を主症状とする慢性の全身性炎症性疾患で、個々の症状が消失と再発を繰り返す。
(33) **全身性エリテマトーデス**　全身の臓器に原因不明の炎症が起こる、自己免疫疾患の一種。膠原病の一つとして分類されている。
(34) **膠原病**　全身の複数の臓器に炎症が起こり、臓器の機能障害をもたらす一連の疾患群の総称。
(35) **脳脚幻覚症**　中脳にある脳脚の病変により生じる幻覚症。幻視が主で、幻聴、幻触をともなうこともある。

(36) **基底核**　大脳基底核。大脳皮質と視床・脳幹を結びつけている神経核の集まり。運動調節、認知機能、感情、動機づけや学習などさまざまな機能を担う。

(37) **3D-SSP**　統計学的処理を用いることで、患者のSPECT／PET画像と正常データベースとの隔たりを画像として表示する手法。ワシントン大学の蓑島聡らによって開発された。

●**第五章**

(38) **多動性障害**　不注意、過行動、衝動性を特徴とする発達障害。

(39) **行為障害**　小児や少年のころより始まり、反社会的、攻撃的あるいは反抗的な行動パターンが持続するという特徴がある。症例によっては、成人期になり非社会性人格障害に発展することもある。

(40) **非社会性人格障害**　ICD-10の人格障害の一つのタイプで、易怒性や攻撃性の強さ、社会規範の無視、罪悪感の乏しさなどの特徴をもつ。米国精神医学会の精神疾患の分類であるDSM-Ⅳ-TRでは、反社会性人格障害という診断名になっている。

(41) **情緒障害**　小児期に特異的に発症する情緒障害は、その大多数が正常な成人になり、異常な現象というより正常な発達傾向が誇張されたものと考えられている。

(42) **広汎性発達障害**　知的障害を伴う自閉症・高機能自閉症・アスペルガー症候群・レット症候群・小児期崩壊性障害などを包括した発達障害の総称。対人的な反応に障害があって場面に即した適切な行動が取れない、言語・コミュニケーション障害がある、想像力障害があり興味や活動が限定的で強いこだわりがある、反復的な行動（常同行動）を取る、などの特徴をもつ。

(43) **自閉症、非定型自閉症**　自閉症は、幼児期に明らかになり、社会性の発達の障害（視線を合わせない・同年代の子どもと遊べない）、コミュニケーションの発達の障害（言語発達の遅れ・指差しや目配せなどの意味を読みとれない）、活動と興味の偏り（興味が限局される・特定の動作を繰り返す・自分の行動パターンが変わることに強い拒否反応を示す）などの三つの特徴をもつ。非定型自閉症とは、発症年齢が遅い、あるいは三つの特徴のすべてがそろっていないものをいう。

(44) **レット症候群**　女児のみに発症する。一見正常あるいは正常に近い発達の後、生後六ヵ月を過ぎてから、獲得していた指先の技能や言葉が喪失し、目的をもった手の動き、歩行や会話が困難になり、手をもむなどの動作を繰り返すようになり、そして知的障害にいたる。

(45) **小児期崩壊性障害**　二歳くらいまで外見上は正常に発達したのち、それまで獲得した言語・社会的技能が退行あるいは喪失し、排便機能の喪失、そして自閉症に似た特徴がみられるようになる。

(46) **精神遅滞および常同運動に関連した過動性障害**　重度の知的障害を伴う小児で、多動や情緒に大きな問題を呈し、しばしば常同行為を示すもの。

(47) **ローナ・ウィング**　イギリスの児童精神医学者。発達障害、とくに自閉症スペクトラムを専門とする。一九二八〜。

(48) **アカシジア** 抗精神病薬の副作用の一つで、身体全体が動く、落ち着かない、ソワソワする、じっとしていられない、などの状態となる。

(49) **クレッチマー** ドイツの精神医学者。多くの精神障害患者との面接経験から、体格と気質(性格)との相関関係に注目し、肥満型は躁鬱病患者に、痩身型は統合失調症患者に多いことなどを主張したことで知られる。膨大な精神医学的業績はドイツ語圏のみならず、日本の精神医学界にも大きな影響力を及ぼした。一八八八〜一九六四。

(50) **考想伝播** 自分の考えが、口に出して話してもいないのに、他人に広く伝わり知られてしまうという病的な体験。思考伝播ともいう。

(51) **偽幻覚** 幻覚に似るが、感覚性、客観性、実体性など幻覚本来の特徴のいくつかを欠く。

(52) **発動性欠乏** 何かをしようという心の働きの異常。「発動性欠乏」という語は、とくに前頭葉機能障害による自発性の低下を指す際に多く用いられる。

(53) **クルト・シュナイダー** ドイツの精神医学者。統合失調症診断における一級症状(特徴的な症状)の記載を行った。一八八七〜一九六七。

(54) **強迫性障害** 強迫観念(無意味あるいは非合理だと判断しているのに追い払うことができない観念)や強迫行為(馬鹿らしいあるいは非合理だと判断しているのにどうしてもある行為を繰り返すこと)などの症状があり、自らもこれに悩む。

(55) **考想化声** 自分の考えていることが、ほぼ同時に、声もしくは響きとして聞こえてくる病的な体験。思考化声ともいう。
(56) **幻声** 幻聴には、単純な音、音楽、言語性のものがある。人の声が聞こえる幻聴を、言語性幻聴あるいは幻声という。
(57) **影響体験** 他人から支配される、干渉されるという病的な体験で、影響妄想ともいう。
(58) **考想奪取** 他人によって自分の考えが、奪われる、抜き取られる、盗まれる、という病的な体験。思考奪取ともいう。
(59) **妄想知覚** 実際の見る、聞くなどの知覚に、合理的または感情的に了解することができない誤った意味づけをしてそれを確信する病的な体験。
(60) **操作的診断基準** 代表的なものがアメリカ精神医学会のＤＳＭ－Ⅳ－ＴＲ。ある精神疾患の症状リストのうち一定以上の症状があるときに、その精神疾患であると診断する。もともとは研究用に作成されたもので、医師間での診断の不一致が少ないなどのメリットがある。しかし、病気の原因を想定した従来の診断分類の方が臨床的に有用という意見も根強くある。

# あとがき

## 鑑定を振り返って

当時、大阪教育大学教育学部附属池田小学校事件を起こした宅間守は、起訴前嘱託鑑定で責任能力ありと判断され起訴され、公判が続いていました。

私には思いがけないことでしたが、二〇〇二年夏ころ、弁護団の一人より、裁判所が精神鑑定をする方向になっているので鑑定人に推薦したいという依頼がありました。しかし一旦は断りました。その理由は、それまでに知っていた新聞やテレビ等のマスコミ情報から、おそらく統合失調症（当時は精神分裂病）ではないかと漠然と考えていたので、正直にいえば、統合失調症であるなら責任能力を減ずるとなるであろう、そういう見解を出せば世間の非難を浴びることになるだろうという恐れと躊躇《ちゅうちょ》があったからです。

その後、再度、依頼がありました。そのときには、統合失調症ならたとえ世間から非難を浴びても完全責任能力ではないという見解を主張しようと心に決めたことに加えて、H医師が共同鑑定人となることを了承してくれたことにより、躊躇が吹っ切れました。ただし、弁護団の推薦を了承しただけであり、裁判所が私たちを鑑定人として選ぶかどうかは不明です。しばらくして裁判所から鑑定人になるようにとの連絡を受け、鑑定の作業が始まりました。

宅間守と大阪拘置所の面会室で会ったときから十年が過ぎました。当然、記憶は次第に曖昧《あいまい》になり歪《ゆが》められていると思いますが、現時点で思い出すことは次のようなことです。

最初の面接のときの第一印象は、少し弱々しく、少し卑屈な態度であったと感じました。統合失調症かもしれないと感じさせる雰囲気もありました。しかし話しはじめると間もなく、身振り手振りを交えて大変に饒舌《じょうぜつ》になりました。鑑定の作業を続けている途中で私たち鑑定人や鑑定助手の精神科医四人は何度も意見交換をしました。比較的初期の段階で私たち四人は、宅間守は統合失調症ではないという意見で一致しています。このとき私は、責任能力の有無は大きな問題にならないだろうと思ったことを覚えています。もちろんそれからも、発達、精神症状、前頭葉機能、脳腫瘍《のうしゅよう》などをどう考えればいいのか頭を悩ませ続けました。

その後の面接でも、私たち鑑定人に対しては、ふてぶてしさや威圧的態度、不快感や拒否、あるいは傲慢《ごうまん》な態度などは一切見せませんでした。どこかしら、駆け引きや隠し事をしそうにもない単純さも感じられました。そして最終面接のときにも、私がこれまでの話に虚偽や誇張が混じっていないかと問うと、多少の誇張はあったかもしれないが嘘《うそ》は言っていないと答えました。しかし一貫して自己中心的としか言いようのない考えを持ち続けていました。

最も強く印象に残っていることは、宅間守がいう「非健康的な精神構造」について具体的に説明するように求めると即座に、「愉快犯的なところ」「不愉快なことが引っかかってはなれないこと」「共感性がないこと」をあげてそれぞれ具体的に説明しました。そして自己診断を問うと、「幻聴幻覚のない分裂病やと思っている」と答えたのです。宅間守は自分自身のことがよく分かっているという驚きを禁じ得ませんでした。

また、私たちは「情性欠如者」と診断しましたが、宅間守が喜びや悲しみをまったく感じないというわけではありませんでした。市バス運転手に採用されたときや三番目の妻と結婚できたとき、あるいは抗精神病薬の服用により過敏さや焦燥感が減じたときには、「うれしかった」と感情をこめて答えました。

もちろん、私たちの精神鑑定書は宅間守の全体像を捉《とら》えているとはいえないでしょう。宅間守は、弁護人には私たちとは違った顔を見せていたかもしれません。鑑定中にも法廷では粗暴な言動がありました。私たちの鑑定が終わった後には、謝罪や反省がまったくないような獄中手記がマスコミで報じられています。一方で、死刑直前には獄中結婚した妻への感謝の言葉を残したとも伝えられています。

私は鑑定人として、診断が難しい事例においても、仮に十人の精神科医が鑑定したとして、うち七、八人以上が納得する根拠を示し診断すべきだと考えています。仮説や主観的な思い込みは可能な限り排除すべきです。しかし宅間守については、より正確に人格障害の中核部分を言い表すためにあえて、古典的であり、かつ人格への非難・批判を内包するような「情性欠如者」という診断名を使いました。

一方、精神科の臨床医としての私は、宅間守が抱いていた視線や音などへの過敏さはおそらくヒリヒリするほどの嫌な感覚を伴っていたのではないだろうか、などと宅間守の内的世界に目を向けようとします。しかし仮に私が附属池田小事件の前に宅間守を診察することがあったとしても治療関係を深めることはできないまま、けっきょくは附属池田小事件に至ったのではないかという暗澹《あんたん》とした思いは消えないままです。

## 医療観察法と宅間守

私は附属池田小事件当時、京都府立洛南《らくなん》病院（精神科病院）に勤務し、副院長でした。冒頭にも述べたように都道府県立の精神科病院は率先して治療や処遇の難しい患者の治療に当たるべきであると考えていましたが、一方ではほとんどの都道府県立の精神科病院は赤字経営であり、精神科医、看護師や精神保健福祉士などのマンパワーを増やすことが困難な状況でもありました。

そして私は、『重大犯罪を犯した精神障害者』問題を巡って」というタイトルで、「全国自治体病院協議会雑誌」第四十巻第四号（二〇〇一年四月発行）に小論を投稿しました。そのころには、一九九九年五月の精神保健福祉法改正のときの国会での付帯決議（重大な犯罪を犯した精神障害者の処遇の在《あ》り方については、幅広い観点から検討を早急に進めること）を踏まえて、二〇〇一年一月より法務省・厚生労働省の合同検討会が発足していました。私は、刑事司法と精神医療の現状についての問題点を指摘したうえで、まとめとして「おそらく時代背景から、刑事司法も精神医療も共に現状を続けることは許されないであろう」「我が国においても法的あるいは施設面での何らかの新たな政策がなされなければならないであろう」と書きました。

それから二ヵ月もしないうちに、社会に激しい衝撃を与えた附属池田小事件が起きたのです。そして、新たな法案「心神喪失等の状態で重大な他害行為を行った者の医療及び観察等に関する法律」（医療観察法）と政策が準備されはじめました。

私は医療観察法が作られようとしているとき、雑誌「精神医療」二十六号（二〇〇二年五月発行）の「司法と精神医療─重大犯罪の再犯予測は可能か」という特集で、巻頭言と座談会の司会を担当することになりました。私は巻頭言で、次のように書いています（……は中略）。

「都道府県立精神科病院への『重大犯罪を犯した精神障害者』あるいは治療困難な患者の入院の集中化が進み……限界にきているのではなかろうか、など考えざるを得ない。……受け入れる精神医療施設の数を新たに増やし、設備やマンパワーを充実させる以外に方法はない……。しかし……『新たな法的な枠組みがなければ人的・財政的裏付けはあり得ない』という役人の論理への実効性のある反論は見いだし得ない。……結局、都道府県立精神科病院の現状に何らかの解決策を見いだそうとすればするほど保安施設的なものに近づいてしまい、果てしないジレンマに陥ってしまう」

このように私は、作られようとしている医療観察法に対してどのような態度で臨めばよいのか迷いがありました。

宅間守は二〇〇三年八月に死刑判決を受け、二〇〇四年九月、死刑が執行されました。医療観察法は二〇〇三年七月に成立し、二〇〇五年七月に施行されています。そして新しい入院病棟は全国に徐々に整備されていきました。その入院病棟は、従来の精神医療と比較すれば約三倍のマンパワーで治療にあたる体制になっていました。

私は二〇〇三年に京都府立洛南病院院長になりました。医療観察法が成立した段階では、より医療的な運用がなされるように努力する方が現実的ではないかと考えるようになりました。別の言い方をすれば、病状が良くなっていても再犯のおそれのために長期入院を続けるという社会防衛的な側面が強くなりすぎないようにしなければならないということです。そして病院として、医療観察法に基づく鑑定や通院を積極的に引き受けていくことにしました。さらに医療観察法による患者専用の入院病棟を作りたいとも考えました（しかしこれは実現しませんでした）。

また私は二〇〇六年から二〇一二年まで、医療観察法に基づいて行われる入院病棟への厚生労働省の監査に同行し、精神保健指定医として年三、四ヵ所、それぞれ十数人の入院患者の面接を行ってきました。あるいは医療観察法の入院中に自殺した事例についての外部監査委員として調査に加わったこともあります。これらを通じて、医療観察法の入院病棟での治療が、これまでの精神医療よりも優れた面があると同時に、それでもなお限界があることを実感することになります。

宅間守が附属池田小事件以前に行った数々の粗暴な犯罪行為に関して、現在なら医療観察法に基づく治療をすべしという審判が下されただろうか。私はそんなふうに考えるときがあります。おそらく医療観察法の対象外とされて治療が受けられないかせいぜい通院となったであろう、もし入院になったとしても、比較的短期間で退院になったのではないかと想像します。つまり、医療観察法があったとしても附属池田小事件（あるいは類似の事件）を防ぐことは難しかったのではないかと思っています。

以上のように、附属池田小事件と宅間守は、私が精神科の臨床医として、都道府県立精神科病院の院長として、あるいは精神鑑定をする者として、為《な》そうとしてきたことに重なり合っています。その意味で、社会にとって忘れることのできない重大事件であると同時に、私にとってもずっと頭のなかから消えない事件でありつづけています。

今後機会があれば、重大犯罪を犯した統合失調症や妄想性障害の人たちは刑罰を受けるべきかあるいは医療を受けるべきなのか、パーソナリティ（人格）障害や被虐待歴のある人たちに刑罰だけを与えるだけでよいのかなどについて、私が行ってきた数々の精神鑑定の事例を通してまとめていきたいと思っています。

最後になりましたが、附属池田小事件で犠牲となられた子どもたちに深い哀悼の意を表します。傷害を受けた子どもたち、事件を目撃された子どもたち、ご家族の方々、また先生たちの受けた深い悲しみや衝撃が少しでも和らいでゆくことを心から願っています。

附属池田小事件の裁判での大きな争点が責任能力の有無でした。私はたとえ何人もの精神科医が何度も精神鑑定をしたとしても、私たちと同様に、宅間守には責任能力があるという結論になるだろうと確信しています。とはいえ、この精神鑑定書が死刑判決を後押ししたことは間違いないでしょう。そのことも含めて私は、宅間守の魂が安らかに眠っていることを祈っています。

二〇一三年四月

岡江 晃

本書では、差別表現として、今日では好ましくないとされる用語を使用しています。しかし、精神鑑定書という資料の価値や性質を鑑み、削除や訂正は行いませんでした。

（編集部）

**著者略歴**

精神科医。1946年、高知県に生まれる。京都大学医学部卒業後、1972年から京都府立洛南病院に勤務し、重大犯罪を犯した精神障害者や覚醒剤精神病者の治療に精力的に取り組む。1998年に副院長、2003年から2011年まで院長を務める。1992年より刑事事件の精神鑑定を担当するようになり、2002年の宅間守の精神鑑定を含め、2012年までに90件の精神鑑定を行ってきた。

**宅《たく》間《ま》守《まもる》 精《せい》神《しん》鑑《かん》定《てい》書《しょ》**
**精《せい》神《しん》医《い》療《りょう》と刑《けい》事《じ》司《し》法《ほう》のはざまで**

著者 岡《おか》江《え》晃《あきら》



2013年6月6日 第1刷発行
2013年6月14日 第2刷発行

発行所 株式会社亜紀書房
東京都千代田区神田神保町1-32 〒101-0051
電話 03-5280-0261（営業） 03-3824-7238（編集）
振替 00100-9-144037
http://www.akizero.jp（亜紀書房ZERO事業部）

装幀 大島武宜
印刷・製本 株式会社トライ http://www.try-sky.com

ISBN978-4-7505-1310-2